现代临床老年病学

主　编　王桂成　姜　睿　邓明玲
副主编　朱　晶　任丽霞　常彬宾

江西科学技术出版社

江西·南昌

图书在版编目（CIP）数据

现代临床老年病学 / 王桂成，姜睿，邓明玲主编. — 南昌：江西科学技术出版社，2018.8（2021.1重印）

ISBN 978 - 7 - 5390 - 6495 - 6

Ⅰ．①现… Ⅱ．①王… ②姜… ③邓… Ⅲ．①老年病学 Ⅳ．①R592

中国版本图书馆 CIP 数据核字（2018）第 188817 号

国际互联网（Internet）地址：

http：//www. jxkjcbs. com

选题序号：**ZK**2018355

图书代码：**B**18141 - 102

现代临床老年病学   王桂成   姜   睿   邓明玲   主编

出版 发行	江西科学技术出版社
社址	南昌市蓼洲街 2 号附 1 号
	邮编:330009 电话:(0791)86623491 86639342(传真)
印刷	三河市双峰印刷装订有限公司
经销	全国各地新华书店
开本	787mm×1092mm 1/16
字数	313 千字
印张	12.75
版次	2018 年 8 月第 1 版 第 1 次印刷
	2021 年 1 月第 1 版 第 2 次印刷
书号	ISBN 978 - 7 - 5390 - 6495 - 6
定价	88.00 元

赣版权登字 -03 -2018 -290

前　言

老年医学是一门理论与实践相结合的医学,是现代医学中的一个重要组成部分,又是现代老年学学科体系中的一个分支学科,是一门研究人体老年期变化、衰老与延缓衰老、老年性疾病防治以及老年保健,促进老年人身心健康的综合交叉学科。因此,老年医学的发展必须紧密地和老年生物学、老年心理学、老年伦理学及老年社会学等学科相联系,才能使老年医学所研究的课题不断更新和提高。编写本书的目的和宗旨就是为广大老年医学研究人员和老年医学教学与临床一线的工作者提供一部理论联系实践的参考书,并为有关人员提供一个深入探讨老年医学的平台,通过共同努力,促进我国老年医学进一步发展与提高。

本书共分为四章,内容涉及老年各系统常见疾病的诊断、救治措施及护理,包括:老年综合征、老年神经系统疾病、老年心血管疾病、老年呼吸系统疾病。

为了进一步提高老年病相关医务人员的诊治水平,本编委会人员在长期老年疾病诊疗经验基础上,参考诸多书籍资料,认真编写了此书,望谨以此书为广大医务人员提供借鉴及帮助。

本书在编写过程中,查阅了诸多老年医学相关临床书籍与资料文献,在此表示衷心的感谢。本编委会人员均身负一线临床诊治工作,故编写时间仓促,错误及不足之处,恳请广大读者见谅,并给予批评指正! 我们将以更好地总结经验,以达到共同进步、提高医务人员临床诊治水平的目的。

《现代临床老年病学》编委会

2018 年 8 月

目录
CONTENTS

第一章 老年综合征

第一节 跌倒

老年人跌倒(elderly falls)是指突发、不自主、非故意的体位改变,倒在地面或比初始位置更低的平面上。它与意识丧失可互为因果,应排除晕厥的可能。跌倒可发生在各年龄阶段,而老年人跌倒是一种老年综合征,具有发生率高、危害大、原因复杂多样且反复发生的特点,不仅对患者的身心健康造成危害,而且对家庭和社会带来沉重的经济负担,已成为世界范围内广受关注的公共卫生问题。

社区老年人(65岁以上)35%~40%每年至少跌倒一次,住院老年人达50%,其中一半人会反复跌倒。往往是由多种复杂因素相互作用所致,通常分三类,即内因、外因和跌倒时患者状态,其中内因起主要作用。内因指导致跌倒的生理和病理因素,如年龄相关功能减退和各种疾病;外因指跌倒相关的环境和药物因素等。

跌倒造成的主要危害有:身体损伤伴有严重心理伤害和日常生活活动能力下降。身体损伤有骨折尤其是髋部骨折、脑外伤、组织损伤或脱臼等,是老年人主要死亡原因之一。心理伤害包括跌倒恐惧症、活动限制、功能减退、情感障碍(抑郁和焦虑)等。疾病负担包括医疗和康复消费、支持性服务费、残疾和日常生活能力下降造成的社会和家庭负担,跌倒预防和健康促进费用等。

一、诊断

主要是查找病因、检查并发症。

1. 病史 多数老年人不重视跌倒事件,门诊应把跌倒史作为老年人常规筛查项目,询问跌倒发生时间、地点、次数,以及跌倒发生时的伴随症状、身体和心理损伤、环境问题及用药状况等,积极寻找跌倒发生的原因。

2. 体格检查 在常规体格检查基础上,针对跌倒发生的原因进行特殊检查,如肌力、感知觉、平衡检查等。

3. 综合评估 老年人跌倒发生原因复杂多样,需要做综合评估,包括躯体功能、认知和心理、社会与环境等因素,以寻找病因和风险因素。

4. 实验室检查 除检查跌倒损伤外,还要对相关疾病进行针对性检查。

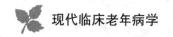

二、治疗

老年人跌倒重在预防,采取有效干预措施,治疗原发病和并发症,减少跌倒和再次跌倒的发生。由于多原因交互作用的结果,单一预防干预措施常常无效,多使用综合干预计划。

1.健康教育 对患者、家属和陪护人员进行跌倒危险因素、危害性和预防措施等方面的科普教育。同时,医护人员应重视跌倒的危害,尽量减少医源性跌倒。

2.增强体质 减缓生理性功能衰退,通过不懈的运动锻炼保持良好功能,包括肌力和耐力提高、协调性和反应能力提高、骨质疏松预防、心肺功能和运动耐受性提高等。老年人选择适合自己的运动方式、运动频次、运动量以避免运动损伤。

3.积极治疗慢性疾病 消除潜在危险因素,采取康复治疗防止功能减退。

4.环境干预措施 消除环境隐患,包括居家、住院及养老机构。

第二节 失禁

一、尿失禁

尿失禁(urinary incontinence,UI)是指尿液不随意地自行流出,不受控制。最常见张力性尿失禁,是老年人神经内分泌功能下降、支持盆腔的结缔组织松弛和膀胱出口肌肉收缩力下降所致。诱发因素有腹压突然增加,如大笑、弯腰、咳嗽、喷嚏,甚至精神紧张;脑血管病和腰椎骨折,膀胱排尿中枢和周围神经功能障碍,引起神经性尿失禁;尿道和膀胱出口障碍,即老年性尿失禁,如女性老年性阴道炎和男性前列腺增生,膀胱肿瘤、结石、炎症等。随着年龄增长尿失禁发病率增加,中年妇女为20%~40%,65岁以上为49%。

(一)病因

中老年人继发性尿失禁原因众多,如暂时性尿失禁,由尿路感染、急性精神错乱、催眠药和镇静药物、抑郁症等心理性因素引起;长期性尿失禁,由大脑皮质疾患(卒中、痴呆等)损伤尿道括约肌或骨盆神经的手术、脊髓疾患等引起;充溢性尿失禁,由糖尿病、前列腺疾病、酒精中毒以及膀胱疾患等引起。

(二)治疗

明确诊断,对症治疗,大部分能得到控制。①抗感染治疗,用于老年人特别是妇女因尿液浸渍诱发的会阴湿疹、皮炎、外阴瘙痒等。②手术治疗,用于经膀胱尿道造影检查有异常者。③一般药物治疗,如抗胆碱能药和解痉药。④其他方法,如行为治疗、生物反馈治疗和电刺治疗。⑤治疗均无效时可实施膀胱扩容术,以增加功能性容量,降低储尿压力。

病因治疗无效者易发展成为难治性尿失禁,对此,主要行尿道改道术。在尿道重建之前必须查清尿失禁病因。

张力性尿失禁的治疗方法为耻骨尾骨肌锻炼,方法有以下3种。

1.缩肛(提肛)法 屏气时提收会阴(要持续数秒钟),呼气时放松肛门,一收一放为一次,反复做10分钟,每日2~3遍。可利用晨练、等车、午休、睡前等时间,不拘场所,持之以恒,必可见效。

2.下蹲法 每日 2～3 次,每次 10 分钟。下蹲速度、频率以自己能耐受为宜。年龄较大者可手扶椅背、墙壁以助力。

3.中断排尿法 排尿时有意识地中断,然后再重新排出。这种锻炼起初较为困难,经反复训练能随意做到时,则效果明显。

尿失禁易导致不愿社交、性格孤僻,引起抑郁症和痴呆症。在生活中要关心体贴患者,在饮食起居上给予特别照顾,保持心情舒畅、生活快乐。同时,鼓励老年人多活动,积极锻炼身体以增强体质,减缓衰老,从而减少尿失禁发生。

二、大便失禁

大便失禁(fecal incontinence)又称肛门失禁,是指每天至少 2 次不随意控制的排便和排气,为消化道下端出口失去控制所致。表现为睡眠时不能控制排便、排气时,出现漏粪或稀便等。其原因有多方面:肛门或神经损伤所致失控者为排便失禁或肛门失禁;干便和稀便失控者为完全失禁;能控制干便但不能控制稀便和气体者称为不完全失禁。另外,直肠下端切除、神经反射障碍和肛门括约肌张力丧失,诱发大便失禁。老年人肛门括约肌萎缩引起肛门失禁,突然惊吓引起暂时性大便失禁,以及神经-肌肉功能紊乱、痴呆、医源性失禁等。

大便失禁分类有多种方法,尚无统一标准。按失禁程度、性质、直肠感觉和病因等分为如下几类。

1.粪便性状的改变 包括七类,即肠易激综合征、炎症性肠病、感染性腹泻、滥用泻剂、吸收不良综合征、短肠综合征和放射性肠炎等。

2.肠容量或顺应性异常 包括六类,即炎症性肠病、直肠容量缺损、直肠缺血、胶原血管性疾病、直肠肿瘤和直肠外压迫等。

3.直肠感觉异常 包括神经系病变、溢出性失禁。

4.括约肌或盆底功能异常 包括括约肌解剖学缺损、盆底肌丧失神经支配和先天性异常。

(一)临床表现

多见于老年人,常因衰弱便秘或与尿失禁共存。女性较多见,如经产妇,表现为不同程度排便和排气失控。轻者为排气和液体性粪便失控,重者为固体性粪便失控,肛门频繁排出粪便。体检可见肛门会阴区潮湿不洁、湿疹溃疡瘢痕、肛周皮肤瘢痕、肛门松弛,有时可见直肠脱垂。指检可触及坚硬的粪块或肿瘤等,可有肛门括约肌松弛和伸展,其收缩力减弱或消失。仔细检查能准确判断收缩无力的部位伴肛管反射消失。并发症多为局部或全身感染,诱发皮肤损伤。

(二)诊断

借助病史分析,如症状表现和原发疾病,可初步诊断。仔细询问和体检,识别病因,放射学和生理学检查能确认诊断,胃肠功能异常和检测肛门括约肌的缺损情况可提供客观资料。

1.视诊 肛门有原手术或外伤瘢痕畸形等。

2.肛指检查 肛管松弛或括约肌收缩功能差等,对神经系统和结肠的原发病需进行神经

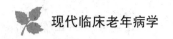

系统检查、钡剂灌肠和内镜检查等确诊。

3.肛肠功能检查 包括肌电描记可见肌张力异常、肛门反射潜伏期延长、肛门皮肤反射和直肠膨胀反射消失等。肛直肠腔内气囊测压描记可见压力图异常。

4.排粪X线造影 肛管直肠角消失,有助于区分病变病因,制订合适治疗方法。

(三)鉴别诊断

需与肠道炎症引起的腹泻、溃疡性结肠炎、直肠炎、肛瘘等相鉴别。

(四)治疗

以个性化治疗为主,针对原因采取不同治疗措施,对轻度便失禁,内科非手术治疗可获满意疗效。

1.内科非手术治疗 先内科治疗,后考虑手术治疗。

(1)调整饮食生活习惯,避免大量饮食、选用粗糙和刺激性饮食,对固体性便失禁每天饭后按时甘油灌肠,鼓励患者多活动。

(2)清洁局部,保持会阴部清洁干燥,便后坐浴。排便过频时应洗肠。

(3)清除粪块嵌塞,单纯洗肠无效者应戴手套将直肠粪块分割后再灌肠排出,以防复发。应定期灌肠,适当增加液体和纤维素性饮食,鼓励多运动,必要可按便秘加用药物治疗。

(4)止泻药,全结肠切除术。腹泻者可用复方樟脑酊、复方苯乙哌啶、次碳酸铋等。

2.生物反馈治疗 成功率为70%~80%,是将一个球囊放入直肠,充气后有直肠膨胀感并根据球囊压力用力做缩肛动作。球囊每充气1次,根据压力做1次缩肛动作,每天坚持训练。这是一种价值低廉、见效迅速又安全的治疗方法。

3.外科治疗 内科治疗无效者应考虑手术治疗。治疗原则是力求恢复肛门直肠和括约肌的正常状态。方法:将直肠恢复到足够大的容量且能扩张,恢复其顺应性;修补、加强或重建内、外括约肌结构;对感觉性失禁行皮肤移植或移位术,术后加强功能锻炼。手术方法涉及原发病治疗和便失禁治疗两方面,包括注射疗法、直肠黏膜瘢痕支持固定、括约肌成形术及重建会阴、肛后修补术等。

第三节　睡眠障碍

睡眠障碍(sleep disorder)是指睡眠量不正常及睡眠中出现的异常行为,是睡眠和觉醒正常节律性交替紊乱的表现,由多种因素引起,多与躯体疾病有关。常见类型有失眠、异态睡眠障碍、睡眠呼吸暂停综合征、发作性睡病、不宁腿综合征等。其他包括特发性睡眠增多症、夜间遗尿症、夜间磨牙、睡眠时周期性腿运动、病理性觉醒、躯体疾病所致的睡眠障碍。

一、失眠

失眠(insomnia)是指睡眠时间或质量的不满足并影响白天社会功能的一种主观体验,是原发或继发性睡眠障碍,一般人群发生率为43.4%,老年人为50%左右。诱发失眠的因素众多,包括以下几方面。①年龄、性别因素:老年人睡眠的调节能力减弱,深睡时间减少;女性多于男性。②心理性失眠:持续精神紧张为主,其他诱发原因有思虑过多,丧事、外伤后应激,与社会隔离、参加社区活动少等。③躯体疾病:神经变性疾病(帕金森病,痴呆)、不宁腿综合征、心血管疾病、呼吸系统疾病、睡眠呼吸暂停低通气综合征和各种疼痛等;其他全身性疾病,如类风湿病、肝肾功能损害、食物过敏等。④焦虑、抑郁和其他精神病,多以失眠为首发症状。⑤药物滥用:中枢神经兴奋剂和治疗胃肠疾病的药物等。⑥睡眠卫生不良:睡前看电视、喝浓茶、喝咖啡、饮酒或以娱乐形式赌博等,造成生活不规律,影响入睡。⑦环境因素:气候变化,睡眠场所变更,室内光度、噪声、温度和湿度的不适等。

(一)临床表现

1. 表现形式　多数失眠为混合性失眠。入睡困难(超过 30 分钟);睡眠维持障碍,夜间觉醒≥2 次或凌晨早醒;睡眠质量下降,睡眠浅、多梦;总睡眠时间缩短,常<6 小时;日间残留效应,次日感到头晕、精神不振、嗜睡、乏力等。

2. 分类　急性失眠,病程<4 周;亚急性失眠,病 4 周,<病程<6 个月;慢性失眠,病程>6 个月。

3. 症状　睡眠时间或质量不满意,影响白天工作,出现白天乏力、困倦、头晕,甚至烦躁、紧张不安、健忘等症状;加重原发性疾病;1/3~2/3 长期失眠伴有抑郁,应做相关精神检查,如心情、精力减退、自我评价低、自杀念头或行为、体重或食欲减少等。

4. 后果　大脑及机体处于疲劳状态,注意力难以集中,记忆力下降;老年人晨起头晕,精神萎靡,长期失眠加快衰老速度;老年人免疫功能下降,内分泌失调,神经系统功能紊乱,增加癌症、心脏病、糖尿病、肥胖症等疾病的风险。

(二)诊断要点

失眠症确诊应来自三级医院或专科医院睡眠科、精神科、神经科、内科医师。

1. 主观感受评估　采用睡眠日记,匹兹堡睡眠质量问卷(PZQI),阿森斯失眠量表(AIS)、视觉类比量表(VAS)、焦虑抑郁量表(SDS、SAS、HAMD、HAMA 等)和症状自评量表(SCL90)、睡眠问卷、疲劳严重度量表(如 FSS)等。评估范围包括:睡眠行为习惯和睡眠环境、睡眠参数;精神状态评估,包括情感、联想能力、记忆力、性格改变、判断和智能状态;神经系统功能评估;临床用药评估。

2. 常规体格检查　包括一般状态,如精神、敏感程度、身体协调及事物认知能力;生命体征,如呼吸、血压、脉搏;颈部检查,有无甲状腺肿大;呼吸、循环、神经系统检查,是否有疾病影响睡眠;眼耳鼻咽喉科检查、精神系统检查。

3. 实验室检查　血、尿、便常规,肝、肾、甲状腺、电解质、血糖、血脂;X 线胸片、心电图、CT、MRI 检查等。

4. 专项睡眠检查　睡眠多导图(PSG),不作为常规检查方法,在疑似睡眠呼吸暂停时使用;多次睡眠潜伏期试验(MSLT);清醒维持试验(MWT);体动仪;其他,如睡眠剥夺脑电图。

(三)治疗

定期进行失眠症防治的健康教育,适当体育锻炼;培养良好的睡眠卫生准则,切忌滥用安眠药,提高公众预防知识。治疗方案包括病因治疗、非药物治疗和药物治疗。

1. 病因治疗　积极治疗原发病,如慢性疲劳综合征、获得性病疫缺陷综合征(艾滋病)、甲状腺功能亢进、高血压、糖尿病、脑卒中、冠心病、肿瘤及焦虑、抑郁、精神心理疾病和药物滥用等。

2.非药物治疗　改善睡眠环境和认知行为,包括:①限制卧床睡眠消耗的时间,增加外出活动时间,有规律锻炼;限制午睡时间(30分钟内)。②睡眠卫生教育:应贯穿治疗始终,减少对睡眠的期望值。③睡前清淡快餐,如热牛奶等,晚餐避免饮咖啡、吸烟和饮酒。

3.建立失眠俱乐部　专职人员做睡眠卫生宣教及睡眠知识答疑,患者能相互鼓励和传授经验。

4.药物治疗　注意合理用药和剂量个体化,长期顽固失眠应在专科医生指导下用药。首选药物是非苯二氮䓬类,如唑吡坦、佐匹克隆(zopiclone)、扎来普隆等;这些药物没有抗焦虑、肌松和抗惊厥作用,不影响正常睡眠生理结构,建议老年人采取最小剂量、短期治疗(3～5天),不主张逐渐加大剂量;另一类是苯二氮䓬类,如地西泮、劳拉西泮、阿普唑仑等;第三类是褪黑素替代疗法,如瑞美替昂为褪黑激素(MT)受体激动剂,有助于调节睡眠周期,不易产生药物依赖性,对老年人更安全。

5.食疗　把百合、莲子、山药、龙眼、大枣、酸枣仁等做成汤或粥等。

6.多学科团队综合干预　包括睡眠科、神经内科、精神病学、心理学、全科医学、老年医学、内科学、创伤科学、护理学、营养学、感染学、康复医学、药学、管理学等。

(四)管理

1.入院标准　具备下述条件之一者可考虑收住院:失眠伴抑郁自杀倾向者;重症失眠(明显苦恼或社会功能受损)、复发者(两次非器质性失眠之间至少有2个月间歇期)和恶化者(急性期治疗后症状再现)。失眠程度标准:对睡眠数量、质量的不满;因失眠致身体健康状况下降;难治性失眠症;需要由睡眠专家进行专业指导或者睡眠剥夺治疗者;伴有其他躯体、精神、神经疾病需要住院治疗及查找病因者。失眠症得到自我控制和去除原发病后,应逐渐停药,常需数周至数月,禁止突然停药。如药物治疗2～3周后效果不佳,应停止目前用药,重新诊断分类。

2.出院标准　抑郁自杀倾向解除;老年失眠临床治愈,症状完全消失,社会功能达到或基本达到病前水平;其他躯体、精神疾病可以出院康复、治疗者。

3.治疗目标　缓解症状,缩短睡眠潜伏期,减少夜间觉醒次数,延长总时间;尽量保持原有睡眠生理结构,改善生活质量。

二、阻塞性睡眠呼吸暂停低通气综合征

阻塞性睡眠呼吸暂停低通气综合征(OSAHS)是指睡眠时上气道塌陷阻塞引起呼吸暂停和低通气,常伴有打鼾、睡眠结构紊乱,频繁发生血氧饱和度下降、白天嗜睡、注意力不集中等,可导致高血压、冠心病、2型糖尿病等多器官损害。成人发病率为2%～4%,中老年高达20%～40%,为高危人群;低通气是指睡眠过程中口鼻气流较基线水平降低>130%,并伴动脉血氧饱和度下降>10.04,持续时间≥10秒;或口鼻气流较基线水平下降≥50%,伴有SaO_2下降0.03或者微觉醒,持续时间≥10秒。

病因和风险因子包括:肥胖(体重指数≥25kg/m²);老年人,尤其女性绝经期后,70岁以

后趋于稳定;男性多于女性;上气道解剖异常,如鼻腔阻塞疾病、Ⅱ度扁桃体肥大、软腭松弛、腭垂过长、过粗,咽腔狭窄,咽部肿瘤,咽腔黏膜肥厚,舌体肥大,舌根后坠,下颌后缩,颞颌关节功能障碍及小颌畸形等;家族史、大量饮酒、吸烟和镇静药;其他相关疾病,如甲状腺功能低下、肢端肥大症、垂体功能减退、淀粉样变性、声带麻痹、小儿麻痹后遗症或其他神经-肌肉疾病(如帕金森病)、长期胃食管反流等。

(一)临床表现

睡眠时打鼾、反复呼吸暂停,时常夜间憋醒,常伴有白天嗜睡、注意力不集中、记忆力下降、情绪障碍、夜间多尿等症状;伴有睡眠差、夜间心绞痛、心肌梗死、卒中、胃食管反流、咽干等。OSAHS 作为原发病,可损害身体各个系统,合并高血压、缺血性心脏病或脑卒中、2型糖尿病等。

(二)诊断要点

睡眠呼吸暂停的诊断及评估主要依靠夜间多导睡眠图监测,也可使用便携式监测。诊断标准是全夜7小时睡眠发生呼吸暂停或低通气30次以上,多道睡眠监测(PSG)AHI≥5次/小时,伴有相应症状;或有阻塞性呼吸事件者。条件允许时以 RDI 为判定标准,经无创通气治疗后症状改善可协助 OSAHS 诊断。

1. 颈围 <43cm、43~48cm 和>48cm 分别提示监测结果的低度、中度和高度异常。

2. 便携式监测 初筛相关危险因子,如肥胖、高血压、心脏病、习惯性打鼾和过度嗜睡,但不能用于充血性心力衰竭、脑血管疾病或呼吸衰竭患者。

3. 嗜睡程度评估 Epwoah 睡眠量表(ESS)和斯坦福睡眠量表,前者>10分为明显嗜睡、0~10分为正常范围。此外,还有睡眠紊乱问卷、睡眠日记等评估工具。

4. 上气道评估 鼻口咽部检查、纤维内镜检查和 Muller 试验、X线颅面部畸形检查和上气道食管压力持续测定等。

5. 多导睡眠图 检查可疑睡眠呼吸暂停的可靠方法,包括脑电图、颏下肌电图、眼动电图、鼻口气流、胸腹运动、血氧饱和度、心电图、腿动、体位、鼾声等。另外,鼻口气流有热敏感受器、胸腹动度有胸腹张力仪、血氧饱和度有多参数生理监测仪,有条件者可首先在家用血氧饱和度或便携式睡眠呼吸监测进行初筛。

6. OSAHS 病情和低氧血症程度评估 轻度为 AHI 5~15次/小时,最低血氧饱和度 0.85~0.90;中度为 AHI>15~30次/小时,最低血氧饱和度 0.65~0.85;重度为 AHI>30次/小时,最低血氧饱和度<0.65。

睡眠呼吸暂停应以呼吸障碍及程度为诊断重点,同时综合考虑临床预测指标、便携式监测和多导睡眠图的结果。

(三)治疗

1. 健康宣教和行为干预 轻、中度者建议侧卧睡眠和减肥,戒烟少酒、避免使用镇静剂;控制体重对睡眠呼吸紊乱的治疗非常重要。

2. 综合治疗

(1)持续气道正压治疗结合多导睡眠图。CPAP 治疗的禁忌证:反复鼻出血、脑脊液鼻漏、肺大疱、气胸、昏迷。

（2）手术治疗：鼻中隔、慢性肥厚性鼻炎、鼻息肉、鼻肿物切除术、鼻瓣区手术；腭垂－腭－咽成形术，包括扁桃体、腭垂及咽腭弓塑形；颏舌肌前移术、舌骨悬吊术、舌根悬吊固定术等。

（3）颌骨前移术：适用于颌骨畸形、CPAP 失败和其他手术无效的重度患者。

（4）辅助手术：如气管切开等。

（5）术后并发症：急性呼吸衰竭、心脑血管意外、术后出血、切口疼痛、吞咽困难、感染、切口裂开、腭咽闭合不全、鼻咽狭窄和闭锁、颈部皮下气肿。

（6）术后并发症的预防：预防性气管切开，术前 CPAP 治疗，充分的术前准备，轻柔的操作和加强围术期管理等。

（四）管理

对疑似 OSAHS 患者，做近期随访≥6 个月，长期随访≥1 年，复查时做 PSG 监测。疗效评定分 3 级：治愈为 AHI＜5 次/小时，显效为 AHI＜20 次/小时且降低幅度≥50％，有效为 AHI 降低幅度≥50％。判定疗效时，除 AHI 指标外，应考虑主观症状改变程度和低氧血症变化。

三、中枢性睡眠呼吸暂停(CSA)

中枢性睡眠呼吸暂停是指无呼吸驱动的呼吸停止，呼吸暂停，口鼻无气流，并丧失呼吸能力，没有胸腹呼吸运动，常规定为呼吸停止持续≥10 秒、口鼻气流下降≥90％。其病因尚不清楚，与很多病变有关，如神经系统、家族性自主神经异常、脑炎、枕骨大孔、发育畸形、胰岛素相关的糖尿病、肌肉疾病、充血性心力衰竭等。

（一）临床表现

夜间反复睡眠呼吸暂停及低通气，表现为反复苏醒，浅睡(NREM Ⅰ、Ⅱ 期)增加，深睡眠(NREM Ⅲ、Ⅳ 期及 REM 期)减少，白天出现嗜睡、乏力等单纯中枢性患者多主诉为失眠、睡眠不安、醒来时胸闷、呼吸急促。有高碳酸血症和非高碳酸血症两种类型，前者常源于中枢驱动减弱，后者多见于周期性呼吸、充血性心力衰竭及肾衰竭等。

（二）诊断

诊断标准至少有下面 1、2、4 项。

1. 主诉失眠或过度睡意，偶尔无异常感觉。

2. 睡眠中频繁出现周期性浅呼吸或缺乏呼吸。

3. 表现为睡眠中气喘或打鼾声及窒息，或睡眠中发绀。

4. 多导睡眠图监测　中枢性呼吸暂停≥10 秒，出现呼吸暂停期间氧饱和度降低；可存在其他类型睡眠障碍，如周期性肢体运动障碍、阻塞性睡眠呼吸暂停综合征，或中枢性肺泡低通气综合征。

根据病情，分为三度：①轻度：白天有睡意和夜间失眠，平时无呼吸紊乱，症状发作时可有轻微氧饱和度降低或良性心律失常。②中度：白天过度睡意和夜间失眠，中度氧饱和度降低和轻度心律失常。③重度：严重白天睡意，平时多存在睡眠呼吸紊乱症状，有严重氧饱和度降低或者严重心律失常。

根据病程，分为三种。急性：≤7 天；亚急性：＞7 天和＜3 个月；慢性：≥3 个月。

（三）治疗

1. 对高碳酸血症型　呼吸兴奋药物治疗,用于不同病情,如茶碱、乙酰唑胺、安宫黄体酮、阿米三嗪以及抗抑郁药普罗替林可等;氧疗可改善低氧血症,去除白天嗜睡、乏力症状;间歇正压通气以提高氧分压、降低二氧化碳分压,用于合并慢性阻塞性肺疾病患者;体外膈肌起搏,用于膈肌瘫痪或疲劳者。

2. 对非高碳酸血症型　低流量氧疗以降低呼吸暂停发作频率,吸入 CO_2 以提高 $PaCO_2$ 阈值;镇静药物治疗,如唑吡坦、三唑仑、乙酰唑胺等;机械通气治疗,以改善血气指标和通气功能,值得推广。

（四）预防

应戒烟少酒、减轻体重、降低血脂,并结合相关治疗措施。

四、睡眠期周期性肢体运动综合征（PLMS）

睡眠期周期性肢体运动综合征是指睡眠中肢体发生的一种反复周期性异常运动,主要在下肢,由足趾和足踝的重复性背屈组成,常扩展到膝盖和髋部,甚至腕部和肘部。其病因尚不清,可能与脑多巴胺系统功能障碍及腘动脉血流量明显减少有关。卧床休息使下肢腘动脉硬化、血流量减少,腓肠肌因缺氧而发生肌肉痉挛、抽搐、肌张力增高。流行病学将单纯睡眠周期性肢体活动看作是准生理现象,在 30 岁以下很少见,50 岁发生率约 29%。

（一）临床表现

睡眠周期性肢体活动一夜可发生数百次,特点是轻度睡眠平均 20～40 秒（波动范围 4～90 秒）,呈准周期性重复出现,下肢异常运动造成觉醒而不自知,睡眠质量不佳,日间失眠,白天嗜睡、疲劳、易怒等。

（二）诊断要点

PLMS 国际诊断标准:以严重睡眠障碍为主,伴患肢典型肌张力增高,抽搐、疼痛,发作频率 5～40 次/分,持续 1.5～2.5 秒,又称夜间肌阵挛综合征（NMS）,≥4 个连续肢体抽动方可确诊。

（三）治疗

1. 首选氯硝西泮,每晚前服用,小剂量开始,大剂量会影响康复效果。

2. 多巴胺激动剂,也常为首选。

3. 对于睡眠周期性肢体活动合并不宁腿综合征者可选用多巴受体激动药或苯二氮䓬类药物,PLMS 很少需要药物治疗。

五、不宁腿综合征

不宁腿综合征又称不安腿综合征（RLS）、Ekbom 综合征,特点是腿部感觉异常,休息或夜间睡眠时双下肢出现自发的、难以忍受的异常痛苦感觉,如酸胀、撕裂感、烧灼感、疼痛、刺痛、瘙痒及虫爬等,以小腿腓肠肌最常见,股部或上肢偶尔出现。对内源性睡眠紊乱,经按摩、行走、伸展及踢腿后可得到缓解。其机制尚不清楚,以中老年常见,可能与腿部静脉被动性充血、代谢产物堆积以及多巴胺活动减少有关。分为原发性与症状性两大类;原发性是独立性疾病,有家族遗传性,属常染色体遗传（一般为 50%～92%）,患病率为 1.2%～5%;症状性继发于其他疾病,如尿毒症、缺铁性贫血、叶酸缺乏、妊娠、风湿性关节炎、帕金森病、多灶性神经病、代谢疾病和某些药物等。

(一)临床表现

多发生于下肢,以腓肠肌最常见,大腿或上肢偶尔也可出现,多为对称性。发病时辗转反侧、坐卧不安、被迫踢腿、活动关节或者按摩腿部,严重者起床不停走路方可缓解,故表现为严重睡眠障碍和日间嗜睡,失眠和工作能力下降。

大多数伴发睡眠周期性肢体运动(PMS),为快速动眼睡眠期腿部刻板重复的屈曲动作,造成惊醒。少数发生于走路时,造成强迫停止,间歇性跛行。

(二)诊断要点

1. 症状

(1)感觉异常:难以形容的肢体不适感、运动肢体的强烈愿望,主要在下肢,常发生在深部而不是表面皮肤。

(2)运动症状:不能入睡、不停运动肢体,表现为来回走动、晃动或屈曲伸展下肢,或在床上辗转反侧。

(3)休息时症状加重,活动可暂时缓解。

(4)夜间症状加重,深夜达到高峰。

2. 体征 睡眠时从一侧到另一侧下肢出现交替性的周期性肌肉活动亢进,患者辗转反侧、坐卧不安,严重者清醒时也有腿部不安活动。

3. 实验室检查 睡眠多导图(PSG)。

(三)治疗

1. 预防老年动脉硬化 避免无规律生活、过度劳累、精神紧张等;坚持体育锻炼,如散步、慢跑、健身操等;注意平衡饮食,少荤食多素食;进行血管舒缩运动,如长年冷热水交替擦浴或冷热水交替入浴;选用中医中药,补虚利湿、活血化瘀等。

2. 治疗措施

(1)一般治疗:睡前温水洗足,加强腿部运动,合理膳食,避免身体超重、血脂增高,不吃富含胆固醇(肥肉和动物内脏)和高糖食物。

(2)对症治疗:纠正贫血等。

(3)药物治疗:多巴胺类作为一线药物,如美多巴、左旋多巴(防止夜间或清晨症状反弹);苯二氮䓬类,如氯硝西泮;血管扩张剂,如烟酸、山莨菪碱;抗痉剂,如卡马西平、加巴喷丁、巴氯芬或丙戊酸钠等;其他药物,如溴隐亭和阿片类,类阿片类仅用于重症。

六、睡眠惊动

睡眠惊动是指入睡时身体突然出现的类似肌阵挛样的动作,伴有坠落感、失平衡感或漂浮样感,属正常现象,发生率为 $60\% \sim 70\%$,多见于疲劳或情绪低落,或大量饮用咖啡后。睡眠多导仪监测显示,发作时脑电图、心电图及呼吸功能均正常。基本不需要治疗,极少数发作会影响入睡,或惊醒同床的人。患者可有白天困倦,频繁发作影响睡眠时可用巴比妥类药物以减少发作次数。

(一)失眠分类(睡眠障碍国际分类,ICSD2)

1.适应性睡眠障碍(急性失眠)。

2.心理生理性失眠。

3.反常性失眠(睡眠状态感知不良)。

4.特发性失眠。

5.精神障碍所致失眠。

6.睡眠卫生不良。

7.青少年行为性失眠 ①入睡相关性障碍。②强制入睡性睡眠障碍。③混合型。④待分类型。

8.内科疾病所致失眠。

9.药物或物质滥用所致失眠。

10.非物质滥用或确定的躯体疾病所致失眠(非器质性失眠)。

11.生理性失眠,待分类型。

(二)阿森斯失眠量表

用于记录您对睡眠障碍的自我评估,对于下列问题,如在一个月发生至少3次/周,请在相应评估结果项目上打√(以下问题如果一周出现3次,就需要进行评测)。

1.入睡时间(关灯后到睡着的时间)

0:没问题;1:轻微延迟;2:显著延迟;3:延迟严重或没有睡眠。

2.夜间苏醒

0:没问题;1:轻微影响;2:显著影响;3:严重影响或没有睡眠。

3.比期望的时间早醒

0:没问题;1:轻微提早;2:显著提早;3:严重提早或没有睡眠。

4.总睡眠时间

0:足够;1:轻微不足;2:显著不足;3:严重不足或没有睡眠。

5.总睡眠质量(无论睡多长)

0:满意;1:轻微不满;2:显著不满;3:严重不满或没有睡眠。

6.白天情绪

0:正常;1:轻微低落;2:显著低落;3:严重低落。

7.白天身体功能(体力或精神:如记忆力、认知力和注意力等)

0:足够;1:轻微影响;2:显著影响;3:严重影响。

8.白天思睡

0:无思睡;1:轻微思睡;2:显著思睡;3:严重思睡。

总分<4:无睡眠障碍;总分4~6:可疑失眠;总分>6分以上:失眠。总分范围0~24分,得分越高,表示睡眠质量越差。

(三)视觉类比量表(VAS)

国内临床上通常采用中华医学会疼痛学会监制的VAS卡。在卡中心刻有数字的10cm长线上有可滑动的游标,两端分别表示"无痛"(0)和"最剧烈的疼痛"(10)。患者面对无刻度

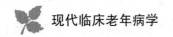

的一面,本人将游标放在当时最能代表疼痛程度的部位;医生面对有刻度的一面,并记录疼痛程度。

第四节　压疮

压疮(pressure sores)是指身体局部组织长期受压、血液循环障碍、组织营养缺乏等引起皮肤失去正常功能、组织破坏和坏死,旧称褥疮。美国国家压疮咨询委员会(NPUAP)定义为:皮肤或皮下组织的局部损伤,多发生在骨突出处,由压力损伤引起,或压力、剪切力和摩擦力共同作用的结果。

压疮多见于昏迷及瘫痪患者,卧床不起、体质衰弱患者,以及骨折后长期固定或卧床患者。一般医院发生率为 2.5%～8.8%,或高达 11.6%。脊髓损伤患者为 25%～85%,住院老年人为 10%～25%,护理院入院时为 17.4%,较无压疮老年人病死率增加 4 倍。

一、病因

1.年龄　老年心脏血管功能减弱,末梢循环功能衰退。

2.压力　即短时间强压力,长时间弱压力都有组织损伤作用。

3.剪切力　会切断局部血液供应,引发深部坏死。

4.摩擦力　如拖拉动作、床单皱褶或渣屑等,与皮肤潮湿程度有关。

5.潮湿　常见的有尿便失禁、大汗或多汗、伤口大量渗液等。

6.活动和移动受限　如脊髓损伤、年老体弱、骨折制动、外科手术、麻醉等。

7.营养不良　使皮下脂肪减少、肌肉萎缩。

8.感觉受损　对伤害性刺激无反应。

9.体温升高　可引起组织高代谢需求,增加压疮易感性。

10.吸烟　尼古丁可使末梢血管痉挛,增加组织压疮的易感性。

11.消瘦　较肥胖者易发生压疮。

12.应激　多见于急性损伤早期。

13.精神心理因素　如精神压抑、情绪打击、精神抑郁等,忽视皮肤护理。

二、诊断

(一)临床表现

1.压疮表现　为组织破损和坏死,经久难愈,易并发多种疾病,如骨髓炎、菌血症和蜂窝织炎、心内膜炎、脑膜炎、脓毒关节炎、窦道或脓肿形成、异位骨化、瘘管形成、假性动脉瘤及鳞状细胞癌等,严重影响健康与功能,甚至危及生命好发部位见于脂肪组织缺乏、无肌肉包裹或肌层较薄的骨隆突处,因体位和受压点不同而异。例如,仰卧位,有枕骨粗隆、肩胛、肘部、脊椎体隆突处、骶尾、外踝、足跟等;侧卧位,有耳郭、肩峰、肘部、髋部、膝关节内外侧、内踝、外踝等;俯卧位,有前额、面部、耳郭、肩部、女性乳房、男性生殖器、髂嵴、膝部、足背及趾等;坐位,有坐骨结节等。

2.压疮分级(美国压疮学会) Ⅰ度:局部皮肤有红斑但皮肤完整;Ⅱ度:损害涉及皮肤表层或真皮层,可见皮损或水疱;Ⅲ度:损害涉及皮肤全层及皮下脂肪交界处,可见较深创面;Ⅳ度,损害涉及肌肉、骨骼或结缔组织(肌腱、关节、关节囊等);不可分期:是指缺损涉及组织全层,但溃疡完全被坏死组织和焦痂所掩盖,无法确定实际深度;可疑深部组织损伤期,指压力或剪切力造成皮下软组织受损,在完整但褪色的皮肤上出现局部紫色或黑紫色,或形成充血性水疱,伴有疼痛、硬肿、糜烂、松软、较冷或较热。

3.Shea 分级法 损害涉及表皮包括表皮红斑或脱落;损害涉及皮肤全层及其皮下脂肪交界的组织;损害涉及皮下脂肪和深筋膜;损害涉及肌肉或深达骨骼;损害涉及关节或体腔(直肠、小肠、阴道或膀胱)形成窦道。

4.Yarkony－Kirk 分级 红斑区,有出现时间>30 分钟和≤24 小时、>24 小时两种;表皮损害不涉及皮下组织和脂肪;损害涉及皮下组织和脂肪,但不涉及肌肉;损害涉及肌肉,但未累及骨骼;损害涉及骨骼,但未损害关节腔;涉及关节腔;压疮愈合但容易复发。

5.风险因子评估量表(RAs) 是预防压疮的关键性措施,是有效护理干预的一部分,常用的有 Braden 评分量表、Noron 评分量表、Waterlow 评分量表等。

(1)Braden 量表:包含 6 个风险因素,即感觉、湿度、活动、运动能力、营养、摩擦和剪力,每个有四个分值(1~4 分),总分 4~23 分。分为:轻度危险,15~18 分;中度危险,13~14 分;高度危险,10~12 分;极度危险,<9 分。评分越少压疮发生的危险性越高。

(2)Norton 量表:为四分量表,包括身体状况、精神状态、活动情况、运动情况、尿便失禁等五项评估内容。每项为 1 分(严重)到 4 分(正常),总分为 5~20 分,≤14 分者提示压疮风险。

(3)Waterlow 量表:涉及 9 方面,即性别和年龄、体形、体重与身高、皮肤类型、控便能力、运动能力、食欲、心血管及全身情况、营养缺乏及药物治疗。累计<10 分者为无危险,10~14 分为轻度危险,15~19 分为高度危险,20 分以上为极度危险。

三、治疗

1.全身综合性治疗 消除风险因素,改善营养状况,纠正贫血或低蛋白血症;改善心、肺、肾功能;积极治疗原发疾病,如糖尿病;控制感染,选用敏感抗生素;解除肌肉痉挛,选用中枢性的或直接的肌肉松弛药;不用或慎用激素、镇静剂等药物,不利于伤口恢复。

2.压疮创面治疗

(1)解除局部压迫:是治疗的关键,如体位、减压装置。

(2)定期评估伤口:如观察、测量、记录和分析等,包括伤口大小、深度、潜行深度、组织的形态、渗出液、伤口周围皮肤或组织等。

(3)伤口处理:包括清洁伤口或清创术,去除异物、细菌或坏死组织。清创方法有机械性清创术(外科手术、冲洗法、湿或干敷料)、化学性清创术、自溶性清创等。

(4)伤口敷料选择与应用:伤口湿性治疗法,根据创面不同阶段选用适宜敷料,如肉芽伤口(水胶体等非粘连敷料)、渗出性伤口(高度吸收性敷料,如藻酸盐或泡沫类)、带焦痂伤口

（水胶体或水凝胶密闭性敷料）、带腐肉伤口（水胶体、水凝胶和藻酸盐类敷料）、伤口腔道（非粘连性或水凝胶类敷料填塞）。

3.手术治疗　用于长期保守治疗不愈合、创面肉芽老化、创缘有瘢痕组织且合并骨关节感染或深部窦道者。手术方法包括修刮引流、清除坏死组织、植皮修补缺损等。术前应控制感染，清洁创面，改善全身营养状况，进行体位训练；术中应彻底切除压疮，如累及骨面应凿除部分骨质，并根据压疮部位、大小设计不同皮瓣或肌皮瓣，缝合时避免张力过高。负压封闭引流技术（VSD）是利用透明密封贴膜封闭开放创面，借助负压泵使引流管和敷料持续或间断地作用于清理创面，以促进新生血管介入，充分引流、减轻水肿、抑制细菌生长。

4.药物外敷治疗　局部治疗多采用抗菌消炎，注意细菌培养及药物敏感试验。常用药物：土霉素及复合维生素 B 粉剂、碘酊混合液、百多邦软膏以及胰岛素、马应龙痔疮膏、呋喃西林、庆大霉素、诺氟沙星、白蛋白、复方氨基酸、硫糖铝、甲硝唑等。重组表皮生长因子、造血干细胞也有较好疗效。

5.物理治疗　包括光疗法，如红外线照射法、烤灯、紫外线、微波、氦氖激光、WP 宽谱治疗仪等；氧气辅助，如创面吹氧、创面小范围封闭给氧、高压氧舱等，可保持创面干燥。

四、预防和管理

1.减压措施　保持平衡姿势，不当体位可导致关节过度扭曲，造成骨突起处更突出于体表；定时变换体位，是简单有效的压力解除法；应用支撑性工具，如坐垫、床垫及支具，以及翻身床、气垫床或砂床等。使用后需不断评估与再评估，及时发现病情变化，调整护理方案。

2.改善营养　摄入优质蛋白，补充足够维生素 C、维生素 A 和锌等微量元素，以纠正负氮平衡，并鼓励多饮水。

3.避免不良刺激　保持床单清洁、平整、无渣屑；保持皮肤清洁、干燥，便失禁、出汗及分泌物多的患者需及时擦洗。

4.皮肤管理和监控　包括建立责任护士、护士长、护理部三级监控；培训各级人员，明确各级职责；制订管理流程，实施压疮预前控制、过程监控、终末评估监控；建立皮肤管理小组，完善评估及报告表格，完成医院压疮护理会诊；完善 24 小时内上报制度。

第二章 老年神经系统疾病

第一节 短暂性脑缺血发作

一、概述

短暂性脑缺血发作(transient ischemic attack,TIA)是指由某种因素造成的脑动脉一过性或短暂性供血障碍,导致相应局灶性神经功能缺损或视网膜功能障碍。症状持续时间为数分钟或数小时,24h 内完全恢复,可反复发作,不遗留神经功能缺损的症状和体征。影像学(CT、MRI)检查无责任病灶。虽然短暂性脑缺血发作在影像学(CT、MRI)查不出什么病灶,症状不重,生活能够自理,但继发卒中率、致死率和致残率都不低,预后很差。统计资料显示,短暂性脑缺血发作发生脑卒中的几率明显高于一般人。据报道,短暂性脑缺血发作的患者有 1/3 会发生脑卒中,还有 1/3 不断有新的发作;短暂性脑缺血发作发病后 4 年大约有 5% 的人会死亡,发病后 4 年有约 10% 的患者会死亡。一般短暂性脑缺血发作发病率并不低,主要正常人群中每 1000 人每年发病为 0.31～0.64 人,中老年人中最为常见。随着年龄的增长发病率呈指数递增,75 岁以上年发病率达每 1000 人 2.93。根据最近的汇总分析,TIA 患者以发病后最初 2d 的风险最高,前 3 个月 TIA 的复发、心肌梗死和死亡总的风险高达 25%。TIA 患者不仅会发生脑梗死,而且出现心肌梗死和猝死的风险很高,因此要把 TIA 作为一种医学急症来处理。

二、发病原因

1. 微栓塞主要病因 栓子的来源主要包括:颈内动脉不稳定粥样硬化斑块血栓形成后的栓子脱落;心源性栓子。常见心脏疾患:心瓣膜病,心律失常如心房纤颤,心肌梗死,心肌炎或感染性心内膜炎,心脏内肿瘤如黏液瘤等发生的瘤栓,心力衰竭导致肺静脉瘀血、血栓形成、栓子,先天性心脏病如卵圆孔未闭等。近年来,由心脏介入和手术治疗导致的 TIA 越来越引起临床医师的关注,心导管(cardiac catheterization,CCT)后出 TIA 和中风的发生率为 0.1%～1%,其发生机制是因导管插入和冲洗管将升主动脉的粥样硬化斑块释放并使其随血循环进入脑部所致。微栓子脱落随血液流入脑中,引起颅内供血动脉闭塞,产生临床症状,当微栓子崩解或向血管远端移动,局部血流恢复,症状便消失。

2.脑血管痉挛、狭窄或受压　脑动脉粥样硬化导致血管腔狭窄,或脑血管受各种刺激出现血管痉挛引起脑缺血发作。颈椎骨质增生如压迫椎动脉,椎动脉受压可导致椎-基底动脉缺血发作。

3.血流动力学改变　颈内动脉或椎-基底动脉严重狭窄或闭塞,自身调节能力减弱,平时靠侧支循环尚可维持该处的血液供应,一旦血压降低,血流量减少,靠侧支循环供血区即可发生缺血症状;血压回升,侧支循环恢复后,神经症状又可消失。当颈内动脉狭窄超过90%影响脑血流量,休克、心律失常等引起血压突然降低时,易发生短暂脑缺血发作,尤以椎-基底动脉狭窄常见。

4.其他　贫血、白血病、颅内或锁骨下盗血综合征、血小板增多症、异常蛋白血症、红细胞增多症、血纤维蛋白原含量增高和各种原因所致的血液高凝状态等所引起的血流动力学异常都可以引起 TIA。

三、临床表现

本病多在 50~70 岁发病,男多于女。发作突然,持续时间短暂,常为数分钟至数小时左右,最长不超过 24h。恢复后不留神经功能缺失,常反复发作。多伴有高血压、动脉粥样硬化、心脏病、糖尿病和血脂异常等脑血管病的危险因素。神经功能障碍取决于短暂性脑缺血发作出现的部位。

1.颈内动脉系统 TIA　较椎-基底动脉系统 TIA 发作较少,但持续时间较久,且易引起完全性卒中。以大脑中动脉短暂性脑缺血发作为最多见,其主要表现为以上肢和面舌瘫为主的对侧肢体无力、病理反射阳性,可伴有对侧肢体感觉障碍、对侧偏盲、记忆障碍、情感障碍、人格障碍及失用等;病变在主侧半球者,还可伴有失语、失算、失读及失写等。大脑前动脉发生的短暂性脑缺血发作表现为精神障碍、人格障碍和情感障碍等,一般无肢体力弱。颈内动脉主干发生的短暂性脑缺血发作表现包括以上症状和体征外,最具有特征性表现为同侧眼球失明及对侧上、下肢体无力,其程度一样。但有时可以单独出现上述表现的一种或几种。一般患者无头痛表现,这与心肌缺血引起的心前区疼痛决然不同。

2.椎-基底动脉系统 TIA　较颈动脉系统 TIA 多见,且发作次数也多,但时间较短。以眩晕症状最为常见,伴恶心和呕吐,大多数不伴耳鸣,也可同时出现复视,共济失调,吞咽困难,猝倒发作、交叉性瘫痪脑干受损的特征。

四、诊断

多数 TIA 患者就诊时临床症状已经消失,故诊断主要依靠病史。诊断要点:①为短暂的、可逆的、局灶性神经功能障碍,反复发作,少者 1~2 次,多至数十次。多与动脉粥样硬化有关,也可以是脑梗死的前驱症状。②可表现为颈内动脉系统和(或)椎-基底动脉系统的症状和体征。③每次发作持续时间通常在数分钟至 1h 左右,症状和体征在 24h 以内完全消失;反复发作,每次发作时的症状基本相似。④头部 CT 和 MRI 检查排除其他的脑部疾病。

五、辅助检查

一般头部 CT 和 MRI 检查可正常。在 TIA 发作时,MRI 弥散加权成像(DWI)和灌注加权成像(PWI)可显示脑局部缺血性改变;SPECT 和 PET 检查可发现局部脑血流量减少和脑代谢率降低。通过颈动脉超声、经颅多普勒超声(transcranial Doppler,TCD)、MRA 和 CT 血管造影(computed tomography angiography,CTA)评价颅内、外血管的狭窄程度、血流动力学情况以及动脉粥样硬化斑块的稳定性。通过心脏检查确诊心源性栓子的病因。可行心肌酶学、BNP、常规心电图、动态心电图、超声心动图、经食道超声心动图(TEE)、心电图运动验和(或)放射性核素铊心肌灌注扫描等检查。

六、鉴别诊断

1.部分性癫痫 特别是单纯部分发作,常表现为持续数秒至数分钟的肢体抽搐,从躯体的一处开始,并向周围扩展,多有脑电图异常,CT/MRI 检查可发现脑内局灶性病变。

2.梅尼埃病 发作性眩晕、恶心、呕吐与椎-基底动脉 TIA 相似,但每次发作持续时间往往超过 24h,伴有耳鸣、耳阻塞感、听力减退等症状,除眼球震颤外,无其他神经系统定位体征。发病年龄多在 50 岁以下。

3.心脏疾病 阿-斯综合征、严重心律失常如室上性心动过速、室性心动过速、心房扑动、多源性室性期前收缩、病态窦房结综合征等,可因阵发性全脑供血不足,出现头昏、晕倒和意识丧失。但常无神经系统局灶性症状和体征,心电图、超声心动图和 X 线检查常有异常发现。

4.其他 颅内肿瘤、脓肿、慢性硬膜下血肿、脑内寄生虫等亦可出现类 TIA 发作症状,原发或继发性自主神经功能不全,亦可因血压或心律的急剧变化出现短暂性全脑供血不足,出现发作性意识障碍,应注意排除。

七、治疗

TIA 是神经科的急症,应该给予足够的重视,及早治疗以防发展为脑卒中。治疗的目的是消除病因、减少及预防复发、保护脑功能。

1.病因治疗 对有明确病因者应尽可能针对病因治疗,如高血压患者应控制高血压,使 Bp<140/90mmHg,糖尿病患者伴高血压者血压宜控制在更低水平(Bp<130/85mmHg);有效地控制糖尿病、高脂血症(使胆固醇<6mmol/L,LDL<2.6mmol/L)、血液系统疾病、心律失常等也很重要。对颈动脉有明显动脉粥样硬化斑、狭窄(>70%)或血栓形成,影响了脑内供血并有反复 TIA 者,可行颈动脉内膜剥离术、血栓内膜切除术、颅内外动脉吻合术或血管内介入治疗等。

2.药物治疗

(1)抗血小板聚集剂:可减少微栓子发生,减少 TIA 复发。可选用阿司匹林(ASA)50～325mg/d,晚餐后服用,通过抑制环氧化酶而抑制血小板聚集,但长期服用对消化道有刺激性,严重时可致消化道出血。噻氯匹定 125～250mg,1～2 次/d,抑制 ADP(二磷酸腺苷)诱导的血小板聚集,与阿司匹林作用不同,疗效优于阿司匹林,副作用主要为粒细胞减少。或 Clopidogre,75mg/d,氯吡格雷结构上与噻氯匹定相似,疗效优于阿司匹林,但上消化道出血的发生率显著减少。双嘧达莫联合阿司匹林 25mg/d 效果优于单用阿司匹林,且副作用减少。这些药物宜长期服用,治疗期间应监测临床疗效和不良反应,噻氯匹定副作用如皮炎和腹泻较阿司匹林多,特别是白细胞减少较重,在治疗的前3个月应定期检查白细胞计数。

(2)抗凝药物:抗凝治疗不应作为TIA的常规治疗,对于伴发房颤和冠心病TIA患者(感染性心内膜炎除外),建议使用抗凝治疗。TIA患者经抗血小板治疗,仍频繁发作,应考虑抗凝治疗。对频繁发作的TIA,特别是颈内动脉系统TIA较抗血小板药物效果好;对渐进性、反复发作和一过性黑蒙的TIA可起预防卒中的作用。可用肝素100mg加入5%葡萄糖或0.85%生理盐水500ml内,以每分钟10～20滴的滴速静脉滴注;若情况急可用肝素50mg静脉推注,其余50mg静脉滴注维持;或选用低分子肝素4000IU,2次/d,腹壁皮下注射,较安全。治疗过程中要监测凝血酶原时间,以防出血;低分子肝素不必监测凝血酶原时间,使用安全;也可选择华法林2～4mg/d,口服,可预防非瓣膜疾患的房颤,抗凝疗法的确切疗效还有待进一步评估。有出血倾向、溃疡病、严重高血压及肝肾疾病的患者禁忌抗凝治疗。

(3)钙拮抗剂:能阻止细胞内钙超载,防止血管痉挛,增加血流量,改善微循环。尼莫地平(nimodipine)20～40mg,每天3次;盐酸氟桂利嗪(flunarizine)5rag,每天睡前口服1次。

(4)其他:包括血管扩张药(如脉栓通或烟酸占替诺静脉滴注,罂粟碱口服)、扩容药物(如低分子右旋糖酐)。患者血纤维蛋白原含量明显增高,可以考虑应用降纤酶。

八、预后

未经治疗的TIA患者,约1/3发展成脑梗死,1/3可反复发作,另1/3能自行缓解。

第二节　脑梗死

一、概述

脑梗死(cerebral infarction)或称缺血性脑卒中(cerebral ischemic stroke)是最常见的脑卒中类型,是指脑部血液供应障碍,缺血、缺氧引起脑组织坏死软化,是脑血管病中最常见者,约占75%。管壁病变、血液成分和血流动力学改变是引起脑梗死的主要原因。缺血性卒中的分型方法很多,牛津郡社区卒中计划(oxfordshire community stroke project,OSCP)的分型将其分为4型:全前循环梗死(total anterior circulation infarct,TACI)、部分前循环梗死(partial anterior circulation infarct,PACI)、后循环梗死(posterior Sr circulation infarct,POCI)和腔隙性梗死(lacunar infarct),该分型更适宜于临床工作的需要,有助于对急性脑卒中的治疗。新TOAST分型将缺血性脑卒中分为以下5类:①动脉粥样硬化性血栓形成。②心源性脑栓塞。③小血管病变。④其他明确病因的脑卒中。⑤不明原因的脑卒中。根据起病形式和病程将脑梗死分为:完全型,指起病6h内病情达高峰;进展型,病情逐渐进展,持续6h至数天。目前临床常用的分型方法是按发病机制,将脑梗死分为动脉粥样硬化性血栓性脑梗死、脑栓塞、腔隙性脑梗死及分水岭梗死等四型。

二、病因

1.**动脉粥样硬化** 是常见病因,且伴高血压病,此外糖尿病、高血脂、吸烟、嗜酒都是脑血栓形成的危险因素。脑动脉粥样硬化主要发生在管径 $500\mu m$ 以上的动脉,其斑块导致管腔狭窄或血栓形成,可见于颈内动脉和椎-基底动脉系统任何部位,以动脉分叉处多见,如颈总动脉与颈内、外动脉分叉处,大脑前、中动脉起始段,椎动脉在锁骨下动脉的起始部,椎动脉进入颅内段,基底动脉起始段及分叉部。

2.**小动脉硬化** 长期高血压引起脑深部白质及脑干穿通动脉病变和闭塞,是腔隙性脑梗死的主要原因。

3.**血流动力学异常** 在动脉粥样硬化的基础上,当血压过低时,则易促发分水岭性脑梗死。

4.**心脏疾病** 一般认为心源性脑栓塞占缺血性脑卒中的 $15\%\sim20\%$,目前有研究认为它的比例接近 60%。老年期心源性脑栓塞常见病因:①心房纤颤。②急性心肌梗死。③非细菌性栓塞性心内膜炎。④窦房结病态综合征。

5.**动脉炎** 少见。如结核、梅毒、结缔组织病、抗磷脂抗体综合征及细菌、病毒、螺旋体感染均可导致动脉炎症,使管腔狭窄或闭塞。

三、脑梗死的危险因素

老年期卒中的危险因素分为可干预与不可干预两种。

1.**不可干预的危险因素** ①年龄:随着年龄的增长,脑卒中的危险性持续性增加,55 岁以后每 10 年卒中的危险性增加 1 倍。②性别:卒中的发病率男性高于女性,男女之比为 1.1～1.5∶1。③种族。④家族遗传性。

2.**可干预危险因素** ①高血压。②心脏病。③糖尿病。④吸烟与饮酒。⑤血脂异常。⑥颈动脉狭窄。⑦肥胖。⑧高同型半胱氨酸血症。⑨其他危险因素:代谢综合征、缺乏体育活动、饮食营养不合理、促凝危险因素等。

四、临床表现

多见于 50～60 岁以上患有动脉粥样硬化的老年人,常伴有高血压、冠心病或糖尿病。常在安静或睡眠中发病,约 25% 患者病前有 TIA 史。多数病例其症状于发病数小时甚至 1～2d 达高峰。临床表现取决于梗死灶的大小和部位。通常患者意识清楚,生命体征平稳,但当大脑大面积梗死或基底动脉闭塞病情严重时,意识可不清,甚至出现脑疝,引起死亡。

1.梗死的部位和梗死面积有所不同,最容易出现的表现如下:

(1)起病突然,常于安静休息或睡眠时发病。起病在数小时或 1～2d 内达到高峰。

(2)头痛、眩晕、耳鸣、半身不遂,可以是单个肢体或一侧肢体,可以是上肢比下肢重或下肢比上肢重,并出现吞咽困难,说话不清,恶心、呕吐等多种情况,严重者很快昏迷不醒。每个患者可具有以上临床表现中的几种。

2.不同脑血管闭塞的临床特点

(1)颈内动脉闭塞的表现:临床表现复杂多样。在眼动脉分出之前闭塞时,如脑底动脉环完整,眼动脉与颈外动脉分支间的吻合良好,可以完全代偿其供血,临床上可无任何症状。如出现症状,可表现为 TIA 或进展型或完全型卒中。常见症状为对侧偏瘫、偏身感觉障碍,优势半球病变时可有失语,症状性闭塞可出现单眼一过性黑矇,偶见永久性失明(视网膜动脉缺血)或 Horner 征(颈上交感神经节后纤维受损)。非优势半球受累可有体象障碍。体检可闻及颈动脉搏动减弱或闻及血管杂音。

(2)大脑中动脉闭塞的表现

①主干闭塞:导致三偏症状,即病灶对侧偏瘫(包括中枢性面舌瘫和肢体瘫痪)、偏身感觉障碍及偏盲(三偏),伴头、眼向病灶侧凝视,优势半球受累出现完全性失语症,非优势半球受累出现体象障碍,患者可以出现意识障碍。主干闭塞相对少见,仅占大脑中动脉闭塞的 2～5%。

②皮质支闭塞:a.上部分支闭塞:导致病灶对侧面部、上下肢瘫痪和感觉缺失,但下肢瘫痪较上肢轻,而且足部不受累,头、眼向病灶侧凝视程度轻,伴 Broca 失语(优势半球)和体象障碍(非优势半球),通常不伴意识障碍;b.下部分支闭塞:较少单独出现,导致对侧同向性上1/4视野缺损,伴 Wernicke 失语(优势半球),急性意识模糊状态(非优势半球),无偏瘫。

③深穿支闭塞:最常见的是纹状体内囊梗死,表现为对侧偏瘫,肢、面和舌的受累程度均等,对侧偏身感觉障碍,可伴有偏盲,失语等。

(3)大脑前动脉的表现

①大脑前动脉近段闭塞时由于前交通动脉的代偿,可全无症状。

②大脑前动脉远段闭塞时出现对侧偏瘫,下肢重于上肢,有轻度感觉障碍,主侧半球病变可有 Broca 失语,可伴有尿失禁(旁中央小叶受损)及对侧强握反射等。

③双侧大脑前动脉闭塞:可出现淡漠、欣快等精神症状,双下肢瘫痪,尿潴留或尿失禁,及强握等原始反射。

④深穿支闭塞:出现对侧面、舌瘫及上肢轻瘫(内膝部及部分内囊前肢)。

2.椎基底动脉系统(后循环)脑梗死

(1)大脑后动脉闭塞的表现:大脑后动脉闭塞引起的临床症状变异很大,动脉的闭塞位置和 willis 环的构成在很大程度上决定了脑梗死的范围和严重程度。主干闭塞表现为对侧偏盲、偏瘫及偏身感觉障碍,丘脑综合征,优势半球受累伴有失读。

①单侧皮质支闭塞:引起对侧同向性偏盲,上部视野较下部视野受累常见,黄斑区视力不受累(黄斑区的视皮质代表区为大脑中、后动脉双重供应)。优势半球受累可出现失读(伴或不伴失写)、命名性失语、失认等。

②双侧皮质支闭塞:可导致完全型皮质盲,有时伴有不成形的视幻觉,记忆受损(累及颞叶),不能识别熟悉面孔(面容失认症)等。

③大脑后动脉起始段的脚间支闭塞:可引起中脑中央和下丘脑综合征,包括垂直性凝视麻痹、嗜睡甚至昏迷;旁正中动脉综合征,主要表现是同侧动眼神经麻痹和对侧偏瘫,即 Weber 综合征(病变位于中脑基底部,动眼神经和皮质脊髓束受累);同侧动眼神经麻痹和对侧共

济失调、震颤,即 Claude 综合征(病变位于中脑被盖部,动眼神经和结合臂);同侧动眼神经麻痹和对侧不自主运动和振颤,即 Benedikt 综合征(病变位于中脑被盖部,动眼神经、红核)。

④大脑后动脉深穿支闭塞:丘脑穿通动脉闭塞产生红核丘脑综合征,表现为病灶侧舞蹈样不自主运动、意向性震颤、小脑性共济失调和对侧偏身感觉障碍;丘脑膝状体动脉闭塞产生丘脑综合征(丘脑的感觉中继核团梗死),表现为对侧深感觉障碍、自发性疼痛、感觉过度、轻偏瘫、共济失调、手部痉挛和舞蹈手足徐动症等。

(2)椎基底动脉闭塞的表现:血栓性闭塞多发生于基底动脉中部,栓塞性通常发生在基底动脉尖。基底动脉或双侧椎动脉闭塞是危及生命的严重脑血管事件,引起脑干梗死,出现眩晕、呕吐、四肢瘫痪、共济失调、肺水肿、消化道出血、昏迷和高热等。脑桥病变出现针尖样瞳孔。基底动脉分支的闭塞会引起脑干和小脑的梗死,表现为各种临床综合征,常见的类型有:

①闭锁综合征(locked-in syndrome):基底动脉的脑桥支闭塞致双侧脑桥基底部梗死。表现为双侧面瘫,球麻痹,四肢瘫,不能讲话,但因脑干网状结构未受累,患者意识清楚,能随意睁闭眼,可通过睁闭眼或垂直运动来表达自己的意愿。

②脑桥腹外侧综合征(Millard-Gubler syndrome):基底动脉短旋支闭塞,表现为同侧面神经、展神经麻痹和对侧偏瘫。Foville 综合征是基底动脉的旁正中闭塞。

③脑桥腹内侧综合征(Foville syndrome):基底动脉的旁中央支闭塞,表现为两眼不能向病灶侧同向运动,病灶侧面神经和外展神经麻痹,对侧偏瘫。

④基底动脉尖综合征(lop of the basilar syndrome):基底动脉尖端分出小脑上动脉和大脑后动脉,闭塞后导致眼球运动障碍及瞳孔异常、觉醒和行为障碍,可伴有记忆力丧失、对侧偏盲或皮质盲。中老年卒中,突发意识障碍并较快恢复,出现瞳孔改变、动眼神经麻痹、垂直凝视麻痹,无明显运动和感觉障碍,应想到该综合征的可能,如有皮质盲或偏盲、严重记忆障碍更支持。CT 及 MRI 显示双侧丘脑、枕叶、额叶和中脑多发病灶可确诊。

⑤延髓背外侧综合征(Wallenberg syndrome):由小脑后下动脉或椎动脉供应延髓外侧的分支动脉闭塞所致。临床表现为眩晕、恶心、呕吐和眼球震颤(前庭神经核受损);声音嘶哑、吞难及饮水呛咳(舌咽、迷走神经,疑核受累);小脑性共济失调(绳状体或小脑损伤);交叉性感觉障碍(三叉神经脊束核及对侧交叉的脊髓丘脑束受损);及同侧 Horner 征(交感神经下行纤维损伤)。由于小脑后下动脉的解剖变异很大,除上述症状外,还可能有一些不典型的临床表现,需仔细识别。

3.特殊类型的脑梗死常见以下几种类型

(1)大面积脑梗死:通常由颈内动脉主干、大脑中动脉主干闭塞或皮质支完全性卒中所致,表现为病灶对侧完全性偏瘫、偏身感觉障碍及向病灶对侧凝视麻痹。病程呈进行性加重,易出现明显的脑水肿和颅内压增高征象,甚至发生脑病死亡。

(2)出血性脑梗死:是由于脑梗死灶内的动脉自身滋养血管同时缺血,导致动脉血管壁损伤、坏死,在此基础上如果血管腔内血栓溶解或其侧支循环开放等原因使已损伤血管血流得到恢复,则血液会从破损的血管壁漏出,引发出血性脑梗死,常见于大面积脑梗死后。

(3)多发性脑梗死(multiple infarct):指两个或两个以上不同供血系统脑血管闭塞引起的梗死,一般由反复多次发生脑梗死所致。

五、辅助检查

1. 头颅 CT 检查　发病后应尽快进行 CT 检查,头颅 CT 是最方便、快捷和常用的影像学检查手段,缺点是对脑干、小脑部位病灶及较小梗死灶分辨率差。虽早期有时不能显示病灶,但对排除脑出血至关重要。增强扫描有诊断意义。

2. MRI 检查　MRI 可清晰显示早期缺血性梗死、脑干、小脑梗死、静脉窦血栓形成等,功能性 MRI,如弥散加权成像(DWI)和灌注加权成像(PWI),可以在发病后的数分钟内检测到缺血性改变,DWI 与 PWI 显示的病变范围相同区域,为不可逆性损伤部位,DWI 与 PWI 的不一致区,为缺血性半暗带。功能性 MRI 对超早期溶栓治疗提供了科学依据。MRI 弥散加权成像(DWI)可早期显示缺血病变(发病 2h 内),为早期治疗提供重要信息。

3. 血管造影 DSA、CTA 和 MRA　可以发现血管狭窄、闭塞及其他血管病变,如动脉炎、脑底异常血管网病(moyamoya disease)、动脉瘤和动静脉畸形等,可为管内治疗提供依据。其中 DSA 是脑血管病变检查的金标准,缺点为有创、费用高。MRA 为无创性检查,有条件时亦可选择应用。

4. 经颅多普勒超声(TCD)检查　评估颅内外血管狭窄、闭塞、血管痉挛或者侧支循环建立的程度有帮助。应用于溶栓治疗监测,对预后判断有参考意义。

5. SPECT 和 PET　能在发病后数分钟显示脑梗死的部位和局部脑血流的变化。通过对血流量(CBF)的测定,可以识别缺血性半暗带,指导溶栓治疗,并判定预后。

6. 腰穿检查　仅在无条件进行 CT 检查,临床又难以区别脑梗死与脑出血时进行,只要患者无明显高颅压时可行腰穿,一般脑血栓形成患者脑脊液(CSF)压力、常规及生化检查正常,但有时仍不能据此就诊断为脑梗死。有出血性脑梗死时,CSF 中可见红细胞。大面积梗死时脑脊液压力可增高,细胞数和蛋白可增高,前已不再广泛用于诊断一般的脑卒中。

7. 超声心动图检查　可发现心脏附壁血栓、心房黏液瘤和二尖瓣脱垂,对脑梗死不同类型间鉴别诊断有意义。

8. 还应进行血、尿、便常规及肝功、肾功、凝血功能、心电图检查。

六、诊断

1. 发病年龄多较。

2. 多有动脉硬化及高血压。

3. 常于安静状态下发病,在睡醒后出现症状,发病前可有 TIA 发病。

4. 一般发病后 1~2d 内意识清楚或轻度障碍,多逐渐加重或呈阶段性进展。

5. 有颈内动脉系统和(或)椎—基底动脉系统症状和体征。

6. 脑脊液多正常。

7. CT 检查早期多正常,24~48h 后出现低密度灶,CT 或 MRI 检查发现有责任梗死灶可明确诊断。

七、治疗

脑梗死应尽早及时治疗,虽然不及脑出血凶险,但是患者大多年老体弱,基础病多,在治疗上有许多谨慎用药的情况,加之梗死区可以在短时间内扩大,还会发生许多并发症,所以脑梗死的病死率也是比较高的,而且致残率高于脑出血。治疗原则主要是改善脑循环,防治脑水肿,治疗并发症。早进行神经功能锻炼,促进康复,防止复发。

1.治疗原则

(1)超早期治疗:力争发病后尽早选用最佳治疗方案。

(2)个体化治疗:根据患者年龄、缺血性卒中类型、病情严重程度和基础疾病等采取最适当的治疗。

(3)整体化治疗:采取针对性治疗同时,进行支持疗法、对症治疗和早期康复治疗,对卒中危险因素及时采取预防性干预。

2.治疗方法 脑梗死患者一般应在卒中单元(stroke unit,SU)中接受治疗,由多科医师、护士和治疗师参与,实施治疗、护理及康复一体化的原则,以最大限度地提高治疗效果和改善预后。治疗脑梗死的主要药物有:降颅压及脱水、利尿药、溶栓药、降纤药、抗凝药、抗血小板药、脑血管扩张药,神经细胞活化剂及营养药。

(1)一般治疗

①卧床休息,注意对皮肤、口腔及尿道的护理,按时翻身,避免出现褥疮和尿路感染,合并低氧血症患者(血氧饱和度低于92%或血气分析提示缺氧)应给予吸氧,气道功能严重阻碍者应给予气道支持(气管插管或切开)及辅助呼吸。

②无低氧血症的患者不需常规吸氧。梗死后24h内应常规进行心电图检查,必要时进行心电监护,以便早期发现心脏病变并进行相应处理,避免或慎用增加心脏负担的药物。

③对体温升高的患者应明确发热原因,如存在感染应给予抗生素治疗。对体温>38℃的患者应给予退热措施。对中枢性发热患者,应以物理降温为主(冰帽、冰毯或酒精擦浴),必要时予以人工亚冬眠。脑卒中患者(尤其存在意识障碍者)急性期容易发生呼吸道、泌尿系感染等,是导致病情加重的重要原因。患者采用适当的体位,经常翻身叩背及防止误吸是预防肺炎的重要措施,肺炎的治疗主要包括呼吸支持(如氧疗)和抗生素治疗;尿路感染主要继发于尿失禁和留置导尿,尽可能避免插管和留置导尿,间歇导尿和酸化尿液可减少尿路感染,一旦发生应及时根据细菌培养和药敏试验应用敏感抗生素。

④血压:脑血栓患者急性期的血压应维持在发病前平时所有的或患者年龄应有的高水平。一般不应使用降血压药物,以免减少脑血流灌注量加重梗死。缺血性卒中急性期血压升高通常不需特殊处理(高血压脑病、蛛网膜下腔出血、主动脉夹层分离、心力衰竭和肾衰竭除外),除非收缩压>220mmHg 或舒张压>120mmHg 及平均动脉压>130mmHg。即使有降压治疗指征,也需慎重降压,首选静脉给药和对脑血管影响小的药物(如拉贝洛尔),避免舌下含服钙离子拮抗剂(如硝苯地平),如血压过低,应积极查明原因,给予相应处理。需首先补充血容量和增加心输出量的药物如多巴胺、阿拉明等以升高血压。

⑤血糖:脑卒中急性期高血糖较常见,可以是原有糖尿病的表现或应激反应。应常规检查血糖,当超过 11.1mmol/L 时应立即予以胰岛素治疗,将血糖控制在8.3mmol/L 以下。血糖低于 2.8mmol/L 时给予 10%~20%葡萄糖口服或注射治疗。开始使用胰岛素时应 1~2h 监测血糖一次。

⑥上消化道出血：高龄和重症脑卒中患者急性期容易发生应激性溃疡，临床表现为呕血和柏油样便，严重时可以出现血压下降等末梢循环衰竭的表现，甚至合并重要器官功能衰竭。建议使用制酸止血药物，西咪替丁 200～400mg 加入静脉点滴，每天 2～3 次；也可选用口服或静脉点滴奥美拉唑。对已发生消化道出血患者，应进行冰盐水洗胃、局部应用止血药（如口服或鼻饲云南白药、凝血酶等）；出血量多引起休克者，必要时需要输注新鲜全血或红细胞成分输血。上述多种治疗无效情况下，仍有顽固性大量出血，可在胃镜下进行频电凝止血或考虑手术止血。

⑦水电解质平衡紊乱：脑卒中时由于神经内分泌功能紊乱、进食减少、呕吐及脱水治疗常并发水电解质紊乱，主要包括低钾血症、低钠血症和高钠血症。应对脑卒中患者常规进行水电解质监测并及时加以纠正。纠正低钠和高钠血症均不宜过快，防止脑桥中央髓鞘溶解症和加重脑水肿。轻至中度的低钾血症（血钾 2.7～3.5mmol/L）一般可采用氯化钾 2～4g，每天 3 次口服。当血钾低于 2.7mmol/L 或血清钾虽未降至 2.7mmol/L 以下，但有严重心衰症状或出现严重心律失常的患者，应在给予口服补钾的同时，予以静脉补钾。

⑧心脏损伤处理：脑卒中合并的心脏损伤是脑心综合征的表现之一，主要包括急性心肌缺血、心肌梗死、心律失常及心力衰竭。脑卒中急性期应密切观察心脏情况，必要时进行动态心电图和心肌酶谱检查，及时发现心脏损伤，并及时治疗。措施包括：减轻心脏负荷，慎用增加心脏负担的药物，注意输液速度及输液量，对高龄患者或原有心脏病患者甘露醇用量减半或改用其他脱水剂，积极处理心肌缺血、心肌梗死、心律失常或心功能衰竭等心脏损伤。

⑨癫痫：一般不使用预防性抗癫痫治疗，如有癫痫发作或癫痫持续状态时可给予相应处理。脑卒中 2 周后如发生癫痫，应进行长期抗癫痫治疗以防复发。

⑩深静脉血栓形成（deep vein thrombosis，DVT）：高龄、严重瘫痪和心房纤颤均增加深静脉血栓形成的危险性，同时 DVT 增加了发生肺栓塞（pulmonary embolism，PE）的风险。应鼓励患者尽早活动，下肢抬高，避免下肢静脉输液（尤其是瘫痪侧）。对有发生 DVT 和 PE 风险的患者可预防性药物治疗，首选低分子肝素 4000IU 皮下注射，1～2 次/d，对发生近端 DVT、抗凝治疗症状无缓解者应给予溶栓治疗。

（2）降颅压治疗：脑水肿发生在缺血性脑梗死最初的 24～48h 之内，水肿的高峰期为发病后的 3～5d，大面积脑梗死时有明显颅内压升高，应进行脱水降颅压治疗。常用的降颅压药物为甘露醇（mannitol）、速尿（furosemide）和甘油果糖。可应用 20％甘露醇 125～250ml/次静点，6～8h 一次；对心、肾功能不全患者可改用呋塞米 20～40mg 静脉注射，6～8h 一次；可酌情同时应用甘油果糖 250～500ml/次静点，1～2 次/d；还可用注射用七叶皂苷钠和白蛋白辅助治疗。对于大脑半球的大面积脑梗死，可施行开颅减压术和（或）部分脑组织切除术。较大的小脑梗死，尤其是影响到脑干功能或引起脑脊液循环阻塞的，可行后颅窝开颅减压或/和直接切除部分梗死的小脑，以解除脑干压迫。伴有脑积水或具有脑积水危险的患者应进行脑室引流。

（3）特殊治疗：包括超早期溶栓治疗、抗血小板治疗、抗凝治疗、血管内治疗、细胞保护治疗和外科治疗等。

溶栓治疗：急性脑梗死溶栓治疗的目的是挽救缺血半暗带，通过溶解血栓，使闭塞的脑动脉再通,恢复梗死区的血液供应,防止缺血脑组织发生不可逆性损伤。溶栓治疗的时机是影响疗效的关键。临床常用的溶栓药物包括:组织型纤溶酶原激活剂(tissue type plasminogen activator,rt－PA)和尿激酶(urokinase,UK)等。一般认为有效抢救半暗带组织的时间窗为4.5h内或6h内。

①静脉溶栓

适应证:a.年龄18～80岁;b.发病4.5h以内(rtPA)或6h内(尿激酶)临床明确诊断缺血性卒中,且造成明确的神经功能障碍(MHSS>4分);c.头颅CT排除脑出血,未出现与本次症状对应的低密度梗死灶;d.脑功能损害的体征持续存在超过1h,且比较严重;e.患者或其家属对静脉溶栓的收益/风险知情同意。

禁忌证:a.CT证实颅内出血;b.3个月内有脑卒中、脑外伤史和心肌梗死病史,3周内有胃肠道或泌尿系统出血病,2周内有接受较大的外科手术史,1周内有在无法压迫的部位进行动脉穿刺的病史,体检发现有活动出血或者外伤(如骨折)的证据;c.发病超过3h或无法确定;d.伴有明确癫痫发作;e.血压高于180/110mmHg;f.血糖<2.7mmol/L;g.有明显出血倾向;血小板计数<100×10⁹/L;48h内接受肝素治疗并且APTT高于正常值上限,近期接受抗凝治疗(如华法林)并且INR>1.5;h.体温39℃以上伴有意识障碍的患者有严重的心、肝、肾功能障碍。i.CT显示低密度>1/3大脑中动脉供血区(大脑中动脉区脑梗死患者)。

常用溶栓药物包括:a.尿激酶(urokinase,UK);常用100～150万IU加入0.9％生理盐水100～200ml,持续静点30min;b.重组组织型纤溶酶原激活物(recombinant tissue－type plasminogen activator,rt－PA):一次用量0.9mg/kg,最大剂量<90mg,先予10％的剂量静脉推注,其余剂量在约60min内持续静脉滴注。

溶栓并发症主要是脑梗死病灶继发性出血或身体其他部位出血。

②动脉溶栓:对大脑中动脉等大动脉闭塞引起的严重卒中患者,如果发病时间在6h内(椎－基底动脉血栓可适当放宽治疗时间窗),经慎重选择后可进行动脉溶栓治疗。目前有关椎－基底动脉梗死溶栓治疗的时间窗、安全性与有效性只有少量小样本研究。尚无经颈动脉注射溶栓药物治疗缺血性脑卒中有效性及安全性的可靠研究证据。常用药物为UK和rt－PA,与静脉溶栓相比,可减少用药剂量,需要在DSA的监测下进行。动脉溶栓的适应证、禁忌证及并发症与静脉溶栓基本相同。

③抗血小板聚集治疗:常用抗血小板聚集剂包括阿司匹林和氯吡格雷。未行溶栓的急性脑梗死患者应在48h之内服用阿司匹林,100～325mg/d,但一般不在溶栓后24h内应用阿司匹林,以免增加出血风险。一般认为氯吡格雷抗血小板聚集的疗效优于阿司匹林,可口服75mg/d,不建议将氯吡格雷与阿司匹林联合应用治疗急性缺血性卒中。

④抗凝治疗:主要目的是阻止血栓的进展,防止脑卒中复发,并预防脑梗死患者发生深静脉血栓形成和肺栓塞。目前抗凝疗法的有效性和安全性仍存有争议。主要包括肝素、低分子肝素和华法林。一般不推荐急性缺血性卒中后急性期应用抗凝药来预防卒中复发、阻止病情恶化或改善预后。但对于长期卧床,特别是合并高凝状态有形成深静脉血栓和肺栓塞的趋势者,可以使用低分子肝素预防治疗。对于心房纤颤的患者可以应用华法林治疗。

⑤降纤治疗:降解血中的纤维蛋白原,增加纤溶系统的活性,抑制血栓形成。常用的有降

纤酶(dcfibrase)、巴曲酶、安克洛酶(ancrod)、蚓激酶、蕲蛇酶等。对不适合溶栓并经过严格筛选的脑梗死患者,特别是高纤维蛋白血症者可选用降纤治疗(Ⅱ级推荐,B级证据)。

⑥对一般缺血性脑卒中患者,扩容或者血液稀释疗法治疗急性缺血性脑卒中还存在争议,目前尚无充分 RCT 支持扩容升压可改善预后。使用这一类治疗时要避免神经系统和心血管系统的并发症,如加重脑水肿,引起心力衰竭等。一些使用钙通道阻断剂进行扩血管治疗的研究,均无显著疗效。

⑦神经保护治疗:神经保护剂包括自由基清除剂、阿片受体阻断剂、电压门控性钙通道阻断剂、兴奋性氨基酸受体阻断剂和镁离子等,可通过降低脑代谢、干预缺血引发细胞毒性机制减轻缺血性脑损伤。但大多数脑保护剂在动物实验中显示有效,尚缺乏多中心、随机双盲的临床试验研究证据。

⑧血管内介入治疗:血管内治疗包括颅内外血管经皮腔内血管成形术和血管内支架置入术等。动脉内膜切除术对颈动脉狭窄超过 70% 的患者治疗有效。与溶栓治疗的结合已经越来越受到重视。

⑨外科治疗:对于有或无症状、单侧重度颈动脉狭窄>70%,或经药物治疗无效者可以考虑进行颈动脉内膜切除术,但不推荐在发病 24h 内进行。幕上大面积脑梗死伴有严重脑水肿、占位效应和脑疝形成征象者,可行去骨瓣减压术;小脑梗死使脑干受压导致病情恶化时,可行抽吸梗死小脑组织和后颅窝减压术以挽救患者生命。

⑩设立脑卒中绿色通道和卒中单元(stroke unit,SU):脑卒中的绿色通道包括医院 24h 内均能进行头部 CT 及 MRI 检查,与凝血化验有关的检查可在 30min 内完成并回报结果及诊疗费用的保证等,尽量为急性期的溶栓及神经保护治疗赢得时间。

3.康复期治疗

(1)康复治疗:康复治疗应尽早进行,只要患者意识清楚,生命体征平稳,病情不再进展,48h 后即可进行瘫痪肢体功能锻炼和言语功能训练,除药物外,可配合使用理疗、体疗和针灸等,康复应与治疗并进。早期进行,个体化原则,制定短期或长期治疗计划,分阶段、因地制宜选择治疗方法,进行针对性体能、技能训练,降低致残率,增进神经功能恢复,减轻脑卒中引起的功能缺损,提高患者的生活质量。

(2)脑血管病的二级预防:尽早预防性治疗危险因素,如高血压、糖尿病、心房纤颤、颈动脉狭窄等应用抗血小板聚集药物,降低脑卒中复发的危险性。

八、预后

本病急性期的病死率为 5%~15%。存活的患者中,致残率约为 50%。影响预后的素较多,最重要的是神经功能缺损的严重程度,其他还包括患者的年龄及卒中的病因等。

第三节　脑栓塞

脑栓塞(cerebral embolism)系指各种栓子(血液中异常的固体、液体、气体,血流)进入脑动脉造成血流阻塞,引起相应供血区脑组织缺血坏死出现脑功能障碍。约占脑卒中的 15%

～20％。

一、病因

根据栓子来源可分为心源性、非心源性和来源不明性3种。

1.心源性 占脑栓塞的60％～75％,栓子在心内膜和瓣膜产生,脱落入脑后致病。主要见于以下几种疾病:

(1)心房颤动(atrial fibrillation,AF):是心源性脑栓塞最常见的原因,其中瓣膜病性AF占20％,非瓣膜病性AF占70％,其余10％无心脏病。心房颤动时左心房收缩性降低,血流缓慢淤滞,易导致附壁血栓,栓子脱落引起脑栓塞。

(2)心脏瓣膜病:是指先天性发育异常或后天疾病引起的心瓣膜病变,可以影响血流动力学,累及心房或心室内膜即可导致附壁血栓的形成。

(3)心肌梗死:面积较大或合并慢性心功能衰竭,即可导致血循环淤滞形成附壁血栓。

(4)其他:心房黏液瘤、二尖瓣脱垂、心内膜纤维变性、先心病或瓣膜手术均可形成附壁血栓。

2.非心源性 指源于心脏以外的栓子随血流进入脑内造成脑栓塞。常见原因有:①动脉粥样硬化斑块脱落性栓塞:主动脉弓或颈动脉粥样硬化斑块脱落形成栓子,沿颈内动脉或椎-基底动脉入脑。②脂肪栓塞见于长骨骨折或手术后。③空气栓塞:主要见于静脉穿刺、潜水减压、人工气胸。④癌栓塞:浸润性生长的恶性肿瘤,可以破坏血管,瘤细胞入血形成癌栓。⑤其他:少见的感染性脓栓、寄生虫栓和异物栓等也可引起脑栓塞。

3.来源不明 少数病例查不到栓子来源。

二、临床表现

多在活动中急骤发病,无前驱症状,局灶性神经体征在数秒至数分钟达到高峰,多表现为完全性卒中。大多数患者伴有风湿性心脏病、冠心病和严重心律失常等,或存在心脏手术、长骨骨折、血管内介入治疗等栓子来源病史。有些患者同时并发肺栓塞(气急、发绀、胸痛、咯血和胸膜摩擦音等)、肾栓塞(腰痛、血尿等)、肠系膜栓塞(腹痛,便血等)和皮肤栓塞(出血点或瘀斑)等疾病表现。意识障碍有无取决于栓塞血管的大小和梗死的面积。

血管栓塞的临床表现不同部位血管栓塞会造成相应的血管闭塞综合征,与脑血栓形成相比,脑栓塞易导致多发性梗死,并容易复发和出血。病情波动较大,病初严重,但因为血管的再通,部分病例临床症状可迅速缓解;有时因并发出血、临床症状可急剧恶化;有时因栓塞再发,稳定或一度好转的局灶性体征可再次加重。本病如因感染性栓子栓塞所致,并发颅内感染者,多病情危重。

三、辅助检查

1.CT和MRI检查 可显示缺血性梗死或出血性梗死改变、合并出血性梗死,高度支持脑栓塞诊断。CT检查在发病后24～48h内可见病变部位呈低密度改变,发生出血性梗死时可见低密度梗死区出现 1 个或多个高密度影,MRA 可发现颈动脉狭窄或闭塞。

2.心电图检查　应常规检查,为确定心肌梗死和心律失常的依据。脑栓塞作为心肌梗死首发症状并不少见,更需要注意无症状性心肌梗死。

3.超声心动图检查　可证实是否存在心源性栓子,颈动脉超声检查可评价颈动脉管腔狭窄程度及动脉硬化斑块情况,对证实动脉源性栓塞有一定意义。

四、诊断

1.多为急骤发病。数秒至数分钟达到高峰,出现偏瘫、失语等局灶性神经功能缺损。

2.多数无前驱症状。

3.一般意识清楚或有短暂性意识障碍。

4.有颈内动脉系统和(或)椎—基底动脉系统的症状和体征。

5.栓子的来源或为心源性或非心源性,既往有栓子来源的基础疾病如心脏病、动脉粥样硬化、严重的骨折等病史,也可同时伴有其他脏器、皮肤、黏膜等栓塞症状。

6.CT 和 MRI 检查可确定脑栓部位、数目及是否伴发出血。

7.腰穿脑脊液一般不含血。

五、治疗

与脑血栓形成治疗原则基本相同,包括急性期的综合治疗,尽可能恢复脑部血液循环,减轻脑水肿防止出血、减小梗死范围。及时进行物理治疗和康复治疗。因为心源性脑栓塞容易再发,急性期应卧床休息数周,避免活动,减少再发的风险。注意在合并出血性梗死时,应停用溶栓、抗凝和抗血小板药,防止出血加重。

对感染性栓塞应使用抗生素,并禁用溶栓和抗凝治疗,防止感染扩散;对脂肪栓塞,可采用肝素、5％碳酸氢钠及脂溶剂,有助于脂肪颗粒溶解;有心律失常者,予以纠正;空气栓塞者可进行高压氧治疗。对于脑栓塞的预防非常重要。房颤或有再栓塞风险的心源性疾病、动脉夹层或高度狭窄的患者可用肝素预防再栓塞或栓塞继发血栓形成。最近研究证据表明,脑栓塞患者抗凝治疗导致梗死区出血很少,给最终转归带来不良影响,治疗中要定期监测凝血功能并调整剂量。抗凝药物用法见前述,抗血小板聚集药阿司匹林也可试用。本病由于易并发出血,因此溶栓治疗应严格掌握适应证。

六、预后

急性期病死率为 5％～15％,多死于严重脑水肿引起脑疝肺炎和心力衰竭等。脑栓塞容易复发,约 10％～20％ 在 10d 内发生第二次栓塞,复发者病死率更高。

第四节　脑分水岭梗死

脑分水岭梗死(cerebral watershed infarction,CWSI)又称边缘带梗死(border zone infarction),是指脑内相邻动脉供血区之间的边缘带发生的脑梗死。约占全部脑梗死的10%。多因血流动力学原因所致。典型病例发生于颈内动脉严重狭窄或闭塞伴全身血压降低时,亦可源于心源性或动脉源性栓塞。常呈卒中样发病,症状较轻,纠正病因后病情易得到有效控制。可分为以下类型:①皮质前型:见大脑前、中动脉分水岭脑梗死,病灶位于额中回,可沿前后中央回上部带状走行,直达顶上小叶,呈带状或楔形;表现以上肢为主的偏瘫及偏身感觉障碍,伴有情感障碍、强握反射和局灶性癫痫,主侧病变还可出现经皮质运动性失语。②皮质后型:见于大脑中、后动脉或大脑前中、后动脉皮质支分水岭区梗死,病灶位于顶、枕、颞叶交界区。常见偏盲,下象限盲为主,可有皮质性感觉障碍,无偏瘫或瘫痪较轻。约半数病例有情感淡漠、记忆力减退或Gerstmann综合征(优势半球角回受损)。优势半球侧病变出现经皮质感觉性失语,非优势半球侧病变可见体象障碍。③皮质下型:见于大脑前、中、后动脉皮质支与深穿支分水岭区梗死或大脑前动脉回返支与大脑中动脉豆纹动脉分水岭区梗死,病灶位于大脑深部白质、壳核和尾状核等。表现为纯运动性轻偏瘫或感觉障碍、不自主运动等。

一、诊断

多见于50岁以上的患者,发病前有血压下降或血容量不足的表现,出局灶性神经功能缺损,头部CT或MRI显示楔形或带状梗死灶,常可以确诊。

二、治疗

治疗与脑血栓同,并应对引起本病的原因进行治疗,如纠正低血压,治疗休克,补充血容量,对心脏疾病进行治疗等。本病病情较轻,症状多可恢复,预后较好,一般不会直接导致死亡。

第五节 腔隙性脑梗死

腔隙性脑梗死(lacunar infarction)是脑梗死的一种特殊类型,是在高血压、动脉硬化的基础上,脑深部的微小动脉发生闭塞,引起脑组织缺血性软化病变。其病变范围一般为2～20mm,其中以2～4mm者最为多见。临床上患者多无明显症状,约有3/4的患者无病灶性神经损害症状,或仅有轻微注意力不集中、记忆力下降、轻度头痛头昏、眩晕、反应迟钝等症状。该病的诊断主要为CT或MRI检查。而多发性的腔隙性脑梗死,可影响脑功能,导致智力进行性衰退,最后导致脑血管性痴呆。

一、病因

脑深部穿通动脉闭塞引起,该病的脑动脉可有下列改变:

1.类纤维素性改变 见于严重高血压,血管壁增厚,小动脉过度扩张,呈节段性,血脑屏障破坏,血浆性渗出。

2.脂肪玻璃样变样 多见于慢性非恶性高血压患者,直径小于200μm的穿通动脉,腔隙病灶中可发现动脉脂肪变性。

3.小动脉粥样硬化　见于慢性高血压患者，直径为$100\sim400\mu m$的血管，有典型的粥样斑动脉狭窄及闭塞。

4.微动脉瘤　常见于慢性高血压患者。

二、临床表现

临床症状一般较轻，除少数外，大多发病缓慢，$12\sim72h$达到高峰，部分患者有短暂缺血发作史。临床症状与腔梗灶的大小和部位有关，常见有下列几种类型：

1.纯运动性卒中（pure motor hemiparesis，PMH）　是最常见类型，约占60%。表现为面、舌、肢体不同程度瘫痪，而无感觉障碍、视野缺失、失语等。病灶位于放射冠、内囊、基底节、脑桥、延髓等。

2.纯感觉性卒中（pure sensory stroke，PSS）　较常见，约占10%。表现为偏身感觉障碍，可伴有感觉异常，半身麻木，受到牵拉、发冷、发热、针刺、疼痛、肿胀、变大、变小或沉重感。检查可见一侧肢体、身躯感觉减退或消失。感觉障碍偶可见越过中线影响双侧鼻、舌、阴茎、肛门等，说明为丘脑性病灶。病变主要位于对侧丘脑腹后外侧核。

3.共济失调性轻偏瘫（ataxic—hemiparesis）　表现为病变对侧的纯运动性轻偏瘫和小脑性共济失调，以下肢为重，也可有构音不全和眼震。系基底动脉的旁正中动脉闭塞而使脑桥基底部上1/3与下1/3交界处病变所致。病变位于脑桥基底部、内囊或皮质下白质。

4.感觉运动性卒中（sensorimotor stroke，SMS）　多以偏身感觉障碍，继而出现轻偏瘫。病灶位于丘脑腹后核及邻近内囊后肢，是丘脑膝状体动脉分支或脉络膜后动脉丘脑支闭塞所致。

5.构音障碍手笨拙综合征（dysarthric—clumsy hand syndrome，DCHS）　约占20%，患者严重构音不全，吞咽困难，一侧中枢性面舌瘫，该侧手轻度无力伴有动作缓慢，笨拙（尤以精细动作如书写更为困难），指鼻试验不准，步态不稳，腱反射亢进和病理反射阳性。病灶位于脑桥基底部上1/3和下2/3交界处，也可能有同侧共济失调。病变位于脑桥基底部、内囊前肢及膝部。

三、辅助检查

CT可见内囊基底节区、皮质下白质单个或多个圆形、卵圆形或长方形低密度病灶，边界清晰，无占位效应。MRI可较CT更为清楚地显示腔隙性脑梗死病灶。CSF和脑电图常无阳性发现。

四、诊断依据

1.50岁以上发病、有高血压或短暂性脑缺血发作病史。

2.有一侧面、肢体的感觉障碍、轻偏瘫、共济失调等不同症状。

3.脑脊液检查无异常。

4.颅脑CT或颅脑核磁共振成像（MRI）发现缺血性、陈旧缺血性病灶。

五、治疗

该病的治疗基本上同脑血栓形成,虽然腔隙性梗死的预后良好,但易反复发作。应积极治疗高血压,主要是控制脑血管病危险因素,尤其要强调积极控制高血压。作好脑血管病的二级预防。一般不用脱水治疗。

六、预后

本病预后良好,病死率和致残率均低,但容易反复发作。

第六节　脑出血

脑出血(intracerebral hemorrhage,ICH)是指源于脑实质内血管的非创伤性自发性出血,出血也可扩展至脑室或蛛网膜下腔。又分为原发性和继发性脑出血。在我国每年发病率为60~80/10万人,占急性脑血管病的30%左右。急性期病死率约为30%~40%,是急性脑血管病中最高的。在脑出血中,大脑半球出血约占80%,脑干和小脑出血约占20%。脑CT扫描是诊断脑出血最有效最迅速的方法。这里所阐述的为原发性脑出血,病死率高,是危害中老年人的常见疾病。

一、病因

最常见的病因是高血压合并细、小动脉硬化,其他病因包括动静脉畸形、动脉瘤、血液病(白血病、再生障碍性贫血、血小板减少性紫癜、血友病和镰状细胞贫血病)、梗死后出血、脑淀粉样血管病(cerebral amyloid angiopathy,CAA)、Moyamoya病、脑动脉炎、抗凝或溶栓治疗、原发性或转移性脑肿瘤破坏血管等。脑出血的病因多种多样,应尽可能明确病因,以利治疗。

二、临床特点

(一)临床表现

1.多有高血压病史。在动态下急性起病;寒冷季节多发,男性略多于女性,一般无前驱症状,少数可有头晕、头痛及肢体无力等。发病后症状在数分钟至数小时内达到高峰。

2.突发出现局灶性神经功能缺损症状,常伴有头痛、呕吐,可伴有血压增高、意识障碍和脑膜刺激征。临床表现的轻重主要取决于出血量和出血部位。

(二)各部位脑出血的临床诊断要点

1.壳核出血　是最常见的脑出血,约占50%~60%,主要是豆纹动脉尤其是其外侧支破裂引起,出血经常波及内囊。表现为:

(1)对侧肢体偏瘫,优势半球出血常出现失语。

(2)对侧肢体感觉障碍,主要是痛、温觉减退。

(3)对侧偏盲。

(4)凝视麻痹,呈双眼持续性向出血侧凝视。

(5)尚可出现失用、体像障碍、记忆力和计算力障碍、意识障碍等。

2.丘脑出血 约占20%，主要是丘脑穿通动脉或丘脑膝状体动脉破裂引起。

(1)丘脑性感觉障碍：对侧半身深浅感觉减退，感觉过敏或自发性疼痛。

(2)运动障碍：出血侵及内囊可出现对侧肢体瘫痪，多为下肢重于上肢。

(3)丘脑性失语：言语缓慢而不清、重复言语、发音困难、复述差，朗读正常。

(4)丘脑性痴呆：记忆力减退、计算力下降、情感障碍、人格改变。

(5)眼球运动障碍：眼球向上注视麻痹，常向内下方凝视。

3.脑干出血 约占10%，绝大多数为脑桥出血，偶见中脑出血，延髓出血极为罕见。

(1)中脑出血：①突然出现复视、眼睑下垂。②一侧或两侧瞳孔扩大、眼球不同轴、水平或垂直眼震、同侧肢体共济失调，也可表现 Weber 或 Benedikt 综合征。③严重者很快出现意识障碍、去大脑强直。

(2)脑桥出血：突然头痛、呕吐、眩晕、复视、眼球不同轴、交叉性瘫痪或偏瘫、四肢瘫等。出血量较大时，患者很快进入意识障碍、针尖样瞳孔、去大脑强直、呼吸障碍，多迅速死亡，并可伴有高热、大汗、应激性溃疡等；出血量较少时可表现为一些典型的综合征，如 Foville、Millard-Gubler 和闭锁综合征等。

(3)延髓出血：①突然意识障碍，血压下降，呼吸节律不规则，心律失常，继而死亡。②轻者可表现为不典型的 Wallenberg 综合征。

4.小脑出血 约占10%。

(1)突发眩晕、呕吐、枕部疼痛，无偏瘫。

(2)有眼震、站立和步态不稳、肢体共济失调、肌张力降低及颈项强直。

(3)头颅 CT 扫描示小脑半球或蚓部高密度影及四脑室、脑干受压。

5.脑叶出血 约占5%～10%。

(1)额叶出血：①前额痛、呕吐、痫性发作较多见。②对侧偏瘫、共同偏视、精神障碍。③优势半球出血时可出现运动性失语。

(2)顶叶出血：①偏瘫较轻，而偏侧感觉障碍显著。②对侧下象限盲。③优势半球出血时可出现混合性失语。非优势侧受累有体像障碍。

(3)颞叶出血：①表现为对侧中枢性面舌瘫及上肢为主的瘫痪。②对侧上象限盲。③优势半球出血时可出现感觉性失语或混合性失语。④可有颞叶癫痫、幻嗅、幻视。

(4)枕叶出血：①对侧同向性偏盲，并有黄斑回避现象，可有一过性黑矇和视物变形。②多无肢体瘫痪。

6.脑室出血 约占3%～5%。

(1)血量较少时，表现为突然头痛、呕吐、颈强、Kernig 征阳性，一般意识清楚，有血性脑脊液，应与蛛网膜下腔出血鉴别，通过头颅 CT 扫描来确定诊断，预后良好。

(2)出血量大时，很快进入昏迷或昏迷逐渐加深，双侧瞳孔缩小呈针尖样，病理反射阳性，早期出现去脑强直发作，常出现丘脑下部受损症状及体征，如上消化道出血、中枢性高热、大汗、血糖增高、尿崩症，预后差，多迅速死亡。

三、辅助检查

1. 影像学检查

(1)头颅 CT 扫描：是诊断脑出血安全有效的方法，可准确、清楚地显示脑出血的部位、出血量、占位效应、是否破入脑室或蛛网膜下腔及周围脑组织受损的情况。脑出血 CT 扫描示血肿灶为高密度影，边界清楚，CT 值为 75～80Hu；在血肿被吸收后显示为低密度影。

(2)头颅 MRI 检查：对幕上出血的诊断价值不如 CT，对幕下出血的检出率优于 CT。CT/MRI 的表现要取决于血肿所含血红蛋白量的变化，病程 4～5 周后，CT 不能辨认脑出血时，MRI 仍可明确分辨，可区别陈旧性脑出血和脑梗死。对某些脑出血患者的病因探讨会有所帮助，如能较好地鉴别瘤卒中，发现 AVM 及动脉瘤等。

(3)脑血管造影(DSA)、MRA、CTA 等可显示血管的位置、形态及分布等，并易于发现脑动脉、脑血管畸形及 Moyamoya 病等脑出血病因。

2. 腰穿检查　脑出血破入脑室或蛛网膜下腔时，腰穿可见血性脑脊液。在没有条件或不能进行 CT 扫描者，可进行腰穿检查协助诊断脑出血，但阳性率仅为 60% 左右。病情危重，有脑疝形成或小脑出血时，禁忌腰穿检查。

3. 可有白细胞增高，血糖升高等；同时要进行血、尿常规，血糖、肝功、肾功、凝血功能、电解质及心电图等检查，有助于了解患者的全身状态。

四、诊断

50 岁以上中老年患者，有长期高血压病史，活动中或情绪激动时起病，发病突然，血压常明显升高，出现头痛、恶心、呕吐等颅内压升高的表现，有偏瘫、失语等局灶性神经功能缺损症状和脑膜刺激征，可伴有意识障碍，应高度怀疑脑出血。头部 CT 检查有助于明确诊。

五、治疗

基本治疗原则：脱水降颅压，减轻脑水肿；调整血压；防止继续出血；减轻血肿造成的继发性损害，促进神经功能恢复；防治并发症。

(一)内科治疗

1. 一般治疗

(1)卧床休息：一般应卧床休息 2～4 周，避免情绪激动及血压升高。

(2)保持呼吸道通畅：昏迷患者应将头歪向一侧，以利于口腔分泌物及呕吐物流出，并可防止舌根后坠阻塞呼吸道，随时吸出口腔内的分泌物和呕吐物，必要时行气管切开。

(3)吸氧：有意识障碍、血氧饱和度下降或有缺氧现象(PO_2 < 60mmHg 或 PCO_2 > 50mmHg)的患者应给予吸氧。

(4)鼻饲：昏迷或有吞咽困难者在发病第 2～3d 即应鼻饲。

(5)对症治疗：过度烦躁不安的患者可适量用镇静药；便秘可选用缓泻剂。

(6)预防感染：加强口腔护理，及时吸痰，保持呼吸道通畅；留置导尿时应做膀胱冲洗，昏迷患者可酌情用抗菌素预防感染。

（7）观察病情：严密注意患者的意识、瞳孔大小、血压、呼吸等改变，有条件时应对昏迷患者进行监护。加强护理，定期翻身，防止褥疮。注意维持水电解质平衡，加强营养。

2.脱水降颅压，减轻脑水肿　颅内压（intracranial pressure，ICP）升高的主要原因为早期血肿的占位效应和血肿周围脑组织的水肿。颅内压升高是脑出血患者死亡的主要原因，因此降低颅内压为治疗脑出血的重要任务。脑出血后 3～5d，脑水肿达到高峰。药物治疗的要目的是减轻脑水肿、降低 ICP，防止脑疝形成。降颅压的目标是使 ICP 控制在 1.961kPa（200mmH$_2$O）以下，并使脑灌注压不低于 0.686kPa（70mmH$_2$O）。建议尽量不使用类固醇，因其副作用大，且降颅压效果不如高渗脱水药。应用脱水药时要注意水及电解质平衡。

3.控制血压　脑出血患者血压的控制并无一定的标准，应视患者的年龄、既往有无高血压、有无颅内压增高、出血原因、发病时间等情况而定。

4.止血药物　一般不用，若有凝血功能障碍，可应用，时间不超过 1 周。

5.亚低温治疗　亚低温治疗是辅助治疗脑出血的一种方法，够减轻脑水肿，减少自由基产生，促进神经功能缺损恢复，改善患者预后，且无不良反应，安全有效。初步的基础与临床研究认为亚低温是一项有前途的治疗措施，而且越早用越好。建议在脑出血发病 6h 内给予低温治疗，治疗时间应至少持续 48～72h。

6.康复治疗　早期将患肢置于功能位，如病情允许，危险期过后，应及早进行肢体功能、言语障碍及心理的康复治疗，最初 3 个月内神经功能恢复最快，是治疗的最佳时机。在患者处于昏迷状态时，被动活动可以防止关节挛缩痛，降低褥疮和肺炎的发生率。

（二）外科治疗

主要目的是尽快清除血肿、降低颅内压、挽救生命，其次是尽可能早期减少血肿对周围脑组织的压迫，降低致残率。主要采用的方法有以下几种：

1.去骨瓣减压术、小骨窗开颅血肿清除术、钻孔穿刺血肿碎吸术、内窥镜血肿清除术、微创血肿清除术和脑室穿刺引流术等。

去骨瓣减压术对颅压非常高的减压较充分，但创伤较大，已经较少单独采用；内窥镜血肿清除术只有少数医院在试行阶段；钻孔穿刺碎吸术对脑组织损伤较大已基本不用；目前不少医院采用小骨窗血肿清除术和微创血肿清除术，但对手术结果的评价目前很不一致，小骨窗手术止血效果较好，比较适合血肿靠外的脑出血，对深部的血肿止血往往不够彻底，对颅压较高者，减压不够充分；微创穿刺血肿清除术适用于各种血肿，但由于不能在直视下止血，可能发生再出血，优点是简单、方便、易行，在病房及处置室即可完成手术，同时由于不需要复杂的仪器设备，术后引流可放置时间较长，感染机会较少，现已在国内广泛开展。目前正在利用 YL－Ⅰ型穿刺针进行多中心、随机对照研究，不久将能取得较客观的评价。全脑室出血采用脑室穿刺引流术加腰穿放液治疗很有效，即使深昏迷患者也可能取得良好的效果。

2.根据出血部位及出血量决定治疗方案

（1）基底节区出血：小量出血可内科保守治疗；中等量出血（壳核出血≥30ml，丘脑出血≥5ml）可根据病情、出血部位和医疗条件，在合适时机选择微创穿刺血肿清除术或小骨窗开颅血肿清除术，及时清除血肿；大量出血或脑疝形成者，多需外科行去骨片减压血肿清除术，以挽救生命。

（2）小脑出血：易形成脑疝，出血量≥10ml，或直径≥3cm，或合并明显脑积水，在有条件的医院应尽快手术治疗。

（3）脑叶出血：高龄患者常为淀粉样血管病出血，除血肿较大危及生命或由血管畸形引起需外科治疗外，宜行内科保守治疗。

（4）脑室出血：轻型的部分脑室出血可行内科保守治疗；重症全脑室出血（脑室铸型），需脑室穿刺引流加腰穿放液治疗。

六、预后

与出血部位、出血量及是否有并发症有关。中至大量的脑出血：发病后 1 个月内病死率约为 30%～35%；脑干、丘脑和脑室大量出血预后较差。

第七节　蛛网膜下腔出血

原发性蛛网膜下腔出血（subarachnoid hemorrhage，SAH）是指脑表面血管破裂后，血液流入蛛网膜下腔。年发病率为 6～20/10 万，常见病因为颅内动脉瘤，其次为脑血管畸形，还有高血压性动脉硬化，也可见于动脉炎、脑底异常血管网、结缔组织病、血液病、抗凝治疗并发症等。有少数找不到明确病因。蛛网膜下腔出血的诸多危险因素中，国籍（美国、日本、荷兰、芬兰和葡萄牙）、高血压、吸烟、过量饮酒，被认为是独立的危险因素；其他还包括既往动脉瘤破裂史、动脉瘤体积较大、多发性动脉瘤等。而糖尿病不是 SAH 的危险因素。

一、临床特点

蛛网膜下腔出血的临床表现主要取决于出血量、积血部位、脑脊液循环受损程度等。

1. 起病形式　多在情绪激动或用力等情况下急骤发病。

2. 主要症状　突发剧烈头痛，持续不能缓解或进行性加重；多伴有恶心、呕吐；可有短暂的意识障碍及烦躁、谵妄等精神症状，少数出现癫痫发作。

3. 主要体征　脑膜刺激征明显，眼底可见玻璃膜下出血，少数可有局灶性神经功能缺损的征象，如轻偏瘫、失语、动眼神经麻痹等。

4. 一些患者　特别是老年患者头痛、脑膜刺激征等临床表现常不典型，精神症状可较明显。原发性中脑周围出血（perimesencephalic hemorrhage）患者症状较轻，CT 表现为中脑或脑桥周脑池积血，血管造影未发现动脉瘤或其他异常，一般不发生再出血或迟发性血管痉挛等情况，临床预后良好。

5. 发病后的主要并发症　包括再出血、脑血管痉挛、急性非交通性脑积水和正常颅压脑积水等。

（1）再出血：是一种严重的并发症。再出血的病死率约为 50%。发病后 24h 内再出血的风险最大，以后 4 周内再出血的风险均较高。以 5～11d 为高峰，81% 发生在 1 月内。颅内动脉瘤初次出血后的 24h 内再出血率最高，约为 4.1%，至第 14d 时累计为 20%～25%。临床表现为：在经治疗病情稳定好转的情况下，突然发生剧烈头痛、恶心呕吐、意识障碍加重、原有

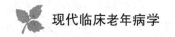

局灶症状和体征重新出现等。

（2）脑血管痉挛：通常发生在出血后第1～2周，表现为病情稳定后再出现神经系统定位体征和意识障碍，因脑血管痉挛引起迟发性缺血性损害，可继发脑梗死。腰穿或头颅CT检查无再出血表现。

（3）脑积水：指SAH后1周内发生的急性或亚急性脑室扩大所致的脑积水，因蛛网膜下腔和脑室内血凝块堵塞脑脊液循环通路所致。轻者表现为嗜睡、精神运动迟缓和近记忆损害。重者出现头痛、呕吐、意识障碍等。急性梗阻性脑积水，大部分可因出血被吸收而好转，仅约3%～5%的患者在SAH后遗留交通性脑积水，表现为精神障碍痴呆、步态异常和尿失禁，脑脊液压力正常，故也称为正常颅压脑积水。头颅CT或MRI显示脑室扩大。

（4）其他：SAH后，约5%～10%的患者出现癫痫发作，其中2/3发生于1个月内，其余发生于1年内。部分患者出现心功能障碍和肺水肿。

二、辅助检查

1.头颅CT　是诊断SAH的首选方法，CT显示蛛网膜下腔内高密度影可以确诊SAH。根据CT结果可以初步判断或提示颅内动脉瘤的位置：如位于颈内动脉段常是鞍上池不对称积血；大脑中动脉段多见外侧裂积血；前交通动脉段则是前向裂基底部积血；而出血在脚间池和环池，一般无动脉瘤。动态CT检查还有助于了解出血的吸收情况，有无再出血、继发脑梗死、脑积水及其程度等。

2.脑脊液（CSF）检查　通常CT检查已确诊者，腰穿不作为临床常规检查。如果出血量少或者距起病时间较长，CT检查可无阳性发现，而临床可疑蛛网膜下腔出血需要行腰穿检查CSF，均匀血性脑脊液是蛛网膜下腔出血的特征性表现，且示新鲜出血，如CSF黄变或者发现吞噬了红细胞、含铁血黄素或胆红素结晶的吞噬细胞等，则提示已存在不同时间的SAH。

3.脑血管影像学检查　有助于发现颅内的异常血管。

（1）脑血管造影（DSA）：是诊断颅内动脉瘤最有价值的方法，阳性率达95%，可以清楚显示动脉瘤的位置、大小、与载瘤动脉的关系、有无血管痉挛等。条件具备、病情许可时应争取尽早行全脑DSA检查以确定出血原因和决定治疗方法、判断预后。但由于血管造影可加重神经功能损害，如脑缺血、动脉瘤再次破裂出血等，因此造影时机宜避开脑血管痉挛和再出血的高峰期，即出血3d内或3周后进行为宜。

（2）CT血管成像（CTA）和MR血管成像（MRA）：是无创性的脑血管显影方法，主要用于有动脉瘤家族史或破裂先兆者的筛查，动脉瘤患者的随访以及急性期不能耐受DSA检查的患者。

4.其他　经颅超声多普勒（TCD）动态检测颅内主要动脉流速是及时发现脑血管痉挛（CVS）倾向和痉挛程度的最灵敏的方法；局部脑血流测定用以检测局部脑组织血流量的变化，可用于继发脑缺血的检测。

三、诊断

根据突然发生的剧烈头痛、呕吐、脑膜刺激征阳性，无局灶性神经缺损体征，伴或不伴意识障碍；头颅CT沿着脑沟、裂、池分布的出血征象，腰穿CSF呈均匀一致血性、压力增高等特点,确定蛛网膜下腔出血的诊断。确定蛛网膜下腔出血的诊断后,应进一步进行病因诊断,行脑血管造影、MRI、CTA、MRA 及血液等检查,以便进行病因治疗。

四、治疗

治疗目的是防治再出血、血管痉挛及脑积水等并发症等发生,降低病死率和致残率。

（一）一般处理及对症治疗

1. 保持生命体征稳定　SAH 确诊后有条件应争取监护治疗,密切监测生命体征和神经系统体征的变化;保持气道通畅,维持稳定的呼吸、循环系统功能。

2. 降低颅内压　适当限制液体入量、防治低钠血症、过度换气等都有助于降低颅内压。临床上主要是用脱水剂,常用的有甘露醇、速尿、甘油果糖或甘油氯化钠,也可以酌情选用白蛋白。若伴发的脑内血肿体积较大时,应尽早手术清除血肿,降低颅内压以抢救生命。

3. 纠正水、电解质平衡紊乱　注意液体出入量平衡。适当补液补钠、调整饮食和静脉补液中晶体胶体的比例可以有效预防低钠血症。低钾血症也较常见,及时纠正可以避免引起或加重心律失常。

4. 对症治疗　烦躁者予镇静药,头痛予镇痛药,注意慎用阿司匹林等可能影响凝血功能的非甾体类消炎镇痛药物或吗啡、杜冷丁等可能影响呼吸功能的药物。痫性发作时可以短期采用抗癫痫药物如安定、卡马西平或者丙戊酸钠。

5. 加强护理　就地诊治,卧床休息,减少探视,避免声光刺激。给予高纤维、高能量饮食,保持尿便通畅。意识障碍者可予胃管,小心鼻饲慎防窒息和吸入性肺炎。尿潴留者留置导尿,注意预防尿路感染。采取勤翻身、肢体被动活动、气垫床等措施预防褥疮、肺不张和深静脉血栓形成等并发症。如果 DSA 检查证实不是颅内动脉瘤引起的,或者颅内动脉瘤已行手术夹闭或介入栓塞术,没有再出血危险的可以适当缩短卧床时间。

（二）防治再出血

1. 安静休息　绝对卧床 4～6 周,镇静、镇痛,避免用力和情绪刺激。

2. 调控血压　去除疼痛等诱因后,如果平均动脉压＞125mmHg 或收缩压＞180mmHg,可在血压监测下使用短效降压药物使血压下降,保持血压稳定在正常或者起病前水平。可选用钙离子通道阻滞剂、β 受体阻滞剂或 ACEI 类等。

3. 抗纤溶药物　为了防止动脉瘤周围的血块溶解引起再度出血,可用抗纤维蛋白溶解剂,以抑制纤维蛋白溶解原的形成。常用 6－氨基己酸(EACA),初次剂量 4～6g 溶于 100ml 生理盐水或者 5％葡萄糖中静滴(15～30min)后一般维持静滴 1g/h,12～24g/d,使用 2～3 周或到手术前,也可用止血芳酸(PAMBA)或止血环酸(氨甲环酸)。抗纤溶治疗可以降低再出血的发生率,但同时也增加 CVS 和脑梗死的发生率,建议与钙离子通道阻滞剂同时使用。

4. 外科手术　动脉瘤的消除是防止动脉瘤性 SAH 再出血最好的方法。动脉瘤性 SAH,Hunt 和 Hess 分级≤Ⅲ级时,多早期行手术夹闭动脉瘤或者介入栓塞动脉瘤。

（三）防治脑动脉痉挛及脑缺血

1. 维持正常血压和血容量　血压偏高给予降压治疗;在动脉瘤处理后,血压偏低者,首先应去除诱因如减少或停用脱水和降压药物给予胶体溶液(白蛋白、血浆等)扩容升压;必要时

37

使用升压药物如多巴胺静滴。

2.早期使用尼莫地平　常用剂量 10～20mg/d,静脉滴注 1mg/h,共 10～14d,注意其低血压的副作用。

3.腰穿放 CSF 或 CSF 置换术　多年来即有人应用此等方法,但缺乏多中心、随机、对照研究。在早期(起病后 1～3d)行脑脊液置换可能利于预防脑血管痉挛,减轻后遗症状。剧烈头痛、烦躁等严重脑膜刺激征的患者,可考虑酌情选用,适当放 CSF 或 CSF 置换治疗。注意有诱发颅内感染、再出血及脑疝的危险。

(四)防治脑积水

1.药物治疗　轻度的急、慢性脑积水都应先行药物治疗,给予醋氮酰胺等药物减少 CSF 分泌,酌情选用甘露醇、速尿等。

2.脑室穿刺 CSF 外引流术　CSF 外引流术适用于 SAH 后脑室积血扩张或形成铸型出现急性脑积水经内科治疗后症状仍进行性加剧,有意识障碍者;或患者年老、心、肺、肾等内脏严重功能障碍,不能耐受开颅手术者。紧急脑室穿刺外引流术可以降低颅内压、改善脑脊液循环,减少梗阻性脑积水和脑血管痉挛的发生,可使 50%～80% 的患者临床症状改善,引流术后尽快夹闭动脉瘤。CSF 外引流术可与 CSF 置换术联合应用。

3.CSF 分流术　慢性脑积水多数经内科治疗可逆转,如内科治疗无效或脑室 CSF 外引流效果不佳,CT 或 MRI 见脑室明显扩大者,要及时行脑室－心房或脑室－腹腔分流术,以防加重脑损害。

(五)病变血管的处理

1.血管内介入治疗　介入治疗无须开颅和全身麻醉,对循环影响小,近年来已经广泛应用于颅内动脉瘤治疗。术前须控制血压,使用尼莫地平预防血管痉挛,行 DSA 检查确定动脉瘤部位及大小形态,选择栓塞材料行瘤体栓塞或者载瘤动脉的闭塞术颅内动静脉畸形(AVM)有适应证者也可以采用介入治疗闭塞病变动脉。

2.外科手术　需要综合考虑动脉瘤的复杂性、手术难易程度、患者临床情况的分级等以决定手术时机。动脉瘤性 SAH 倾向于早期手术(3d 内)夹闭动脉瘤;一般 Hunt 和 Hess 分级≤Ⅲ级时多主张早期手术。Ⅳ、Ⅴ级患者经药物保守治疗情况好转后可行延迟性手术(10～14d)。对 AVM 反复出血者,年轻患者、病变范围局限和曾有出血史的患者首选显微手术切除。

3.立体定向放射治疗(γ－刀治疗)　主要用于小型 AVM 以及栓塞或手术治疗后残余病灶的治疗。

第八节　帕金森病

帕金森病(Parkinson disease,PD),也称为震颤麻痹(paralysis agitans,shaking palsy),是中老年人常见的神经系统变性疾病,也是中老年人最常见的锥体外系疾病。以黑质多巴胺(dopamine,DA)能神经元变性缺失和路易小体(Lewy body)形成病理特征,65 岁以上人群患病率为 1000/10 万,随年龄增高,男性稍多于女性。临床表现为静止性震颤、动作迟缓及减少、肌张力增高、姿势步态异常等。目前,我国的帕金森病患者人数已超过 200 万。

一、发病机制及病因

1. 发病机制及病因十分复杂,可能与下列因素有关

(1)年龄老化:PD 主要发生于中老年,40 岁前发病少见,提示老龄与发病有关。研究发现自 30 岁后黑质 DA 能神经元数目、酪氨酸羟化酶(TH)和多巴脱羧酶(DDC)活力、纹状体 DA 递质水平逐渐下降,纹状体的 D1 和 D2 受体逐年减少。实际上,只有黑质 DA 能神经元减少 50% 以上,纹状体 DA 递质减少 80% 以上,临床才会出现 PD 症状,老龄只是 PD 的促发因素。

(2)环境因素:流行病学调查显示,长期接触杀虫剂、除草剂或某些工业化学品等可能是 PD 发病危险因素。20 世纪 80 年代初美国加州一些吸毒者因误用一种神经毒物质吡啶类衍生物 1-甲基 4-苯基 1,2,3,6-四氢吡啶(MPTP),出现酷似 PD 的某些病理改变和临床症状。给猴注射 MPTP 也出现相似效应。嗜神经毒 MPTP 和某些杀虫剂、除草剂可能抑制黑质线粒体呼吸链 NADH-CoQ 还原酶(复合物 I)活性,使 ATP 生成减少,自由基生成增加,导致 DA 能神经元变性死亡 DPD 黑质区存在明显脂质过氧化,还原型谷胱甘肽显著降低,提示抗氧化机制障碍及氧化应激可能与 PD 有关。

(3)遗传因素:约 10% 的患者有家族史,呈不完全外显的常染色体显性遗传或隐性遗传,其余为散发性 PD。双胞胎一致性研究显示,某些年轻(<40 岁)患者遗传因素可能起重要作用。迄今已确定 PARK1~10 等 10 个单基因与 PD 有关,其中已确认 3 个基因产物与家族性 PD 有关:①α-突触核蛋白为 PARK1 基因突变,基因定位于 4 号染色体长臂 4q21.3-23,α-突触核蛋白可能会增高 DA 能神经细胞对神经毒素敏感性。②Parkin 为 PARK2 基因突变,定位于 6 号染色体长臂 6q25.2-27。③泛素蛋白 C 末端羟化酶-L1 为 PARK5 基因突变,定位于 4 号染色体短臂 4p14-15。细胞色素 P45O2D6 基因和某些线粒体 DNA 突变可能是 PD 发病易感因素之一,可能使 P450 酶活性下降,使肝脏解毒功能受损,易造成 MPTP 等毒素对黑质纹状体损害。

(4)氧化应激和自由基生成:自由基可使不饱和脂肪酸发生脂质过氧化(LPO),后者可氧化损伤蛋白质和 DNA,导致细胞变性死亡。PD 患者由于 B 型单胺氧化酶(MAO-B)活性增高,可产生过量 OH 基,破坏细胞膜。在氧化同时,黑质细胞内 DA 氧化产物聚合形成神经黑色素,与铁结合产生 Fenton 反应可形成 OH。正常情况下,细胞内有足够的抗氧化物质,如脑内的谷胱甘肽(GSH)、谷胱甘肽过氧化物酶(GSH-PX)和超氧化物歧化酶(SOD)等,DA 氧化产生自由基不会产生氧化应激,保证免遭自由基损伤。PD 患者黑质部还原型 GSH 降低和 LPO 增加,铁离子(Fe^{2+})浓度增高和铁蛋白含量降低,使黑质成为易受氧化应激侵袭的部位。

(5)线粒体功能缺陷:近年发现,线粒体功能缺陷在 PD 发病中起重要作用。对 PD 患者线粒体功能缺陷认识源于对 MPTP 作用机制研究,MPTP 通过抑制黑质线粒体呼吸链复合物 I 活性导致 Parkinson 病。体外实验证实 MPTP 活性成分 MPP 能造成 MES23.5 细胞线粒体膜电势($\triangle \psi m$)下降,氧自由基生成增加。PD 患者黑质线粒体复合物 I 活性可降低 32%

～38％，复合物α活性降低使黑质细胞对自由基损伤敏感性显著增加。PD患者存在线粒体功能缺陷可能与遗传和环境因素有关，研究提示PD患者存在线粒体DNA突变，复合物Ⅰ是由细胞核和线粒体两个基因组编码翻译，两组基因任何片段缺损都可影响复合物Ⅰ功能。

（6）兴奋性毒性作用：有作者应用微透析及HPLC检测发现，由MPTP制备的PD猴模型纹状体中兴奋性氨基酸（谷氨酸、天门冬氨酸）含量明显增高。若细胞外间隙谷氨酸浓度异常增高，会过度刺激受体，对CNS产生明显毒性作用。动物实验发现，脑内注射微量谷氨酸可导致大片神经元坏死，谷氨酸神经毒作用是通过受体起作用，NMDA受体介导兴奋性神经毒作用与DA能神经元变性有关。谷氨酸可通过激活NMDA受体产生一氧化氮（NO）损伤神经细胞，并释放更多兴奋性氨基酸，进一步加重神经元损伤。

（7）钙的细胞毒作用：人类衰老可伴神经细胞内游离Ca^{2+}浓度增加、$Ca^{2+}/Mg^{2+}-$ATP酶活性降低，线粒体储钙能力降低等。细胞内Ca^{2+}浓度变化影响神经元多项重要功能，如细胞骨架维持、神经递质功能、蛋白质合成及Ca^{2+}介导酶活性等，钙结合蛋白尤其28KD维生素D依赖性钙结合蛋白（Calbindin-D28K）可能扮演重要角色，与钙/镁-ATP酶激活有关，具有神经保护作用。Icopini和Christakos等报道，PD患者黑质、海马、缝背侧核Calbindin-D28K含量及mRNA表达明显低于正常人，提示钙结合蛋白基因表达降低也可导致细胞毒作用。

（8）免疫学异常：Abramsky（1978）提出PD发病与免疫异常有关。临床研究发现PD患者细胞免疫功能降低，白细胞介素-1（IL-1）活性降低明显。McRae-Degueurce等报道PD患者脑脊液（CSF）存在抗DA能神经元抗体。细胞培养发现，PD血浆及CSF抑制大鼠中脑DA能神经元功能及生长。将PD患者血IgG立体定向注入大鼠一侧黑质，黑质酪氨酸羟化酶（TH）及DA能神经元明显减少，提示可能启动或参与免疫介导的黑质细胞损伤。肿瘤坏死因子-α（TNF-α）、IL-6、上皮生长因子（EGF）、转移生长因子-α（TGF-α）和β2-微球蛋白（β2-MG）等可能与PD发病有关。

（9）细胞凋亡：研究表明，PD发病过程存在细胞凋亡，自由基、神经毒素及神经营养因子缺乏等。Agid（1995）检测PD患者黑质DA能神经元凋亡形态学和生化特征，发现PD患者脑内约DA能神经元有细胞凋亡特征性病变，存在TNF-α受体（α-TN-FR）和bcl-2原癌基因表达，细胞凋亡可能是DA能神经元变性的基本步骤。

目前普遍认为，PD并非单一因素致病，可能多种因素参与。遗传因素使患病易感性增加，在环境因素及年龄老化共同作用下，通过氧化应激、线粒体功能衰竭、钙超载、兴奋性氨基酸毒性及细胞凋亡等机制引起黑质DA能神经元变性，导致发病。

2.病理改变　PD主要病变是含色素神经元变性、缺失，黑质致密部DA能神经元最显著。镜下可见神经细胞减少，黑质细胞黑色素消失，黑色素颗粒游离散布于组织和巨噬细胞内，伴不同程度神经胶质增生。正常人黑质细胞随年龄增长而减少，黑质细胞80岁时从原有42.5万减至20万个，PD患者少于10万个，出现症状时DA能神经元丢失50％以上，蓝斑、中缝核、迷走神经背核、苍白球、壳核、尾状核及丘脑底核等也可见轻度改变。

残留神经元胞浆中出现嗜酸性包涵体路易（Lewy）小体是本病重要病理特点，Lewy小体是细胞浆蛋白质组成的玻璃样团块，中央有致密核心，周围有细丝状晕圈。一个细胞有时可见多个大小不同的 Lewy 小体,见于约 10％的残存细胞,黑质明显,苍白球、纹状体及蓝斑等亦可见,α-突触核蛋白和泛素是 Lewy 小体的重要组分。

3.神经生化改变 DA 和乙酰胆碱(Ach)作为纹状体两种重要神经递质,功能相互拮抗,维持两者平衡对基底节环路活动起重要调节作用。脑内 DA 递质通路主要为黑质-纹状体系,黑质致密部 DA 能神经元自血流摄入左旋酪氨酸,在细胞内酪氨酸羟化酶(TH)作用下形成左旋多巴(L-dopa);再经多巴胺脱羧酶(DDC)作用生成多巴胺(DA);通过黑质-纹状体束,DA 作用于壳核、尾状核突触后神经元,最后被分解成高香草酸(HVA)。

二、临床表现

本病多于 50 岁以后发病,男性稍多于女性。起病缓慢,逐渐进展。初始症状以震颤为最多(60％～70％)、依次为步态障碍(12％)、肌强直(10％)和运动障碍(10％)。症状常自一侧上肢开始,逐渐扩展至同侧下肢、对侧上肢及下肢,即呈"N"字形进展(65％～70％)。患者最早的感受可能是肢体震颤和僵硬。从发病至诊断时间平均 2.5 年。

1.静止性震颤(static tremor) 震颤为本病的首发症状,多自一侧上肢远端开始,以拇指、食指和中指的掌指关节最为明显,呈节律性搓丸样动作。其频率为 4～6Hz,幅度不定,以粗大震颤为多。随病情的进展,震颤渐波及同侧下肢和对侧上、下肢,通常有上肢重于下肢,下颌、口唇、舌和头部的震颤多在病程后期出现。震颤大多数在静止状态时出现,随意活动时减轻,情绪紧张时加剧,入睡后则消失。强烈的意志和主观努力可暂时抑制震颤,但过后有加剧趋势。

2.肌强直(rigidity) 帕金森氏病的肌强直系锥体外系肌张力增高,全身肌肉紧张度均增高,即四肢因伸屈肌张力增高,致被动伸屈其关节时呈均匀一致的阻抗而称为铅管样强直,如伴有震颤则其阻抗有断续的停顿感,称齿轮样强直。面肌张力增高显得表情呆板呈面具状脸。眼肌强直可有眼球转动缓慢,注视运动时可出现黏滞现象。吞咽肌及构音肌的强直则致吞咽不利、流涎以及语音低沉单调。以颈肌、肘、腕、肩和膝、踝关节活动时肌强直更显著。注意让患者放松,克服其不自觉的"协助"。由于肌肉强直,患者出现特殊姿势。头部前倾,躯干俯屈,上臂内收,肘关节屈曲,腕关节伸直,手指内收,拇指对掌,指间关节伸直,髋、膝关节均略为弯曲。疾病进展时,这些姿势障碍逐渐加重。严重者腰部前弯几乎可成为直角;头部前倾严重时,下颌几乎可触胸。肌强直严重者可引起肢体的疼痛。

3.运动迟缓(bradykinesia) 运动迟缓是帕金森病一种特殊的运动障碍。患者表现为随意运动困难、动作缓慢和活动减少。患者翻身、起立、行走、转弯显得笨拙缓慢,穿衣、梳头、刷牙等动作难以完成,写字时笔迹颤动或越写越小,称书写过小征运动障碍(运动不能或运动减少)。

4.姿势步态障碍 最初帕金森报道时就提出姿势与步态异常为本病的主要表现。Martin(1967)认为姿势与步态的异常是由于伴随主动运动的反射性姿势调节障碍所致,可出现于帕金森病的早期。起步困难、步行慢、前冲步态、步距小,行走时,起步困难,但迈步后,即以极小的步伐向前冲去,越走越快,不能即时停步或转弯,称慌张步态。转弯困难,因躯干僵硬加上平衡障碍,故当患者企图转弯时,乃采取连续小步使躯干和头部一起转向,由于姿势反射调节障碍,患者行走常发生不稳、跌倒,尤其在转弯,上下楼梯更易发生,立位时轻推(拉)患者有明显不稳。因平衡与姿势调节障碍患者头前屈、前倾,躯干前曲、屈膝、屈肘,双手置于躯干前,手指弯曲,构成本病特有的姿态。

5. 其他症状

(1)自主神经功能障碍:患者汗液、唾液及皮脂分泌过多,常有顽固性便秘。

(2)精神症状和智能障碍:以情绪不稳、抑郁多见,约15%～30%患者有智能缺陷,以记忆力尤以近记忆力减退为明显,严重时可表现为痴呆。患者也可有言语障碍,语音变低,发音呈暴发性,严重时发音单调,吐字不清,使别人难以听懂,可有流涎和吞咽困难。

目前临床上常用的分级方法还是采用 1967 年 Margaret hoehn 和 Melvin Yahr 发表量表,称为 hoehn－Yahr 分级:hoehn 和 Yahr 给各阶段的定义是:

Ⅰ期:单侧身体受影响,功能减退很小或没有减退。

Ⅱ期:身体双侧或中线受影响,但没有平衡功能障碍。

Ⅲ期:受损害的第一个症状是直立位反射,当转动身体时出现明显的站立不稳或当患者于两脚并立,身体被推动时不能保持平衡。功能方面,患者的活动稍受影响,有某些工作能力的损害,但患者能完全过独立生活。

Ⅳ期:严重的无活动能力,但患者仍可自己走路和站立。

Ⅴ期:除非得到帮助外,只能卧床或坐轮椅。

三、辅助检查

血、脑脊液常规化验均正常,CT 或 MRI 无特征性改变,部分患者脑电图有异常,多呈弥漫性、慢波活动,广泛性轻至中度异常。

1. 生化检测　采用高效液相色谱(HPLC)可检测到脑脊液和尿中 HVA(高香草酸)含量降低。

2. 基因诊断　采用 DNA 印记技术、PCR、DNA 序列分析可发现基因突变。

3. 功能显像诊断　采用 PET 或 SPECT 进行特定放射性核素检测,可显示脑内多巴胺转运体(DTA)功能显著降低,多巴胺递质合成减少以及 D2 型多巴胺早期超敏晚期低敏。对早期诊断,鉴别诊断及监测病情有一定价值。

4. CT、MRI 影像表现　由于帕金森病是一种中枢神经系统退性变疾病,病理变化主要在黑质、纹状体、苍白球、尾状核以及大脑皮质等处,所以,CT 影像表现,除具有普遍性脑萎缩外,有时可见基底节钙化。MRI 除能显示脑室扩大等脑萎缩表现外,T_2 加权像在基底节区和脑白质内常有多发高信号斑点存在。

四、诊断要点

1. 年龄在中年(60 岁)以上,缓慢起病,进行性发展。

2. 四项主征(静止性震颤、肌强直、运动迟缓、姿势步态异常)中至少具备两项,前两项至少具备其中之一,症状不对称。

3. 左旋多巴治疗有效。

4.面具脸,头部前倾,躯干俯屈,行走时上肢无摆动及慌张步态等特征。无眼外肌麻痹、小脑体征、直立性低血压、锥体系损害和肌萎缩等。

五、鉴别诊断

1.特发性震颤　家族史,起病年龄轻,震颤为姿势性或动作性,点头或晃头,无肌强直和少动,饮酒后震颤减轻,服心得安或阿尔马尔有效,病程良性,少数或可演变成震颤麻痹。

2.帕金森综合征

(1)脑血管性震颤麻痹综合征:多发生在腔隙梗死或急性脑卒中之后,有高血压、动脉硬化表现以及锥体束征、假性球麻痹等,颅脑 CT 检查有助诊断。

(2)脑炎后震颤麻痹综合征:本病有明显感染症状,见于任何年龄,可伴有颅神经麻痹、肢体瘫痪、抽搐、昏迷等神经系统损害的症状,脑脊液可有细胞数轻－中度增高、蛋白增高、糖减低等。病情缓解后其帕金森样症状随之缓解,常见动眼危象(发作性双眼向上的不自主眼肌痉挛),皮脂溢出,流涎增多。

(3)药源性震颤麻痹综合征:有服用吩噻嗪类等抗精神病药或萝芙木类降压药等病史,在不同环节干扰了儿茶酚胺的代谢而引起的,停药后症状消失。

(4)中毒性震颤麻痹综合征:主要依据中毒病诊断,如病前有一氧化碳中毒等病史。

(5)由颅脑损伤、肿瘤和中毒引起者,可根据有关病史及检查发现而做出诊断。

(6)有基底节钙化者须查明引起钙化的原因。基底节钙化者未必都出现震颤麻痹症状。

(7)酒精中毒、焦虑症及甲状腺功能亢进的震颤,根据病史,不难识别。

3.老年性震颤　见于老年人,震颤细而快,于随意运动时出现,无肌强直。

4.癔症性震颤　病前有精神因素,震颤的形式、幅度及速度多变,注意力集中时加重,并有癔症的其他表现。

5.与伴有震颤麻痹症状的某些中枢神经多系统变性病相鉴别　如肝豆状核变性,隐性遗传性疾病、约 1/3 有家族史,青少年发病,可有肢体肌张力增高、震颤、面具样脸、扭转痉挛等锥体外系症状。具有肝脏损害,角膜 K－F 环及血清铜蓝蛋白降低等特征性表现。原发性直立性低血压,小脑脑桥橄榄萎缩症等。这些疾病除有震颤麻痹症状外,还具有各种疾病相应的其他神经症状,如小脑症状、锥体束征、眼肌麻痹、不自主动作、直立性低血压、运动神经元病及痴呆等。

6.帕金森叠加综合征(Parkinson plus syndrome)

(1)多系统萎缩(MSA):又称多系统变性,病变累及基底节、脑桥、橄榄、小脑和自主神经系统,临床上除具有帕金森病的锥体外系症状外,尚有小脑系统、锥体系统及自主神经系统损伤临床表现。MSA 包括:①橄榄桥小脑萎缩(OPCA)临床上表现为少动、强直、震颤同时有明显的小脑共济失调和锥体外系损害等体征。②Shy－Drager(SDS)综合征:临床常有锥体外系症状,但因有突出的自主神经症状,如:晕厥、直立性低血压、性功能及膀胱功能障碍,左旋多巴制剂治疗无效等。③文状体黑质变性(SND),中老年发病,明显的帕金森病症状,如强直、少动和步态不稳,但震颤缺如;伴小脑共济失调,锥体束征和自主神经功能障碍。

(2)进行性核上性麻痹(PSP):本病也多发于中老年,临床症状可有肌强直、震颤等锥体外系症状。但本病有突出的眼球凝视障碍、肌强直以躯干为重、肢体肌肉受累轻而较好的保持了肢体的灵活性、颈部伸肌张力增高致颈项过伸,与帕金森氏病颈项屈曲显然不同,均可与帕金森氏病鉴别。

（3）皮质基底节变性（CBGD）：除表现肌强直、运动迟缓、姿势不稳、肌阵挛外,尚可表为皮质复合感觉消失,一侧肢体失用、失语和痴呆皮质损害症状,多巴制剂治疗反应差。

六、治疗

1. 治疗原则　帕金森病应强调综合性治疗,包括药物、理疗和外科手术、心理治疗等,药物治疗作为首选,是整个治疗过程中的主要治疗手段,而手术治疗则是中晚期患者药物治疗的一种有效补充手段。

（1）应该依据病情个体化,选择抗帕金森病药物,如静止性震颤选择抗胆碱能药物;少数动作性震颤选用普萘洛尔（心得安）,此二药无效可用左旋多巴类。

（2）用药剂量应该以产生满意疗效的最小剂量,必要时根据病情缓慢增加剂量。

（3）不宜多品种抗帕金森病药同用,也不宜突然停药。

（4）应用左旋多巴类药物,Ⅰ～Ⅱ级患者不需要用药,Ⅲ～Ⅴ级患者才使用左旋多巴类药。

2. 临床药物应用

（1）抗胆碱能药物

①苯海索（trihexyphenidyl,benzhexol）：又名安坦（artane）,具有中枢性抗胆碱能作用,每次 2～4mg,每天 3 次,老年患者应减量开始。

②开马君（kemadrin,procyclidine）：中枢性抗胆碱能药物,有较强的兴奋大脑的作用,可用于伴有迟钝、抑郁的 PD 患者。起始用量为每次 2.5mg,每天 3 次;其他,如苯甲托品（benztropine）2～4mg,1～2 次/d、环戊丙醇（cycrimine）、安克痉（akineton）等,作用与安坦相似。

（2）多巴胺替代疗法：可补充黑质纹状体内多巴胺的不足,是治疗帕金森氏病的重要的治疗方法。由于多巴胺不透过血脑屏障,采用替代疗法补充其前体左旋多巴,当左旋多巴进入脑内被多巴胺能神经元摄取后脱羧转化为多巴胺而发挥作用,左旋多巴治疗可以改善帕金森病患者的所有临床症状。左旋多巴（L－dopa）,宜从小剂量开始,125～250mg,3 次/d,通常每3～5d 增加 250mg,常用剂量 3g/d,最大量 5～8g/d。口服左旋多巴有较多副作用,如消化系统的副作用有恶心、呕吐、腹部不适、肝功能变化等;心血管系统的不良反应有心律失常、直立性低血压等;泌尿系统的副反应有尿潴留、尿失禁、加重便秘、血尿素氮升高等;神经系统可表现为不宁、失眠、幻觉、妄想等。左旋多巴类药物有青光眼、前列腺肥大和精神分裂症患者应禁用。临床使用应注意。复方左旋多巴系由左旋多巴和外周多巴胺脱羧酶抑制剂（dopa decaroxylase－inhibitor,DDC－1）组成。主要有两种：①美多巴（madopar）,由左旋多巴 200mg和苄丝肼（benserazide）50mg 组成。②心宁美（sinemet）,又称息宁或帕金宁：由左旋多巴200mg 和卡比多巴 20mg 组成。开始小剂量服用,每次 1/4 片,逐渐增量至 1/2 片或 1 片,每天 3 次,每天量（以左旋多巴计算）300～600mg 已足够,少数患者每天总量可达 800～1000mg。复方左旋多巴又分为标准剂（普通剂）、控释剂和水溶剂三大类。其中标准剂应用最普遍,控释剂次之。标准剂有美多芭和心宁美两种片剂,每天服用 2~3 次,少数患者达 4 次以上。而控释剂如息宁控释片(sinemet,CR),每天 2 次即可。优点是有效血药浓度稳定、作用持续时较长、有利于控制症状波动、可减少服药次数,适用于早期轻症的患者或长期服药出现症状波者;缺点是起效较慢、不适用于晨僵的患者,生物利用度相对较低,服用剂量应比标准剂增加 25% 左右。水溶剂为弥散型美多芭(madopar dispersible,DM),吸收迅速,起效快,约 30min 即可改善症状,药效维持时间与标准剂基本相同。适用于清晨运动不能、吞咽片剂有困难者、要缩短"关期"而迅速起效者或剂末肌张力障碍患者。

(3)DA 受体激动剂:金森病患者使用左旋多巴治疗 3~5 年后会发生疗效减退及运动系统并发症,而多巴胺受体激动剂通过直接刺激突触后膜多巴胺受体而发挥作用,可以克服左旋多巴的这些缺陷,因此多巴胺受体激动剂被引入到帕金森病的治疗中,并逐渐成为治疗帕金森氏病的另一大类重要药物。其中有:

①溴隐亭(bromocriptine):临床应用时间较久,为 D2 受体激动剂,开始 0.625mg(1/4 片)/d,每 3~5d 增加 0.625mg,通常治疗剂量 7.5~15mg/d,分 3 次服用,最大剂量不超过 20mg/d。

②培高利特:商品名协良行,对 D1 和 D2 两类受体均有激动作用,作用可维持 6h 以上,在改善症状波动方面优于溴隐亭。有效剂量一般在 0.375~1.5mg/d,最大剂量不超过 2mg/d,给药应从小剂量(0.025mg/d)开始,每隔 5d 增加 0.025mg,逐渐加量到最小有效剂量。

③吡贝地尔(piribedil,泰舒达):目前剂型为泰舒达缓释片(trastal SR),是一种非麦角类,主要作用于 D2 和 D3 受体,该药单用或与左旋多巴合用可改善帕金森病的症状,对震颤的改善较为明显,对部分患者的抑郁症状也有改善作用。初始剂量为 50mg/d,每天 2 次口服,逐渐增至 150~250mg/d。

④普拉克索(pmmipexde):为一新型多巴胺受体激动作用于 D3 受体,口服吸收迅速,每次 0.125mg,每天 3 次,逐渐增至 1mg,每天 3 次,常用剂量 3~5mg/d。

(4)金刚烷胺(amantadine):是一种抗病毒药,通过加强突触前 DA 的合成,促进纹状体神经末梢释放 DA,抑制 DA 再摄取,从而提高纹状体 DA 浓度,有抗胆碱能作用。常用量为 50~100mg/d,分 3 次口服。对改善少动、肌强直疗效较好。服药 1 周若无效应停药,不宜盲目加量和长期应用。

(5)单胺氧化酶 B(monoamine oxidase-B type,MAO-B)抑制剂:可阻止多巴色胺降解,增脑内多巴胺含量。该药可单独应用或与左旋多巴联合用于治疗早期或中晚期帕金森患者。常用药为司来吉林,或称丙炔苯丙胺(deprenyl),每次 2.5~5mg,每天 2 次,宜早、午后服用。

(6)儿茶酚对甲基转移酶(COMT)抑制剂(catechol-O-methyl transferase inhibitor,COMTI):通过抑制左旋多巴在外周代谢,维持左旋多巴血浆浓度的稳定,加速通过血脑屏障,增加脑内纹状体多巴胺的含量。该类药物单独使用无效,需与美多芭或息宁等合用方可增强疗效,减少症状波动反应。目前有两种药物用于临床治疗:①托卡朋(tolcapone),又称答是美(tasmar),该药易通过血脑屏障,每次 100~200mg,每天 3 次口服。②恩托卡朋(entaca-pone),又称柯丹(comtan),与托卡朋一样,也是一种高效、选择性、可逆的口服儿茶酚一氧位一甲基转移酶抑制剂,但它很少透过血脑屏障。每次 200mg,每天 5 次。本药安全性好,副反应短暂而轻微。

3.手术治疗 可改善症状,但术后仍需继续服药,故不能作为首选治疗方法。

4.细胞移植治疗及基因治疗 尚处在动物实验阶段,技术上还不成熟,不能正式进入临床应用。

5.康复治疗 改善帕金森病症状有一定作用,通过对患者进行语言、进食、走路及各种生活的训练和指导可改善患者生活质量。晚期卧床者应加强护理,减少并发症的发生。康复包括语音及语调锻炼,面部肌肉的锻炼,手部、四肢及躯干的锻炼,松弛呼吸肌的锻炼,步态平衡的锻炼及姿势恢复锻炼等。

第九节　轻度认知功能障碍

认知功能障碍是人类心理活动的一种,泛指各种原因导致的各种程度的认知功能损害(cognitive impairments),又称为认知功能衰退、认知功能缺损或认知残疾。是指个体认识和理解事物的心理过程。认知功能由多个认知域组成,包括记忆、计算、时间空间定向、结构能力、执行能力、语言理解和表达及应用等方面。认知功能障碍从轻度认知功能损害到痴呆。轻度认知功能障碍(mild cognilive impairment,MCI)指有记忆障碍和(或)轻度的其他认知功能障碍,但个体的社会职业或日常生活功能未受影响,不能由已知的医学或神经精神疾病解释,是介于正常老化与轻度痴呆之间的一种临床状态。认知的基础是大脑皮层的正常功能,任何引起大脑皮层功能和结构异常的因素均可导致认知障碍。由于大脑的功能复杂,且认知障碍的不同类型互相关联,即某一方面的认知问题可以引起另一方面或多个方面的认知异常(例如,一个患者若有注意力和记忆方面的缺陷,就会出现解决问题的障碍)。因此,认知障碍是脑疾病诊断和治疗中最困难的问题之一。随着世界人口老龄化的加速和老年痴呆的患病率增加,老年痴呆的发病日益成为医疗和公共健康事业的沉重负担。MCI 患者以每年 10%～15%的速度进展 SAD,是正常老年人发生 AD 的 10 倍。目前,由于对 AD 尚无有效的治疗手段,因此而对 MCI 这一特殊阶段的研究,则有助于辨别痴呆的高危人群,为老年期痴呆寻找最佳时间。了解轻度认知功能障碍的危险因素有助于对其早期干预,延缓或阻止病情发展。

一、病因及危险因素

1.人口学因素 年龄、性别、家族史等。

2.遗传学因素 载脂蛋白 E(APOE)、β 淀粉样前体蛋白(APP)基因、早老素 1(PS1)基因和早老素 2(PS2)基因突变、TAU 蛋白等。

3.生活方式 吸烟、不合理饮食、缺乏锻炼等。

4.个人史 头部外伤、颅内感染、精神疾病、教育水平等。

5.血管性因素 动脉粥样硬化、高血压、冠心病、脑卒中、血脂异常、糖尿病。

6.其他 某些毒品或药物等。

二、临床表现

常见的表现为认知速度减慢、反应时间延长、短时记忆容量减少。主要包括：

1.记忆障碍（常常被认为是早期症状）　如近期记忆、个人经历记忆、生活中重大事件的记忆出现障碍。

2.定向障碍　包括时间、地点、人物的定向障碍。

3.语言障碍　包括找词困难，阅读、书写和理解困难。

4.视空间能力受损。

5.计算能力下降。

6.判断和解决问题能力下降。

三、辅助检查

1.影像学　CT/MRI 显示脑萎缩、脑室扩大；脑功能成像可发现低代谢区。

2.神经电生理检查　EEG 早期为波幅降低和 α 节律减慢，后出现较广泛的 θ 活动，以额、顶叶明显。

3.神经心理学检查　简易精神状况检查量表（MMSE）、认知功能评价量表（ADAS－cog）、长谷川痴呆量表（HDS）、总体衰退量表（GDS）、韦氏成人智力量表、临床痴呆评定量表（CDR）、汉米尔顿抑郁量表（HAMD）等。

4.CSF　液中 Aβ42 和 Tau 蛋白定量有助于轻度认知障碍的诊断，主要用于科研时测定。

5.基因检查　确家族史者可检测 APP、PS1 和 PS2 基因。

四、诊断标准

（一）轻度认知功能障碍诊断标准

MCI 指轻度记忆或认知损害但没有痴呆的老年人，病因不能由已经熟悉的神经或精神疾病解释。1997 年，Prterson 建立了 MCI 的诊断标准。

①主诉记忆障碍，而且有知情者证实。②总体认知功能正常，但可有某一认知方面的变化。③日常生活能力正常。④与相同年龄和教育程度者比较存在着记忆损害，记忆功能评分在这些匹配组分值 1.5 标准差以下。⑤不够痴呆诊断标准。MCI 的记忆损害与早期 AD 很相似，延时记忆障碍而且不被语义线索所改善，其他认知功能相对保留，则可考虑诊断为 MCI。

MCI 和早期 AD 的区别。MCI 虽有记忆损害，但对患者日常生活能力的影响较小，也不够痴呆诊断标准。

早期 AD 一般具备：①年龄大多在 55 岁以上。②符合 AD 诊断标准。③发病时间较短，病史常不超过两年。④能独立生活。

五、防治

1.治疗原则

(1)积极控制各种危险因素,减少认知功能障碍的发生。

(2)早期诊断,积极干预,早期治疗。

(3)有效治疗部分病因明确且可控制的认知功能障碍,如脑血管疾病、脑外伤、炎症、脑积水及系统疾病等。

(4)按照循证医学的要求积极开展改善认知功能的对症治疗。

(5)重视精神、行为异常的干预。

(6)积极开展非药物治疗,如心理治疗和认知行为的治疗。

(7)注意并发症和伴随疾病的治疗。

(8)加强康复训练。

(9)关注照料者的生活质量。

2.药物治疗

(1)胆碱酯酶抑制剂:是目前治疗 AD 和血管性认知障碍的主要药物,如卡巴拉汀、安理申、加兰他敏;

(2)改善脑血液循环及脑代谢的药物:①兴奋性氨基酸拮抗剂:拮抗 N-甲基-D-天冬氨酸受体,阻止谷氨酸盐释放,减少兴奋性毒性作用,可用于中晚期 AD 患者的治疗。②钙拮抗剂:如尼莫地平。③吡咯烷类药物:如吡拉西坦、茴拉西坦、吡硫醇及甲氯氨酯。④抗氧化剂:银杏叶制剂。

(3)非甾体类抗炎药:如阿司匹林,可减低 AD 的患病风险,有可能应用于痴呆治疗,但如何规范使用,尚待评价。

(4)雌激素替代治疗:流行病学调查资料显示,雌激素替代治疗使围绝经妇女 AD 患病风险明显降低,部分临床实验认为其可延缓疾病的病程,改善认知功能,但近年大样本临床实验结果对其长期应用的安全性提出质疑。

(5)控制血管性危险因素的药物治疗:有效控制血管危险因素能延缓认知功能衰退,减少痴呆的发生。因此,要积极和严格控制高血压、高血糖和血脂异常,按照循证医学的要求合理选择相关药物,要重视抗血小板聚集和抗凝的治疗。

第十节　阿尔茨海默病

阿尔茨海默病(Alzheimer disease,AD),是一种中枢神经系统变性病,起病隐袭,病程呈慢性进行性,是老年期痴呆最常见的一种类型。主要表现为渐进性记忆障碍、认知功能障碍、人格改变及语言障碍等神经精神症状,严重影响社交、职业与生活功能。AD 的病因及发病机制尚未阐明,特征性病理改变神经细胞间的神经炎性斑块(neuritic plaques,NP)神经细胞内的神经原纤维缠结(neurofibrillary tangles,NFT)神经元丧失与突触改变,病程通常为 5～10 年。

一、临床表现

患者起病隐袭,精神改变隐匿,早期不易被家人觉察,不清楚发病的确切日期,偶遇热性疾病、感染、手术、轻度头部外伤或服药患者,因出现异常精神错乱而引起注意,也有的患者可主诉头晕、难于表述的头痛、多变的躯体症状或自主神经症状等。

1. 记忆障碍 逐渐发生的记忆障碍(memory impairment)或遗忘是 AD 的重要特征或首发症状。

(1)近记忆障碍明显:患者不能记忆当天发生的日常琐事,记不得刚做过的事或讲过的话,忘记少用的名词、约会或贵重物件放于何处,易忘记不常用的名字,常重复发问,以前熟悉的名字易搞混,词汇减少。远事记忆可相对保留,早年不常用的词也会失去记忆。Albert 等检查患者记忆重要政治事件日期和识别过去及当前重要人物的照片,发现记忆丧失在某种程度上包括整个生命期。

(2)Korsakoff 遗忘状态:表现为近事遗忘,对 1~2min 前讲过的事情可完全不能记忆,易遗忘近期接触过的人名、地点和数字,为填补记忆空白,患者常无意地编造情节或远事近移,出现错构和虚构,学习和记忆新知识困难,需数周或数月重复,才能记住自己的床位和医生或护士的姓名。检查时重复一系列数字或词,即时记忆常可保持,短时和长时记忆不完整,但仍可进行某些长时间建立的模式。

2. 认知障碍 认知障碍(cognitive impairment)是 AD 的特征性表现,随病情进展逐渐表现明显。

(1)语言功能障碍:特点是命名不能和听与理解障碍的流利性失语,口语由于找词困难而渐渐停顿,使语言或书写中断或表现为口语空洞、缺乏实质词、冗赘而喋喋不休;如果找不到所需的词汇,则采用迂回说法或留下未完成的句子,如同命名障碍;早期复述无困难,后期困难;早期保持语言理解力,渐渐显出不理解和不能执行较复杂的指令,口语量减少,出现错语症,交谈能力减退,阅读理解受损,朗读可相对保留,最后出现完全性失语。检查方法是让受检者在 1min 内说出尽可能多的蔬菜、车辆、工具和衣服名称,AD 患者常少于 50 个。

(2)视空间功能受损:可早期出现,表现为严重定向力障碍,在熟悉的环境中迷路或不认家门,不会看街路地图,不能区别左、右或泊车;在房间里找不到自己的床,辨别不清上衣和裤子以及衣服的上下和内外,穿外套时手伸不进袖子,铺台布时不能把台布的角与桌子角对应;不能描述一地与另一地的方向关系,不能独自去以前常去的熟悉场所;后期连最简单的几何图形也不能描画,不会使用常用物品或工具如筷子、汤匙等,仍可保留肌力与运动协调。系由于顶-枕叶功能障碍导致躯体与周围环境空间关系障碍,以及一侧视路内的刺激忽略。

(3)失认及失用:可出现视失认和面容失认,不能认识亲人和熟人的面孔,也可出现自我认识受损,产生镜子征,患者对着镜子里自己的影子说话。可出现意向性失用,每天晨起仍可自行刷牙,但不能按指令做刷牙动作;以及观念性失用,不能正确地完成连续复杂的运用动作,如叼纸烟、划火柴和点烟等。

(4)计算力障碍:常弄错物品的价格、算错账或付错钱,不能平衡银行账户,最后连最简单的计算也不能完成。

3. 精神障碍

(1)抑郁心境,情感淡漠、焦虑不安、兴奋、欣快和失控等,主动性减少,注意力涣散,白天自言自语或大声说话,害怕单独留在家中,少数患者出现不适当或频繁发笑。

(2)部分患者出现思维和行为障碍等,如幻觉、错觉、片段妄想、虚构、古怪行为、攻击倾向及个性改变等,如怀疑自己年老虚弱的配偶有外遇,怀疑子女偷自己的钱物或物品,把不值钱的东西当作财宝藏匿,认为家人作密探而产生敌意,不合情理地改变意愿,持续忧虑、紧张和激惹,拒绝老朋友来访,言行失控,冒失的风险投资或色情行为等。

(3)贪食行为,或常忽略进食,多数患者失眠或夜间谵妄。

4. 异常行为 检查可见早期患者仍保持通常仪表,遗忘、失语等症状较轻时,患者活动、行为及社会交往无明显异常;严重时表现为不安、易激惹或少动,不注意衣着,不修边幅,个人卫生不佳;后期仍保留习惯性自主活动,但不能执行指令动作。通常无锥体束征和感觉障碍,步态正常,视力、视野相对完整。如病程中出现偏瘫或同向偏盲,应注意是否合并脑卒中、肿瘤或硬膜下血肿等,疾病晚期可见四肢僵直、锥体束征、小步态、平衡障碍及尿便失禁等,约5%的患者出现癫痫发作和帕金森综合征,伴帕金森综合征的患者往往不能站立和行走,整天卧床,生活完全依靠护理。

临床分期:

第 1 期(病期 1～3 年):主要表现为学会新知识有障碍,远期回忆能力有损害。视空间技能损害表现为图形定向障碍,结构障碍。语言障碍表现为列述一类名词能力差,命名不能。人格障碍表现为情感淡漠偶有易激惹或悲伤。运动系统正常。EEG 和 CT 检查表现均正常。

第 2 期(病期 2～10 年):记忆力障碍表现为近及远记忆力明显损害。视空间技能损害表现为构图差。空间定向障碍。语言障碍表现为流利型失语。计算力障碍表现为失算。运用能力障碍表现为意想运动性失用。人格障碍表现为漠不关心,淡漠。运动系统表现为不安,EEG 表现为背景脑电图为慢节律,CT 表现为正常或脑室扩大和脑沟变宽。

第 3 期(病期 8～12 年):此期表现为智能严重衰退,运动功能障碍表现为四肢强直或屈曲姿势,括约肌功能损害表现为尿、便失禁。EEG 表现为弥散性慢波,CT 表现为脑室扩大和脑沟变宽。

二、诊断

AD 的最终确诊有赖于病理学。目前主要采用《美国精神障碍诊断统计手册》(DSM－Ⅳ)和《美国国立神经病语言障碍卒中研究所和阿尔茨海默病及相关疾病学会》(NINCDS－ADRDA)两种诊断标准。

DSM－Ⅳ中关于 AD 的诊断标准:①进展性多个认知功能缺失,包括:A. 记忆障碍,包括学习新知识和回忆旧知识。B. 一个或数个下列功能障碍,如失语、失用、失认以及执行功能障碍。②以上认知功能障碍导致患者社会活动和职业工作能力明显减退,不能胜任以往工作。③认知功能丧失为逐渐起病,并缓慢持续进展。④认知缺陷并非由下列原因导致:中枢神经系统疾病、系统性疾病、活性物质所致的痴呆。⑤这些缺陷并非由谵妄所致。⑥不能由其他精神疾病解释。

NINCDS－ADRDA 很可能 AD 的标准：

1.诊断标准

(1)痴呆:临床检查和认知量表测查确定有痴呆。

(2)两个或两个以上认知功能缺损,且进行性恶化。

(3)无意识障碍。

(4)40～90 岁起病,多见于 65 岁以后。

(5)排除其他引起进行性记忆和认知功能损害的系统性疾病和脑部疾病。

NINCDS－ADRDA 很可能 AD 的标准：

2.支持标准

(1)特殊性认知功能的进行性损害。

(2)日常生活功能损害或行为方式改变。

(3)家庭中有类似病史。

(4)腰穿压力正常;EEG 正常或无特殊性改变;影像证实有脑萎缩,且进行性加重。

NINCDS－ADRDA 很可能 AD 的标准：

3.排除标准

(1)突然起病或卒中样发作。

(2)早期有神经系统局灶性体征。

(3)起病或疾病早期有癫痫发作或步态异常。

临床可能 AD 诊断：

(1)临床检查有痴呆,并由神经心理量表确定。

(2)两种或两种以上的认知功能障碍。

(3)进行性加重的记忆力障和其他认知功能障碍。

(4)无意识障碍。

(5)发病年龄 40～90 岁,多在 65 岁以后。

(6)排除用其他脑部疾病能够解释的进行性加重的记忆力和认知功能障碍。

(7)实验室检查脑脊液常规正常。ECG 常见普遍的电活动减慢。脑 CT 和 MRI 显示脑萎缩。神经心理学测试可发现疾病早期有轻微的认知功能损害。

AD 病理诊断指标比较明确：

(1)小于 60 岁痴呆者,脑活体组织中应有大量神经炎斑(NP,≥15 个/10 个低倍视野)和神经纤维缠结(NFT)。

(2)大于 70 岁痴呆者,脑组织中仅见 NP,而无 NFT 者,其 NP 必须甚多。

(3)脑组织中仅有 NFT 者,只符合拳击痴呆诊断条件,不诊断为痴呆。

(4)痴呆脑组织中无 NP 或 NFT 者,应考虑其他原因。

严重标准:日常生活和社会功能明显受损。

病程标准:起病缓慢,病情发展虽可暂停,但难以逆转。

排除标准:排除脑血管病等其他脑器质性病变所致智能损害、抑郁症等精神障碍所致的

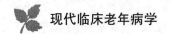

假性痴呆、精神发育迟滞，或老年人良性健忘症。

三、治疗

由于 AD 的病因及发病机制未明，治疗尚无特效疗法，以对症治疗为主。包括药物治疗改善认知功能及记忆障碍；对症治疗改善精神症状；良好的护理延缓病情进展。药物和康复治疗以改进认知和记忆功能，保持患者的独立生活能力，提高生存质量为目的。

（一）药物选择

1.乙酰胆碱酯酶抑制剂　乙酰胆碱酯酶抑制剂能增强胆碱能神经的传递，是目前治疗 AD 的主要药物，包括多奈哌齐、卡巴拉汀、他可林等。由于他可林易引起严重肝损害，现已少用。

2.神经保护性治疗　如使用维生素 E、银杏叶制剂等。

3.治疗行为障碍的药物　包括抗精神病、抗抑郁和抗焦虑的药物，用于减少患者的幻觉和激越的发生，减轻患者的抑郁和焦虑症状。

4.抗炎药物　流行病学研究证明，应用类固醇和非类固醇类抗炎药，如布洛芬和吲哚美辛等均可降 AD 的发病风险。

（二）康复训练

康复训练包括记忆训练、思维训练、语言训练、睡眠训练等，可使患者保持一定的生活活动。

第三章　老年心血管疾病

第一节　老年高血压

一、概述

高血压是老年人最常见的疾病,是导致老年人充血性心力衰竭,卒中,冠心病,肾功能衰竭,主动脉疾病的发病率和死亡率升高的重要危险因素之一。随着人口老龄化,60岁以上老年人是未来人群的重要组成部分,因此老年高血压已成为重要的全球公共卫生问题。中国已迅速步入老龄社会,老年高血压的发病率也逐年上升。目前,中国老年高血压患者已超过8000万以上,患病率高达57%,数量占世界各国首位。其防治问题是当前医学界研究的首要问题之一,由高血压引起的心脑血管疾病在我国的疾病负担和死因顺位中均居首位,严重影响老年人的生活质量和寿命。近年来,随着医学迅速发展,老年高血压基础研究和临床实践不断深入,备受关注的降压治疗的J形曲线现象,在老年高血压治疗过程中具有重要意义。年龄增长是心血管疾病的危险因素,与成年高血压相比,同种程度的高血压,老年高血压危险度升高血压也高,发生心肌梗死,心力衰竭,卒中和肾脏病变的危险也高。还有证据表明,高血压与血管性痴呆及认知障碍相关。因此,对于老年高血压,应积极进行治疗。2002年全国营养调查资料显示,老年人群中高血压的治疗率和控制率分别为32.2%和7.6%,虽然高于全国人群的平均水平,但与发达国家比较仍处于低水平,存在很大差距。因此,有效地防治老年高血压是减少老年心血管病危害的最主要措施之一。建立和逐步完善对老年高血压的诊治方案,采取有效的高血压防治措施,减少总心血管病危害,努力提高广大老年人群的生活质量和健康水平,是当今心血管病研究领域的重要目标。

二、老年高血压的定义

1.老年的定义　欧美国家一般以65岁为老年的界限。中华医学会老年医学分会于1982年根据世界卫生组织西太平洋地区会议所定而提出我国老年界限为年龄≥60岁。

2.老年高血压的定义　根据1999年世界卫生组织/国际高血压学会高血压防治指南,老年高血压是指在年龄≥60岁的老年人群中,血压持续或3次非同日坐位血压测量收缩压≥

140mmHg 和(或)舒张压≥90mmHg;若收缩压≥140mmHg 及舒张压<90mmHg,则诊断为老年单纯收缩期高血压。

3.注意事项

(1)应结合家庭自测血压和 24h 动态血压监测(ABPM)进行诊断。

(2)血压的测量应规范化,注意白大衣效应,家庭自测血压对于常规的老年高血压患者的评估是有益的,24h ABPM 对老年人群中的假性高血压、晨峰高血压及血压波动性等的评估是必需的、有效的。

(3)同时注意血压计的选择和校正,与诊室血压相比,家庭自测血压或 24h ABPM 对预测老年高血压的预后方面意义较大。《中国高血压防治指南(2005)》中推荐,家庭自测血压正常上限参考值为 135/85mmHg,动态血压的正常值为 24h 平均值<130/80mmHg,昼间平均值<135/85mmHg,夜间平均值<125/75mmHg。

三、老年高血压的病理生理

主要的病理变化包括:

1.大动脉弹性减退和全身性动脉硬化导致总外周血管阻力上升。

2.全身和局部神经内分泌调节异常,肾血管阻力增大,有效肾血浆流量减少导致局部肾素－血管紧张素系统(renin－angiotensin system,HAS)激活,近端肾小管钠重吸收增加,导致容量负荷增高和盐敏感性高血压。

3.肾脏滤过降低,利钠物质生成减少以及肾内钠/钾 ATP 酶活性降低可减少钠排出,加重全身性钠负荷,导致总外周阻力增大。

4.动脉压力感受器敏感性减退,维持短时血压和血流动力学稳定的能力减低,血压变异性增大,在部分患者中可能促发或加重体位性血压波动。

四、老年高血压的临床特点

(一)单纯收缩期高血压患病率增高及脉压增大

动脉粥样硬化是老年收缩期高血压的重要原因。收缩压是脑血管病和冠心病危险性的重要预测因子。老年人收缩压随年龄的增长而升高,而舒张压在 60 岁后则缓慢下降,脉压逐渐增大。由于内皮下和中层厚度随年龄增加而增厚,伴胶原纤维组织增生及钙化和脂质沉积,使大动脉和主动脉僵硬度增加并发生迂曲,导致收缩压增高及脉压增大。脉压是反映动脉弹性的指标。脉压增宽是造成老年 ISH 的重要原因。Framingham 研究已表明,老年高血压患者脉压与严重的靶器官损害显著相关。我国的研究提示,老年脑血管病患者脉压水平与卒中复发有关。Syst－China、Syst－Eur 和 EWPHE 等老年人高血压研究的汇总分析表明,≥60 岁老年人的基线脉压与总死亡、心血管性死亡、卒中和冠心病发病均呈显著正相关。欧洲高血压协会专家指出,脉压和动脉僵硬度增加可作为较高龄高血压人群心血管病,尤其是心肌梗死危险的预测因子。研究结果表明脉压每增加 10mmHg,总死亡危险增加 16%,脑卒中危险增加 11%。

（二）假性高血压

间接测压可高估血压值,老年人由于动脉明显硬化,难以被水银柱式的袖套血压计的气囊压迫阻断血流导致测量时体表血压增高,产生假性高血压,动脉粥样硬化愈严重,假性高血压就愈显著,但并不能反映体内真实的血压水,老年假性高血压与动脉硬化有关。如果发现血压明显升高,而无靶器官损害,降压治疗后出现头晕乏力等低血压症状,肱动脉处有钙化证据,需考虑假性高血压,可行 24h 动态血压监测。

（三）血压波动大

老年患者的压力感受器敏感性降低,反应迟钝,而动脉壁僵硬度增加,顺应性降低,随情绪、季节和体位的变化血压易出现较明显的波动。血压不稳定、波动大,会影响患者对高血压的诊断和治疗。要求医生不能以 1 次血压测量结果来判定血压是否正常,每天至少常规测量 2 次血压。降压不能操之过急,在选择药物时亦需特别谨慎。尤其夜间血压不应太低,以免影响重要器官的血流灌注。此外,老年高血压患者常伴有左心室肥厚、室性心律失常、冠状动脉（冠脉）硬化以及颅内动脉硬化等疾患,血压急剧波动时,可显著增加发生严重不良心血管事件的危险。

（四）容易发生体位性低血压

老年人由于心脏和血管逐渐硬化,交感神经系统增强,血压长期增高,压力敏感性减退,如体位突然发生变化或服用抗高血压药物,极易引起低血压。测量患者平卧 10min 血压和站立 3min 后血压,站立后血压值低于平卧位,收缩压相差>20mmHg（1mmHg＝0.133kPa）和（或）舒张压相差>10mmHg,诊断为体位性低血压。体位性低血压主要表现为头晕目眩,站立不稳,视力模糊,软弱无力等,严重时会发生大小便失禁、出汗甚至晕厥。老年人体位性低血压发生率较高,并随年龄、神经功能障碍、代谢紊乱的增加而增多。1/3 老年高血压患者可能发生体位性低血压。此外,老年人对血容量不足的耐受性较差,任何导致失水过多的急性病、口服液体不足以及长期卧床的患者,都容易引起体位性低血压。在老年收缩期高血压者伴有糖尿病、低血容量,应用利尿剂、扩血管药或精神类药物者容易发生体位性低血压。

（五）常见血压昼夜节律异常

临床研究显示老年高血压患者较典型的是晨起血压升高,及所谓的晨峰现象,血压昼夜节律异常的发生率高,表现为夜间血压下降幅度不足 10%（非杓型）或超过 20%（超杓型）,使心脑肾等靶器官损害的危险性显著增加。老年高血压患者非杓型血压发生率可高达 60% 以上。与中青年患者相比,老年人靶器官损害程度与血压的昼夜节律更为密切。

（六）多种疾病并存及并发症多

老年高血压常伴发动脉粥样硬化、高脂血症、糖尿病、高尿酸血症,肥胖,老年痴呆等疾患。老年高血压患者若血压长期控制不理想,更易发生靶器官损害,如：心肌肥厚、心肌梗死、卒中、缺血性肾病及间歇性跛行等;其心血管病病死率以及总病死率显著高于同龄正常人。脑血管意外的发生率和复发率明显增加。

五、亚临床靶器官损害及并存的临床疾病

（一）心脏

老年高血压患者中,常见到舒张性心力衰竭,大多数舒张性心力衰竭患者(88%)患有高血压,血压控制不良是诱发舒张性心力衰竭的最常见因素,心房颤动、心房扑动等心律失常的出现也加重舒张性心力衰竭的发生。同时,心房颤动在老年患者中较常见,我国学者研究显示,年龄＞80岁的人群心房颤动患病率达7.5%。高血压导致的左心室肥厚和左心房增大都是心房颤动发生的独立危险因素。

（二）血管

血管的损害以大动脉僵硬度增加为主要表现,与增高的脉压相关。老年患者的动脉硬化常表现为多支血管动脉硬化并存(颈动脉、股动脉、肾动脉内膜中层厚度增加或有斑块),在中国,年龄＞50岁的心血管病高危人群中,下肢动脉疾病发病率为25.4%。目前,颈动脉超声技术常用于检测血管损伤及更准确地危险分层,颈－股动脉脉搏波传导速＞12m/s已被用于评估中年高血压患者的主动脉功能异常,踝臂指数＜0.9也提示周围血管损害。

（三）肾脏

老年高血压患者的肾血流、肾小球滤过率(eGFR)和肾小管功能随着年龄增加而降低,早期血肌酐可能相对正常,但eGFR或肌酐清除率有下降趋势。微量白蛋白尿异常较为常见。中晚期肾功能不全的发生率明显增加且大于年轻人。

（四）脑

脑卒中常见于血压控制不佳的老年高血压患者,通过CT及MRI检查发现腔隙性脑梗死以及脑血管异常的患者＞65%,此人群中左心房增大及心房颤动多见。头颅CT、MRI检查是诊断脑卒中的标准方法,通过MRI进行的无创脑血管显像可用于老年高血压患者的危险分层。MRI检测出的小的无症状脑梗死、微小出血及脑白质损伤的患病率随着增龄及高血压值增加而增加,并与脑卒中、认知功能障碍、痴呆风险的增加相关。老年认知功能障碍少部分与高血压有关,故对老年高血压患者可进行认知评估。

六、老年高血压患者的危险评估

1.老年高血压患者危险评估流程

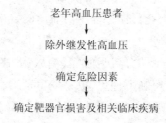

2.危险分层(表3-1)

表3-1 高血压患者的危险分层《中国高血压指南(2005)》

	血压(mmHg)		
	1级高血压	2级高血压	3级高血压
其他危险因素和病史	SBP140~159 或DBP90~99	SBP160~179 或DBP100~109	SBP≥180 或DBP≥110
Ⅰ无其他危险因素	低危	中危	高危
Ⅱ1~2个危险因素	中危	中危	很高危
Ⅲ≥3个危险因素、靶器官损害或糖尿病	高危	高危	很高危
Ⅳ并存的临床情况	很高危	很高危	很高危

注:SBP=收缩压,DBP=舒张压;危险因素:SBP和UBP水平(1~3级);男>55岁,女>65岁;吸烟;血脂异常;早发心血管病家族史;肥胖;缺乏体力活动;C反应蛋白升高。

3.用于分层的其他心血管危险因素

年龄:男性>55岁,女性>65岁;吸烟;

血脂异常:血胆固醇>5.72mmol/L;

糖尿病;

早发心血管疾病家族史(发病年龄女性<65岁,男性<55岁)。靶器官损害:左心室肥厚;

蛋白尿和/或血肌酐轻度升高(106~177μmol/L);

超声或X线证实有动脉粥样斑块(颈、髂、股或主动脉);

视网膜动脉局灶或广泛狭窄。

并发症:心脏疾病(心绞痛、心肌梗死、冠状动脉血运重建术后、心力衰竭);

脑血管疾病(脑出血、缺血性脑卒中、短暂性脑缺血发作);

肾脏疾病(糖尿病肾病,血肌酐>177μmol/L);

血管疾病(主动脉夹层,外周血管病);

重度高血压性视网膜病变(出血或渗出,视乳头水肿)。

七、老年高血压的治疗

(一)老年高血压治疗目标

依据患者高血压水平以及危险程度确定降压目标。老年人降压治疗应强调收缩压达标,不应过分关注或强调舒张压变化的意义,同时兼顾靶器官损害、药物副作用、器官灌注等因素,最大限度地降低心血管事件和死亡的总风险。2012年中国高血压防治指南推荐70岁以下的老年人目标与年轻患者相同,血压<140/90mmHg。如果患者能耐受,还可以降得更低。若合并冠心病、糖尿病、慢性肾脏病,则需控制血压<130/80mmHg;70~79岁的患者平均收缩压控制在135mmHg;80岁以上的患者平均收缩压控制在150mmHg。同时,各年龄段的患

者均须避免出现收缩压＜120mmHg,舒张压＜65mmHg 的情况。

据 SHEP、Syst－Eur、Syst－China 等单纯收缩期高血压临床试验的综合分析,降压治疗可使脑卒中事件下降 33％,冠心病事件下降 23％。一项综合分析表明,治疗年龄＞80 岁高血压患者,可以降低致死和非致死脑卒中以及心血管事件,但全因死亡率无下降。而近年来的HYVET 研究年龄≥80 岁、160mmHg≤收缩压＜200mmHg、舒张压≤110mmHg 的老年患者通过有效的治疗,使血压控制在 150/80mmHg 以内。结果显示,治疗组和安慰剂组比较,主要终点一致死、非致死性脑卒中及各种原因死亡均降低具有显著意义。在 SHEP 试验中,血压降至＜150mmHg 时对脑卒中的预防效果是最强的。Framingham 研究中,对＞65 岁有心血管并发症的老年人进行了 18 年的随访研究,发现收缩压在 140～150mmHg 的患者组心血管风险最小,提示可能是老年人的合适血压水平。老年患者舒张压应降到什么水平尚不清楚。SHEP 研究认为舒张压＜60mmHg 时,预后不良风险增加;Framingham 研究观察到 J 形曲线;INVEST 研究同样显示了高血压冠心病患者降压治疗有 J 形曲线,舒张压≤60mmHg,则心血管事件增加,这是因为舒张压降得过低,会影响冠状动脉血流灌注。但 Syst－Eur 研究未能证实舒张压降至 55mmHg 有害,故究竟舒张压降至什么程度为好还需进一步研究。2007 年 ESC/ESH 指南指出,舒张压不应低于 60mmHg。日本 2004 年版的高血压治疗指南中指出,考虑到生理功能的变化和并发症发生率,老年人可分为低龄老年(年龄≥65 岁)、中龄老年(年龄≥75 岁)和高龄老年(年龄≥85 岁)。对高龄老年患者,需要充分考虑降压治疗对心血管并发症和心脑肾血流灌注的影响,设定的初始降压治疗目标可略高,但最终目标血压应＜140/90mmHg。主要由于老年人血压降低的难度大,特别是考虑到了老年患者的主要器官灌注需要,因此要采用逐渐达标治疗的步骤。

(二)老年高血压的治疗策略

1. 老年人降压治疗应当遵循个体化原则,防止不良反应出现,特别是体位性低血压,故需监测不同体位血压,尤其是立位血压,同时需观察有无其他的不良反应。

2. 降压速度 对于高血压患者应当在多长时间内达标,最早提出数周到数月,后来提出数周而不是数月,降压速度不宜过快,降压幅度不宜过大,安全药物的起始剂量要小,逐渐增加剂量,使血压下降缓慢,稳步。

3. 降压的平稳性 平稳的血压控制是靶器官保护的关键,减少血压波动,平稳降压,宜尽量选择长效制剂,如有困难者,也应选择相对平稳的短效药,避免作用非常迅速的短效硝苯地平舌下含服。根据患者的个体特征及危险分层选择降压药物,在治疗高血压的同时,应积极干预其他相关的危险因素,用药后应密切观察疗效及副作用,不可让血压过高或过低。

4. 采用联合用药 大多数患者需两种以上降压药物才能达到降压目标,选用副作用相互抵消或不叠加的降压药联合使用,禁忌加大剂量服用一种降压药。

5. 服药的剂量与时间 服药尽量简单、方便,易于提高患者依从性。根据血压特点选择药物与服药时间。

6. 对于＞80 岁的老年高血压患者,尚无充分的循证医学证据和公认的降压目标,对于降压治疗效果及耐受性良好、无严重脑血管病变的患者可在监测下使用降压药物。

（三）非药物治疗

非药物治疗是高血压治疗的基本措施,生活方式改变是治疗老年高血压的重要措施。通过改善生活方式可以预防或治疗轻度高血压、消除不利于心理和身体健康的行为和习惯。具体内容如下:

1. 减轻体重　尽量将体重指数控制在<24kg/m²。但不主张过度减轻体重,因会导致患者体力不佳而影响生活质量,严重者因抵抗力降低而易患其他系统疾病。因此,老年人应鼓励适度减轻体重而非短期内过度降低体重。运动方式更应因人而异。

2. 减少钠盐摄入　每人每天食盐量以不超过6g为宜。减少钠的摄入对于老年高血压的治疗非常重要,因为大多数老年高血压患者是盐敏感性高血压。但老年人(特别是高龄老年人)过于严格的控制饮食及限制食盐摄入可能导致营养障碍及电解质紊乱,应根据患者具体情况选择个体化的饮食治疗方案。

3. 补充钙和钾盐　多食水果、蔬菜,脱脂牛奶,以及富含钾、钙、膳食纤维、不饱和脂肪酸的食物,每人每天吃新鲜蔬菜400～500g,喝牛奶500ml,可以补充钾1000mg、钙400mg。

4. 减少脂肪摄入　膳食中脂肪量应控制在总热量的25%以下,饱和脂肪酸的量应<7%。

5. 戒烟限酒　饮酒降低降压药物的疗效,增加降压药物的抗药性。高血压患者应严格限制饮酒量。

6. 适当运动　运动有利于减轻体重,提高心血管适应调节能力,稳定血压水平。改善胰岛素抵抗,可根据年龄和身体状况需结合患者体质状况及并存疾病等情况制定适宜运动种类、强度和频度、持续时间的运动方案。选择慢跑或步行,一般每周3～5次,每次30～60min。

7. 不可大喜大悲,学会自己减压,多参加一些自己喜欢的活动,保持健康的心理状态,减少精神压力和抑郁。

（四）老年高血压的药物治疗

降压治疗获益主要来自血压的控制,因此选择合适的降压药物是非常重要的。常用的5类降压药物利尿剂、ACEI、ARB、CCB、β受体阻滞剂均可作为降压治疗的初始用药和维持用药。

1. 利尿剂　包括噻嗪类、袢利尿剂和保钾利尿剂。噻嗪类使用最多。降压作用主要通过排钠,减少细胞外溶量,降低外周血管阻力。利尿剂可用于治疗老年单纯收缩期高血压,尤其适用于合并心衰、水肿的老年高血压患者。严重肾功能不全的患者应使用襻利尿剂如托拉塞米、呋塞米等。利尿剂可与CCB、ACEI、ARB联合应用以增强效果,但利尿剂要从小剂量开始,如氢氯噻嗪12.5～25mg/d。噻嗪类利尿剂的主要副作用是低钾血症(必要时可与保钾利尿剂合用)、阳痿、肌肉痉挛、尿酸升高,大剂量长期使用时可影响糖、脂代谢。吲达帕胺(2.5～5mg/d)具有利尿和钙拮抗作用,不良反应较少,长期服用也有低血钾的报道,对进食量较少的老年人,应注意监测血钾。痛风患者禁用。保钾利尿剂可引起高血钾,不宜与ACEI合用,肾功能不全者禁用。也可以选择含有利尿剂的固定复方制剂,但需监测血钾。

2. CCB　对我国高血压患者治疗效果明确,代谢中性。降压疗效和降压幅度相对较强。除心力衰竭外钙拮抗剂较少有治疗禁忌证,对血糖、血脂等代谢无明显影响。适用于各种不同程度高血压,及合并糖尿病、冠心病或外周血管病患者,长期治疗时还具有抗动脉粥样硬化作用。Syst－Eur 和 Syst－China 均证实二氢吡啶类 CCB 可明显减少老年高血压患者脑卒中发生的危险。最好选用长效 CCB,如硝苯地平控释片(30mg/d),氨氯地平(2.5～5mg/d)等降压作用主要通过阻滞细胞外钙离子经电压依赖 L 型钙通道进入血管平滑肌细胞内,减弱兴奋－收缩耦联,降低阻力血管的收缩反应性。非甾体类抗炎症药物不会干扰降压作用。CCB 无绝对禁忌证,降压疗效显著,与其他 4 类基本降压药物均可联合使用。主要副作用为头痛,面部潮红,踝部浮肿,便秘,个别有心动过速。

3. ACEI　ACEI 可主要通过抑制周围和组织的血管紧张素转换酶,使血管紧张素Ⅱ生成减少,同时抑制激肽酶使缓激肽降解减少。降压起效缓慢,逐渐增强,在 3～4 周时达最大作用。ACE 抑制剂具有改善胰岛素抵抗和减少尿蛋白作用,在肥胖、糖尿病和心脏、肾脏靶器官受损的高血压患者具有较好的疗效,特别适用于伴有心力衰竭、心肌梗死后、糖耐量减退或糖尿病肾病或蛋白尿的老年收缩期高血压患者的高血压患者。对低肾素高血压老年患者的降压效果可能较差。如依那普利(10～20mg/d),培哚普利(2～4mg/d),贝那普利(5～10mg/d)。不良反应:刺激性干咳和血管性水肿。干咳发生率约 10%～20%,可能与体内缓激肽增多有关,停用后可消失。高血钾症、妊娠妇女和双侧肾动脉狭窄患者禁用。血肌酐超过患者使用时需谨慎。

4. ARB 降压作用主要通过阻滞组织的血管紧张素Ⅱ受体亚型 ATI,更充分有效地阻断血管紧张素Ⅱ的水钠潴留、血管收缩与组织重构作用。降压作用起效缓慢,但持久而平稳,一般在 6～8 周才达最大作用,作用持续时间达 24h 以上。最大的特点是直接与药物有关的不良反应很少,不引起刺激性干咳,持续治疗的依从性高。在治疗对象和禁忌证方面与 ACEI 相同,不仅是 ACEI 不良反应的替换药,更具有自身疗效特点。

5. β受体阻滞剂　适用于各种不同程度高血压,用于心肌梗死后,伴心绞痛及心功能不全的患者。如美托洛尔(25～50mg/d),比索洛尔(2.5～5mg/d)等。主要副作用为疲乏,心动过缓,长期大量使用可引起糖脂代谢紊乱。禁用于≥Ⅱ度房室传导阻滞、支气管哮喘的患者。不利作用:心动过缓,突然停药可导致撤药综合征,糖尿病患者慎用。不良反应:心动过缓、乏力、四肢发冷。

6. α受体阻滞剂　由于α受体阻滞剂对老年男性前列腺增生有治疗作用,合并前列腺疾病的老年高血压患者可优先选用α受体阻滞剂。治疗时应从小剂量开始睡前服用,并监测立位血压以避免体位性低血压的发生,根据患者治疗的反应逐渐调整剂量。α受体阻滞剂易引起体位性低血压,特别是老年患者发生率更高。故不宜作为老年高血压治疗的一线用药。

7. 联合治疗　通常老年高血压患者常需服用两种以上的降压药物才能使血压达标。可根据老年个体特点选择不同作用机制的降压药物,以达到协同增效、减少不良反应。对 2、3 级高血压或高危/极高危的患者,应选择联合治疗,不能达标者可以增加剂量或联合应用≥3 种的药物。当使用单药常规剂量不能降压达标时,应采用多种药物联合治疗。以长效 CCB 为基础的联合降压治疗副作用小、降压疗效好。国产复方降压制剂价格低廉,可供经济条件较差的高血压患者选用。联合治疗可以从不同的机制来进行药物干预,降低每种药物的剂量,减少副作用,增加疗效,改善依从性。更有利于靶器官保护。

八、老年高血压合并其他疾病时的降压目标及药物选择

老年高血压患者常并发冠心病、心衰、脑血管疾病、肾功能不全、糖尿病、卒中等,降压药物的选择具有特殊性。

(一)老年收缩期高血压患者舒张压过低的处理

老年收缩期高血压患者中,有部分收缩压升高而舒张压不高或偏低。舒张压过低可能影响靶器官如冠状动脉的灌注,引起心脏缺血性事件对收缩压升高而舒张压过低的处理是困难的。处理时应考虑到以下因素:收缩压、舒张压、脉压均是心血管病发生的危险因素,但收缩压的危险性更大;舒张压过低可能影响冠状动脉灌注,增加缺血性心血管事件的发生危险。因此,在处理老年收缩期高血压患者舒张压过低的情况时,既要考虑降低收缩压,使血压达标,又不能使舒张压过低。应考虑患者的总心血管病危险,如果患者属高危/极高危,则应进行积极稳妥的降压治疗。如遇治疗决策矛盾情况时,应全面考虑,权衡利弊,选择恰当的处理方式。对老年收缩期高血压患者舒张压过低的处理参考意见如下:

1.舒张压<70mmHg,收缩压<150mg,密切观察血压变化,一般不需药物治疗。

2.舒张压 < 70mmHg, 收缩压 150 ～ 179mmHg, 谨慎试用小剂量利尿剂、CCB 或 ACEI/ARB。

3.舒张压 < 70mmHg, 收缩压 ≥ 180mmHg, 以及舒张压 ≥ 70mmHg, 收缩压 > 150mmHg,可应用老年人常规降压治疗。

治疗中定期随访,密切观察血压水平变化和不良反应,及时调整治疗药物及剂量。如出现轻度头晕等不适,则降压药物减量;如明显头晕或低血压降压药物减量并严密观察或停用。

(二)体位性低血压的处理

1.体位性低血压病因治疗。

2.合理饮食,补足营养,避免饮食过饱或饥饿,不饮酒。

3.坚持适当的体育锻炼,增强体质,保证充分的睡眠时间,避免劳累和长时间站立。

4.症状明显者,可穿弹力长袜,用紧身腰带。

5.为预防体位性低血压发生,长期卧床的患者在站立时动作应缓慢,站立前先做轻微的四肢活动后再站立;睡眠者醒后几分钟再坐起,随后在床边坐几分钟,并做轻微的四肢活动后再站立,这有助于促进静脉血向心脏回流,升高血压,避免体位性低血压发生。对药物性体位性低血压主要是预防其发生。

年老体弱合并症较多的高血压患者更应注意降压药物、镇静药物、抗肾上腺素药物及血管扩张剂的合理应用。α受体阻滞剂、交感神经抑制剂合并利尿剂使用时更易发生体位性低血压,如哌唑嗪、拉贝洛尔、甲基多巴等。老年高血压伴体位性低血压者,使用降压药物应慎重。可在监测血压情况下,使用小剂量 ACEI、ARB、CCB 等。

3.老年晨峰高血压的处理

(1)选择长效的降压药物(如 CCB、ACEI、ARB),有效地控制晨峰高血压,减少心脑血管事件的发生率。

(2)调整给药时间:临床研究结果显示,清晨服药(08:00)或睡前(22:00)服药降压效果略有不同。

(3)同种药物给药方法昼间降压效果相似,但睡前给药则使夜间收缩压降低幅度显著增大,舒张压降低幅度相对较小。对于晨峰血压显著升高的患者,建议在原来服用长效制剂的基础上,晨醒后加服一次中效制剂(如尼群地平),可能效果更佳。

4. 老年高血压急症及亚急症处理　老年高血压急症与亚急症的循证医学研究比较缺乏。流行病学调查研究发现,高血压急症占内科急症的 27.5%。根据美国 JNC7 和中国高血压防治指南(2005),高血压急症和亚急症的定义泛指普通人群,也适用于老年患者。高血压急症是指短时期内(数小时或数天)血压重度升高,收缩压 >200mmHg,或(和)舒张压 >130mmHg,伴有重器官组织如心、脑、肾、眼底、大动脉的严重功能障碍或不可逆性损害。这类老年患者应立刻给予持续监护,密切观测血压,静脉使用降压药物进行紧急降压治疗。高血压亚急症是指血压显著升高,但不伴有急性或进行性靶器官损害,通常不需住院,但应立刻联合应用口服降压药,在数小时至几天内将血压控制到目标血压水平。高血压急症的降压目标:根据高血压急症患者的临床情况,合并何种靶器官损害,决定降压的幅度。对于合并高血压脑病、急性缺血性脑卒中、出血性脑卒中、肾功能不全或肾功能衰竭,JNC7 推荐,在数分钟至 1h 内,将患者的基线平均血压降低 <25%;2~6h 内将血压降至 160/100mmHg。在降低血压的同时,应进一步明确诊断,并治疗靶器官损害。如果血压过度降低,可引起肾、脑或冠状动脉缺血。若患者可以耐受且临床情况稳定,在以后的 24h 内逐步降低血压至正常水平。对于高血压急症合并急性心肌梗死、不稳定性心绞痛、急性左心衰竭致肺水肿、主动脉夹层的患者,尽快将患者的血压调控至 <130/80mmHg。对高血压急症患者的治疗,原则上使用静脉滴注降压药物,在密切监测血压的条件下,有控制地降低血压为宜。应当注意,对老年高血压急症或亚急症患者治疗过程中监测血压是非常重要的。根据患者的不同情况,包括年龄、性别、病程、病情变化、既往服药途径、种类、剂量、药物依从性及药效反应等,特别是合并靶器官损害情况,确立患者的个体化治疗方案。寻找导致血压急剧升高的原因,进行标本兼治,最大限度地减少合并症发生,逆转靶器官损害,使患者尽快康复。从药物经济学观点分析,对老年高血压急症及亚急症的预防比治疗更有意义。

(1)治疗原则:①控制性降压:开始的 24h 内将血压降低 20~25%,48h 内血压不低于 160/100mmHg,否则,短时间内急骤降压可以使重要器官的血流灌注明显减少而发生意外。②合理用药:要求起效迅速,短时间内达到最大作用,作用时间持续短,停药后作用消失较快,不良反应较小。硝普钠、硝酸甘油、尼卡地平和地尔硫䓬注射液相对比较理想。

(2)降压药选择与应用:①硝普钠:同时扩张动脉和静脉,降低前、后负荷。开始可予 10~25μg/min 速率静滴,立即就可发挥降压作用。使用该药时应严密监测血压,根据血压水平调节滴注速率。可用于各种高血压急症。不良反应:恶心、呕吐、肌肉颤动。长期或大剂量使用可能发生硫氰酸中毒,尤其在肾功能损害者。②硝酸甘油:扩张静脉和选择性扩张冠状动脉与大动脉。开始时可予 5~10μg/mm 速率静滴,根据血压水平调节滴注速率,每 5~10min 增加滴注速率至 20~50μg/min。主要用于急性心力衰竭或急性冠脉综合征时高血压急症。不良反应:心动过速、面部潮红、头痛和呕吐等。③尼卡地平:降压同时改善脑血流量。起始剂量从每分钟 0.5μg/kg 静脉滴注,逐步增加剂量到每分钟 6μg/kg。主要用于高血压危象或急性脑血管病时高血压急症。不良反应：心动过速、面部潮红等。④地尔硫草：降压同时改善冠状动脉血流量和控制快速性室上性心律失常。以 5～15µg/h 速率静滴，根据血压变化调整速率。主要用于高血压危象或急性冠脉综合征。不良反应：头痛、面部潮红等。⑤拉贝洛尔：起效较迅速(5～10mm)，持续时(3～6h)。开始时缓慢静脉注射 50mg，以后可每隔 15min 重复注射，总剂量不超过 300mg，也可每分钟 0.5～2mg 速率静脉滴注。主要用于妊娠或肾功能衰竭时高血压急症。不良反应：头晕、体位性低血压、心脏传导阻滞等。

九、老年高血压合并症治疗

老年高血压患者常并发脑血管病、冠心病、肾功能不全、糖尿病等，此类患者降压治疗的同时应考虑并发症的处理，现对老年高血压合并症的治疗提出如下处理建议。

（一）老年高血压合并冠心病

血压控制的目标为＜130/80mmHg。如无禁忌证，应使用 β 受体阻滞剂和血管紧张素转换酶抑制剂（ACEI）；对于血压难以控制的冠心病患者，可使用长效钙拮抗剂（CCB）；对于稳定性心绞痛伴心力衰竭的患者，可选择非洛地平缓释片及氨氯地平。合并冠心病的老年高血压患者血压控制目标应＜140/90mmHg，如能耐受，应努力控制在＜130/80mmHg。降压应从小剂量开始逐渐增量，避免血压降至过低及药物的副作用。合并劳力型心绞痛应选用 β 受体阻滞剂；并发血管痉挛性心绞痛应选用 CCB；合并冠心病心力衰竭时应选用 ACEI/ARB 和 β 受体阻滞剂。ACTION 试验已经证实，高血压合并冠心病稳定型心绞痛使用 CCB 是安全、有效的。高血压合并急性心肌梗死时，如无禁忌证应早期使用 ACEI，以防止左心室重构，改善患者生活质量。β 受体阻滞剂有预防心源性猝死和心肌再梗死发生的作用，从而可降低心肌梗死后患者的病死率，如无禁忌证则应早期应用。对于有高风险的急性心肌梗死患者首选急诊 PCI。如果不能急诊 PCI，建议对有适应证的＜75 岁的老年急性心肌梗死患者积极、谨慎地进行溶栓治疗。老年高血压合并冠心病更应强调其他危险因素的控制，包括高血压、糖尿病的治疗以及他汀类、抗血小板药物的使用等，特别要注意监测药物的不良反应。

（二）老年高血压合并脑卒中

脑卒中是高血压最重要的并发症，降压治疗能有效地降低脑血管病的致死率和致残率。药物治疗主要取决于血压水平及有无危险因素和靶器官损害。降压应平稳、逐步进行，以免造成心、脑、肾等靶器官的缺血。急性脑梗死 72h 内降压治疗应慎重，现有指南建议血压过高（收缩压≥200mmHg）时或病情稳定后再进行降压治疗，收缩压如需降至＜180mmHg，24h 的降压幅度应＜15％。急性脑出血收缩压≥180mmHg 时应给予降压治疗，目标血压为 160/90mmHg。有卒中、短暂性脑缺血发作病史者，应评估脑血管病变的情况，如无禁忌证，在保障脑供血的前提下，初始治疗可选择一种降压药或联合应用降压药，逐步将血压控制在较理想水平（＜130/80mmHg）。伴有双侧颈动脉＞70％狭窄时降压治疗应慎重（收缩压一般不应＜150mmHg）。对于曾患脑血管病的患者，降压治疗的目的是减少再次脑卒中的发生。高血压合并脑血管病患者不能耐受血压下降过快或过大，压力感受器敏感性减退，容易发生体位性低血压，因此降压应缓慢、平稳。可选择 ARB、长效钙拮抗剂、ACEI 或利尿剂。脑出血患者应特别注意根据血压增高的程度、有无颅内压增高、出血原因、发病时间等情况分别进行处理，不宜急骤或过快降压，以免引起脑组织低灌注。老年人脑梗死合并高血压时的处理要视血压增高的程度、梗死灶的大小和部位、患者的整体情况以及原来的基础血压状况来考虑,降压治疗不能过快过低,以免加重病灶的缺血程度;对于慢性期脑血管病的老年高血压患者,重要的是维持脑血流量,治疗上可选择一种降压药或联合应用降压药,如 CCB、ACEI/ARB,在保障脑供血的前提下,逐步稳定地将血压尽可能控制在较理想水平,即<140/90mmHg,同时要加强综合治疗,控制其他危险因素,脑梗死患者要应用抗血小板聚集药物,以降低脑卒中的复发率、致残率、病死率。现有的资料证明,ACEI 和利尿剂联合治疗亦可减少脑卒中再发危险。

(三)老年高血压合并心力衰竭

血压控制的目标为<130/80mmHg。可选用 ACEI、β 受体阻滞剂及利尿剂治疗,如果不能使血压达标,可加用血管选择性较高的二氢吡啶类 CCB 非洛地平缓释片或氨氯地平。长期的高血压,若伴有冠心病、糖尿病、主动脉瓣狭窄、心房颤动等,易发生心力衰竭,特别是舒张性心力衰竭与高血压关系更为密切。

1.合并慢性心力衰竭的治疗,主要是长期应用 ACEI/ARB 及 β 受体阻滞剂。ACEI/ARB 和 β 受体阻滞剂已在多项大规模临床试验中,证明能降低慢性心力衰竭的病死率和心血管事件的发生率,如果无禁忌证,都应该积极使用。此三种药物均应从小剂量开始,逐渐加量,最好能达到相应的靶剂量并坚持服用。利尿剂是基本的抗高血压药物,常用于改善心力衰竭症状,合并应用利尿剂时要注意患者是否存在低血钾、低血容量。高血压合并心力衰竭患者中,如果需要控制血压,特别是在患者同时合并心绞痛的情况下,可酌情选用长效二氢吡啶类 CCB。

2.急性心力衰竭是高血压急症的常见并发症。此时除按急性心力衰竭的常规进行处理外,立即开始吸氧治疗、静脉使用抗高血压药物,建议选择襻利尿剂、直接血管扩张剂迅速降低血压。

3.高血压合并左室肥厚时易发生舒张性心力衰竭,此时治疗应以 ACEI/ARB、β 受体阻滞剂、利尿剂为主。

(四)老年高血压合并糖尿病

血压控制的目标为<130/80mmHg。ARB/ACEI 降压同时可以明显改善血管内皮细胞功能,改善糖代谢,降低尿微量白蛋白,延缓糖尿病肾病的发生,可以作为高血压合并糖尿病患者的首选药物;长效 CCB 对代谢无不良影响,降压疗效好,也适用于合并糖尿病的老年高血压患者。利尿剂和 β 受体阻滞剂宜酌情使用,以避免对血脂和血糖的不利影响。要注重运动、饮食等非药物措施干预,药物治疗时尤其要注意降糖药物的副作用,避免低血糖反应,注意肝肾功能改变,对疗程长、口服降糖药物疗效减低或已有明显的合并症者宜尽早改用胰岛素,血糖控制目标为空腹血糖 <7.8mmol/L(140mg/dl),餐后 2h 血糖<11.1mmol/L(200mg/dl)高血压和糖尿病并存时,患心血管疾病的概率可高达 50%,心血管疾病死亡与微血管并发症的风险也显著增加。老年高血压合并糖尿病治疗的目的就在于尽快降压达标,将血糖控制在理想水平,以减少糖尿病患者发生大血管和微血管并发症,保护易受高血压损伤的靶器官,减少致死率、致残率,提高生活质量,延长寿命。

(五)老年高血压合并肾功能不全

肾功能不全与心血管事件的风险密切相关,血压应控制在<130/80mmHg,尽量减少蛋白尿。为达到降压目标,常需联合使用多种药物。包括襻利尿剂。首选 ARB 或 ACEI 治疗,

可降低蛋白尿,改善肾功能,延缓肾功能不全进展,减少终末期肾病。老年高血压患者易合并良性肾小球动脉硬化,临床表现为蛋白尿,进而发生肾功能不全;同时长期的高血压可致肾动脉粥样硬化、狭窄,进一步加重高血压。此时严格地控制血压尤为重要。当高血压合并肾功能不全时,血压的控制目标应<130/80mmol。有时达标非常困难,应选择对保持肾血流量,维持肾功能有良好作用的降压药物。大规模临床试验已经证实 ACEI/ARB 对肾脏有一定保护作用,可减少蛋白尿,减少终末期肾病的发生;二氢吡啶类 CCB 也有一定的肾脏保护效应,而且降压作用强,无引起高血钾的副作用,适宜伴肾功能不全的老年高血压患者应用。合并肾功能不全的高血压患者,肌酐清除率>30ml/min 时,可首选 ACEI/ARB,当降压疗效不达标时,应当加用一种二氢吡啶类 CCB,必要时联合应用其他降压药物。ACEI/ARB 应当从小剂量开始,严密监测肾功能和血钾,逐渐加量,当肌酐清除率<30ml/min 时,应慎用 ACEI/ARB;如果有液体潴留倾向,应选用小剂量襻利尿剂,同时注意其电解质紊乱的副作用。

（六）老年高血压合并血管疾病

1.老年高血压合并外周血管疾病。动脉粥样硬化所导致的全身动脉阻塞性疾病,以四肢动脉粥样硬化闭塞症最常见。老年人由于常合并高血压、吸烟、糖尿病、血脂异常等多种危险因素,不同程度地患有动脉粥样硬化。一旦出现下肢动脉粥样硬化,可引起肢体活动障碍、疼痛,甚至可能导致肢体坏死危及生命。对已经确诊的下肢动脉粥样硬化患者应积极纠正危险因素,包括抗高血压、戒烟、控制血糖和血脂等,选择合适的血管重建治疗,进行综合性干预。抗高血压药物中除 β 受体阻滞剂外,均适用于大多数的外周血管疾病的高血压患者。ACEI 和 CCB 对治疗高血压并发外周血管疾病有良好的效果。其他治疗方法包括抗凝、抗血小板聚集、扩张血管、溶栓、增加侧支循环以及镇痛治疗等,可酌情个体化应用。

2.老年高血压合并主动脉夹层。主动脉夹层是严重的心血管急症,多发生于 40～70 岁的高血压和动脉粥样硬化患者,是老年人猝死的原因之一。临床一旦疑诊主动脉夹层,无论是否行外科手术治疗,均应立即进行控制血压和心率等措施,以阻止夹层的进展和主动脉破裂。收缩压应控制在 100～120mmHg 之间,平均动脉压在 60～75mmHg 之间,心率应在 60 次/min 左右。同时要镇静止痛,监测脏器灌注和心功能情况。目前,血管扩张剂硝普钠联合 β 受体阻滞剂已成为治疗主动脉夹层患者的标准方案,对于没有禁忌证的所有急性主动脉夹层患者均应接受这种治疗。β 受体阻滞剂应早于硝普钠应用。非二氢吡啶类 CCB 兼具血管扩张及负性肌力作用,可酌情选用。血压控制后应改为口服 β 受体阻滞剂、ACEI/ARB、CCB 或利尿剂等药物。外科手术方法包括:动脉修补术、支架置入术及人工血管置换术等。

3.老年高血压合并颈动脉粥样硬化。颈动脉粥样硬化作为心血管患病率和病死率的独立危险因素,是缺血性脑血管病的重要病因之一。控制血压是老年高血压患者合并颈动脉粥样硬化治疗的基础,建议选择 CCB 类降压药物,适度降压。由于颈动脉粥样硬化常导致颈动脉狭窄,影响脑组织血流供应,其降压目标尚无统一意见。应积极纠正其他危险因素,包括戒烟、控制血糖和血脂等,对于颈动脉严重狭窄(≥70％)者应行血运重建术或颈动脉内膜剥离术等治疗。

（七）老年高血压合并心房颤动

合并阵发性房颤的高血压患者应使用 ACEI 或血管紧张素 Ⅱ 受体拮抗剂（ARB）治疗。对于持续性房颤的高血压患者,β 受体阻滞剂及非二氢吡啶类 CCB 有助于控制心室率。心房颤动是临床最常见的心律失常之一,可增加远期脑卒中、心力衰竭和全因死亡的长期危险性。心房颤动在临床上主要分为阵发性心房颤动、持续性心房颤动和永久性心房颤动。心房颤动的发生率随年龄增长而增加,平均每 10 年发病率增加 1 倍。心房颤动患者的平均年龄大约是 75 岁,约 70% 的患者年龄介于 65~85 岁。心房颤动的治疗原则包括:治疗基础心脏疾病和促发因素;控制快速的心室率;转复并维持窦性心律;预防血栓栓塞。高血压是目前心房颤动最重要的危险因素,因此,合并心房颤动的高血压患者更需要强化降压治疗。在选择降压药物时,应考虑对心房颤动治疗有利的药物。心房颤动的荟萃分析显示:ACEI 和 ARB 能显著减少心房颤动合并心力衰竭患者的心房颤动复发,并能降低脑卒中危险;β受体阻滞剂可作为高血压患者维持窦性心律的一线治疗药物。因此,对于合并复发性心房颤动的高血压患者,降压治疗应首选 ACEI/ARB;对于合并持续性快速心房颤动的高血压患者,降压治疗应选择β受体阻滞剂或非二氢吡啶类 CCB,β受体阻滞剂或非二氢吡啶 CCB 对控制心室率有益。

十、老年高血压患者随访内容

近些年来,老年高血压患者常伴发多种危险因素和多种疾病,并且易有心、脑、肾脏等靶器官损伤;单纯性收缩期高血压患病率高,且药物治疗易诱发体位性低血压;药物治疗的不良反应发生率高;药物治疗的依从性差。针对老年高血压患者的上述特征,对老年高血压患者的随访与管理提出以下建议(表 3-2)。

表 3-2　老年高血压患者随访内容及时间

项目	中危组	高危组	极高危组
家庭自测血压(晨醒、中午、晚睡前)#	必要	很必要	很必要
随诊间隔时间			
初治阶段	1~2 周	1~2 周	1~2 周
稳定阶段	1~2 月	1 月	1 月
危险因素监测间隔时间			
测量体重指数及腰围	6 月	6 月	6 月
检测血脂、血糖	1 年	6 月	6 月
检测超敏 C 反应蛋白	1 年	1 年	6 月
检测血尿酸	1 年	6 片	6 月
发现靶器官损害检测间隔时间			
检测血尿常规	1 年	6 月	6 月
检测糖耐量试验	1 年	1 年	1 年
心电图检查	1 年	6 月	6 月
超声心动图检查	1 年	1 年	1 年
检测肾功能	1 年	6 月	6 月
眼底检查	1 年	1 年	1 年
颈动脉超声	1 年	1 年	1 年
非药物治疗和健康教育	很必要	很必要	很必要
建立医疗档案	必要	很必要	很必要

注:# 表示初期治疗阶段或血压波动时推荐使用。

1.随访目的和内容

(1)随访目的:①评估治疗反应,及时调整治疗方案,使血压长期稳定地维持于目标水平。②促进患者坚持降压治疗。延缓高血压并发症的发生和发展,提高患者生活质量,延长寿命。

(2)随访内容:①密切监测血压及患者的其他危险因素和临床情况的改变,观察疗效与药物不良反应。②对患者及家属进行相关知识宣教,提高治疗依从性。

2.随访与管理的实施

(1)随访时间间隔:①初治阶段随访的相隔时间应相对短,推荐2周复诊1次。②血压控制平稳后,1~3个月随访1次。其中高血压水平>2级或合并其他心血管疾病危险因素>3个,或合并靶器官损伤,并存相关疾病的患者建议每月至少随访1次。

(2)血压监测方式:①由于老年患者在治疗期间有增加体位性低血压的危险,每次随访时应同时测量坐位和立位血压。②推荐家庭自测血压(晨醒、中午、晚睡前分别测量),可以提高患者治疗依从性,并避免诊所血压测量中的白大衣效应。③出现顽固难治血压,波动性高血压时,推荐使用动态血压监测。

(3)血压控制目标:①第1目标血压<150/90mmHg,在第1目标达到后,应达到第2目标血压<140/90mmHg或更低(即在保证重要脏器灌注的情况下,缓慢、平稳降压)。许多老年患者需要≥两种药物才能达到目标血压。②合并糖尿病、肾脏疾病的患者,在保证重要脏器血流灌注的情况下,血压应<130/80mmHg。

(4)药物应用中的管理:①起始剂量和后续治疗剂量的调整均应循序渐进,对高龄和体质比较虚弱的患者治疗要特别慎重,推荐从正常剂量1/2开始应用,逐渐滴定寻找到最小有效且能耐受的药物剂量。②治疗中严密监测肝肾功能变化,监测药物不良反应的发生。③血压控制年可以根据血压水平适当减少治疗药物剂量。对血压波动者应及时调整治疗方案。

(5)监测心血管疾病危险因素及靶器官损害:①推荐低危或1级高血压患者可每年复查一次血脂、血糖、血尿酸水平及肾功能。高血压水平>2级或合并其他心血管疾病危险因素>3个,或合并靶器官损伤,每6个月应复查一次。②推荐每年行心电图、超声心动图、颈动脉内膜中层厚度及眼底检测。

(6)提高治疗依从性的管理:①发挥社区医师干预作用,有条件的社区医师应每3个月做一次家庭访视、每6个月举办一次社区高血压知识讲座,提高患者对高血压的认识水平。②对患者家属进行高血压相关知识的健康指导,鼓励其对患者进行高血压控制和生活干预实施的协助和监督,发挥家庭成员的支持作用。③在保证疗效的前提下,尽量减少用药种类和治疗费用。

第二节　老年低血压

一、病因

1.原发性　原发性直立性低血压和餐后低血压目前原因不太清楚,主要与自主神经功能障碍有关。

2.继发性　①心血管疾病:如心肌梗死、心律失常及心力衰竭等,引起循环功能进行性减退、心肌张力降低、血管弹性减低等。②感染性休克或出血性休克。③药物因素:如降压药物、抗抑郁药物等。④中枢或周围神经疾病:如脑血管病、帕金森病、糖尿病等。⑤其他:脱水、腹泻、使用利尿剂等。

二、诊断标准

老年人低血压是指肱动脉收缩压持续≤90mmHg,舒张压≤60mmHg,伴有头昏、目眩、乏力、肢冷、畏寒等症状,重者常昏倒,甚至导致骨折或发生急性心肌梗死及脑血管意外等并发症。

三、常见老年低血压

1.直立性低血压

(1)诊断标准:直立性低血压(orthostatic hypotension,OH)是指在改变体位为直立位的3分钟内,收缩压下降≥20mmHg或舒张压下降≥10mmHg,同时伴有低灌注的症状,如头晕或晕厥、摔倒、诱发心绞痛或心肌梗死、脑卒中、骨折等。目前,直立性低血压的诊断标准不一,但医学界比较公认是采用美国自主神经科学学会(AAS)和美国神经病学会(AAN)1996年诊断标准:从卧位转为站立位后3分钟内出现收缩压下降≥20mmHg和(或)舒张压下降≥10mmHg。收缩压直立性低血压(OH−S)定义为:站立后0分钟(OH−S_0)或2分钟(OH−S_2)收缩压下降≥20mmHg;舒张压直立性低血压(OH−D)定义为:站立后0分钟(OH−D_0)或2分钟(OH−D_2)舒张压下降≥10mmHg。直立后即刻直立性低血压(OH−0)定义为:OH−S_0和(或)OH−D_0。站立2分钟后直立性低血压(OH−2)定义为OH−S_2和(或)OH−D_2。

(2)临床表现:病情轻者可有头晕、头痛、食欲缺乏、乏力、脸色苍白、消化不良、晕车船等症状;严重症状包括:直立性眩晕、四肢冷、心悸、呼吸困难、共济失调、发音含糊、昏厥。老年单纯收缩期高血压伴有糖尿病、低血容量、应用利尿剂、扩血管药或精神类药物者容易发生直立性低血压。

(3)发病机制:①有效循环血量减少:包括失血、失液所致的血容量绝对不足和血管扩张剂所致的血容量相对不足。直立性低血压在应用抗高血压药物的糖尿病患者比非糖尿病患者更为常见,其也可发生在发热性疾病的患者,因该类患者常存在着继发性血管扩张。②年龄相关性大动脉弹性减弱及心血管反应性的降低。③自主神经功能失调:临床上常见的直立性低血压合并卧位高血压患者多认为系由于中枢神经系统或周围自主神经系统变性继而导致中枢或周围自主神经系统的功能失调。④舒血管因子的释放增多:如组胺、5−羟色胺、缓激肽、前列腺素等的血浓度升高引起周围血管舒张等。

2.餐后低血压

(1)诊断标准:对于餐后发生心脑缺血症状的老年高血压患者,要高度警惕餐后低血压的可能,一般通过测定餐前血压和餐后2小时内血压(每15~30分钟测1次,以最低血压值作为餐后血压),可以达到确诊目的,符合下列3条标准之一者诊断为餐后低血压:①餐后2小时内收缩压比餐前下降20mmHg以上。②餐前收缩压不低于100mmHg,而餐后<90mmHg。③餐后血压下降未达到上述标准,但出现餐后心脑缺血症状。餐后低血压可见于健康老年人,但更常见于高血压、糖尿病、帕金森病、心血管病、自主神经功能损害、瘫痪、多系统萎缩和血液透析的老年患者,是老年人常见而特有的疾病。

(2)临床表现:餐后低血压主要发生在早餐(65%),而中餐(19%)和晚餐(16%)亦可发生,一般在餐后15~40分钟血压开始下降,20~80分钟收缩压下降20~40mmHg,舒张压下降10~25mmHg,30~100分钟达低谷水平,收缩压下降达80mmHg,舒张压达45mmHg。下降幅度最大者多见高血压、糖尿病、自主神经功能损害等疾病,高血压患者低谷时间是餐后(33±15)分钟,多数无明显症状,少数出现餐后心绞痛、头昏、晕厥、黑矇、乏力、跌倒、吐词不清、一过性脑缺血等心脑缺血症状。健康老年人餐后血压下降幅度较小而无症状,高血压患者餐后血压只需轻度降低就产生症状。

(3)发病机制:①内脏血流量增加:机体进食时迷走神经兴奋,胃、肠、胰等组织产生一些具有扩血管作用的体液因子,导致门静脉、肠系膜血管明显扩张,内脏血流量增加,而其他部位血流量相对减少。当心率和外周血管阻力未相应增加时,就产生餐后低血压。因此,餐后内脏血流量增加是产生餐后低血压的始动机制。有研究表明,外周血管阻力下降参与了餐后低血压的形成。②压力反射迟钝:老年人由于主动脉弓和颈动脉窦易发生动脉粥样硬化,其压力感受器敏感性降低,对餐后血压下降不能迅速做出反应。同时,老年人尤其是自主神经功能损害者还存在交感神经功能代偿不全,心率加快和血管收缩不明显,对餐后血压下降不能进行有效代偿。因此,老年人压力感受器敏感性降低和交感神经功能代偿不全所致的压力反射迟钝是餐后低血压发生的病理基础。这也是将餐后低血压称为老年人特有疾病的理由。

(五)治疗

无症状老年低血压患者应采取基础治疗,有症状者则基础加药物治疗。目前,药物治疗尚处在临床探索阶段,其有效性及安全性尚有待进一步验证。

1.基础治疗

(1)饮食疗法:低糖饮食,少食多餐,因为高糖尤其是葡萄糖容易诱发餐后低血压,避免进食时饮酒和血液透析时进食。

(2)体位与运动:餐后适当散步可通过增加心率和心排血量来维持正常血压,达到治疗餐后低血压的目的,如餐后低血压与直立性低血压并存,提倡餐后平卧一段时间。

(3)基础疾病治疗:虽然降压药物有可能诱发餐后低血压,但有效控制高血压反而能改善餐后低血压,老年高血压应用利尿剂餐后血压下降水平明显高于非利尿剂,应首选非利尿剂降压药物进行治疗。若有明显证据是降压药物所诱发餐后低血压者,则应在两餐之间服用降压药物,如偶尔忘记服药,可在少量进食后补服。

2.药物治疗

(1)减少内脏血流量:如奥曲肽、垂体后叶素及咖啡因。

(2)抑制葡萄糖吸收:如阿卡波糖、古尔胶。

(3)提高外周血管张力:如吲哚美辛、米多君。

第三节　老年心力衰竭

老年心力衰竭在很大程度上是由衰老而引发的一种典型的心血管系统紊乱,是≥65岁老年人住院的主要原因。近年来心力衰竭的发生率随着年龄增长而呈指数增加,原因是衰老伴随的心血管病发病率明显增加,以及医学发展导致的心血管病过早死亡逐渐减少。心力衰竭导致的经济负担十分沉重,心力衰竭住院患者的医疗费用是所有癌症住院患者费用的2.4倍,是心肌梗死患者的1.7倍。因此,了解老年心力衰竭特点与防治显得越发重要。本文将介绍老年心力衰竭的基本特点、老年急性心力衰竭和慢性心力衰竭的特点与诊治方法。

一、老年心力衰竭的基本特点

（一）发病情况

老年人心力衰竭的患病率在65岁以上人群中可达6%～10%,而一般人群的患病率约为1.5%～2.0%。在过去的40年中,心力衰竭导致的死亡增加了6倍。

1. 老年心力衰竭患者的病因　与年轻人相似,超过70%由冠心病和高血压导致,但老年心力衰竭病因更为复杂。高血压性肥厚型心肌病在老年女性常见,通常伴有二尖瓣环钙化、心室舒张功能严重障碍及左心室流出道梗死,是一种较严重的高血压性心脏病,常难以与典型的肥厚型心肌病相区别。退行性瓣膜病是老年心力衰竭患者的常见病因。目前主动脉瓣钙化性狭窄是需要外科手术治疗的最常见的老年心脏瓣膜病,在美国主动脉瓣置换术是70岁以上老年患者中仅次于冠状动脉搭桥术的位居第二的心脏直视手术。风湿性瓣膜病在我国日渐减少,但仍然是老年心力衰竭的重要病因之一,而在欧美国家已经很少见。另外,在所有曾进行瓣膜修补术或瓣膜置换术的患者中,人工瓣膜功能障碍是导致心力衰竭的潜在病因。老年人高输出量心力衰竭少见,但在诊断时常被忽略,病因包括慢性贫血、甲状腺功能亢进、维生素 B_1 缺乏症和动静脉瘘。经过详细检查,少数老年心力衰竭患者未能发现基础心脏疾病,如果患者左心室收缩功能正常,心力衰竭可能与老龄变化相关的舒张功能障碍有关。

2. 老年心力衰竭的常见诱因　在心脏诱发因素中,心肌缺血、心肌梗死、新发房颤或房扑是导致急性心力衰竭的最为常见的诱因,其他诱因尚有室性心律失常,尤其是室性心动过速、缓慢型心律失常,如严重的病态窦房结综合征或房室传导阻滞。呼吸系统疾病,如肺炎、肺栓塞或慢性阻塞性肺疾病急性发作都可引起心功能恶化。其他严重感染,如败血症或肾盂肾炎也可导致心力衰竭恶化。高血压患者血压控制不佳是导致心力衰竭恶化最为普遍的原因。甲状腺疾病、贫血(如胃肠道疾病引起的慢性失血)、肾功能受损可直接或间接导致心力衰竭。心外的诱发因素包括服药依从性差、医源性容量负荷过重、药物性心律失常等。

（二）老年心力衰竭患者的临床表现

1. 症状　同年轻患者相似,老年心力衰竭患者最为常见的症状是劳累性呼吸困难、端坐呼吸、肺水肿、疲乏和运动耐量降低,但在老年人,尤其是≥80岁的患者心力衰竭的非典型症状发生率增加。如非特异性全身症状(乏力、疲倦、活动能力下降)、神经系统症状(精神错乱、易怒、睡眠障碍)、胃肠道紊乱(厌食、腹部不适、恶心、腹泻)等。因此,老年人心力衰竭存在过度诊断和漏诊两个互相矛盾的方面。如老年患者劳力性呼吸困难和端坐呼吸可能是心力衰竭导致,也可能是慢性肺病、肺炎或肺栓塞导致;疲乏和运动耐量降低同样可由贫血、甲状腺功能减退、抑郁或者体质弱导致。另一方面,老年活动受限或患有神经肌肉疾病可能较少出现劳力性呼吸困难或疲乏,而是最先出现非典型心力衰竭症状。临床医师必须保持高度警惕,否则可能忽视心力衰竭的存在。

2.体征 体征与症状类似,老年心力衰竭患者体格检查可能存在非特异性。典型的心力衰竭体征包括肺部湿性啰音、颈静脉怒张、肝颈回流征阳性、S_3 奔马律和下肢指凹性水肿。但应当注意老年人的肺部湿性啰音可由慢性肺部疾病、肺炎或肺不张引起,外周水肿可由静脉功能不全、肾脏疾病或者药物(如钙拮抗剂)引起,而且老年患者即使存在明显的心脏功能降低,体格检查也有可能正常。

(三)老年心力衰竭的诊断

老年心力衰竭的诊断应按步骤顺序回答下列 4 个问题:有没有心力衰竭? 基础病因是什么? 诱因是什么? 预后如何?

老年心力衰竭的诊断并不困难,主要依据病史、症状和体征,结合相应的辅助检查而作出。临床诊断内容应包括:病因诊断、病理解剖和病理生理诊断、心功能分级诊断。

依据心力衰竭发病的急缓,心力衰竭可分为急性心力衰竭和慢性心力衰竭。

依据左心射血分数(LVEF),心力衰竭可分为 LVEF 降低型心衰(HF−REF)和 LVEF 保留型心衰(HF−PEF),前者即传统概念上的收缩性心力衰竭,后者为舒张性心力衰竭。正确区分由收缩功能障碍还是舒张功能障碍导致,是心力衰竭诊断评估的一个重要目标,因为两者的治疗方法不同。

老年心力衰竭严重程度的判定方法与非老年患者相同。用于慢性心力衰竭主要有纽约心脏协会(NYHA)心功能分级标准和美国 ACC/AHA 心力衰竭 ABCD 分期标准;用于急性心力衰竭主要有急性心肌梗死 Killip 分级法、血流动力学监测的 Forrester 分级法和临床症状体征监测法 3 种分级方法。

对于初诊患者必须进行临床评价,包括:①采集完整的病史和进行全面的体格检查,以评价导致心力衰竭发生和发展的心源性和非心源性疾病或诱因。②仔细询问饮酒史、违禁药物或化疗药物应用史。③评估心力衰竭患者耐受日常生活和运动的能力,如 6 分钟步行试验(6 分钟步行距离<150m 为重度心力衰竭,150~450m 为中度心力衰竭,≥450m 为轻度心力衰竭)。④所有患者检测血和尿常规、肝肾功能、血清电解质、空腹血糖、血脂,检查甲状腺功能、12 导联心电图及 X 线胸片。必要时可测定血浆 B 型利钠肽(BNP)或其前体(proBNP),如 BNP<35ng/L 或 NT−proBNP<125ng/L,不支持心力衰竭的诊断;其高低可以预测心力衰竭患者的预后。但敏感性和特异性均不如急性心力衰竭。⑤所有患者行二维和多普勒超声心动图检查,评价心脏大小、室壁厚度、左心室射血分数(LVEF)和瓣膜功能。⑥有心绞痛和心肌缺血的患者行冠状动脉造影检查。

对老年患者进行上述检查时必须考虑其承受能力,包括基础病因、共存疾病、心功能的损伤程度以及患者本人的意愿。高龄心力衰竭患者如心绞痛合并糖尿病肾病,在进行冠状动脉造影之前应认真权衡其获益与造影剂肾病的风险孰轻孰重,同时在任何时候都要尊重患者的决定。

舒张性心力衰竭(即 HF−PEF)的诊断标准:①有典型心力衰竭的症状和体征。②LVEF 正常(>45%),左心腔大小正常。③超声心动图有左心室舒张功能异常的证据。④超声心动图检查无心瓣膜疾病,并可排除心包疾病、肥厚型心肌病、限制型(浸润性)心肌病等。

但是仅通过临床特征不能区分收缩性心力衰竭和舒张性心力衰竭,因此,通过超声心动图、放射性核素血管造影、磁共振成像或冠状动脉造影检查评估左心室功能至关重要(表3-3)。通常超声心动图应用最为广泛,因其除无创和价廉之外,还可提供心脏收缩和舒张功能、评估心室大小、室壁厚度、室壁运动、瓣膜功能和心包状况。所以经胸超声心动图检查可对老年人新发心力衰竭的诊断提供信息。从治疗学角度划分,心力衰竭患者左心室射血分数<45%即可诊断为收缩性心力衰竭,而射血分数≥45%则可诊断为舒张性心力衰竭。尽管这两种心力衰竭症状存在交叉,正确区分两者对治疗有益。

表3-3 收缩性心力衰竭和舒张性心力衰竭的临床特点比较

项目	收缩性心力衰竭(EF-REF)	舒张性心力衰竭(HF-PEF)
人口统计	年龄<60岁,男性	年龄>70岁,女性
共患疾病	心肌梗死病史	慢性高血压病史
	酒精中毒	肾脏疾病
	瓣膜功能不全	肥胖
		主动脉瓣狭窄
	渐进性呼吸困难	急性肺水肿、房颤
体格检查	血压正常或低血压	高血压
	颈静脉怒张	无颈静脉怒张
	S_3奔马律	S_4奔马律
	指凹性水肿	无水肿
心电图	Q波和陈旧性心肌梗死	左心室肥厚
胸片	显著的心脏增大	正常或轻度的心脏增大
超声心动图	房室腔明显扩大	心肌肥厚
	LVEF<45%	LVEF≥45%

老年心力衰竭患者的预后取决于其病变的严重程度。多变量分析表明,以下临床参数有助于判断心力衰竭的预后和存活:LVEF下降、NYHA分级恶化、低钠血症的程度、运动峰氧耗量减少、血细胞比容降低、12导联心电图QRS增宽、慢性低血压、静息心动过速、肾功能不全(血肌酐升高、eGFR降低)、不能耐受常规治疗,以及难治性容量超负荷均是公认的关键性预后参数。

二、老年急性心力衰竭

(一)老年急性心力衰竭的临床特点与诊断

1. 发病特点 老年急性心力衰竭(AHF)常常突然起病并且多为原有慢性心力衰竭急性失代偿;可以表现为收缩性心力衰竭,也可以表现为舒张性心力衰竭。

我国AHF住院患者中60%是60岁以上老年患者;入院时心功能都以Ⅲ级居多(42.5%

～43.7％），基本为慢性心力衰竭的急性加重；预后很差，急性肺水肿患者的院内死亡率为12％，1 年死亡率达 30％。

2.临床表现　老年急性左心衰竭临床表现见表 3－4。老年急性右心衰竭的主要表现为低心排血量综合征、右心循环负荷增加，可有颈静脉充盈、肝脏肿大、低血压等。

表 3－4　老年急性左心衰竭临床表现

病情	症状	体征
早期表现	原因不明的疲乏，或运动耐力明显降低	检查可发现左心室增大以及心率增加 15～20 次/分，是最早期征兆
急性左心衰竭	继续发展出现劳力性呼吸困难、夜间阵发性呼吸困难、不能平卧，突发严重呼吸困难、端坐呼吸、喘息不止、烦躁不安并有恐惧感	闻及舒张早期奔马律(S_3 奔马律)、P_2 亢进以及两肺，尤其是肺底部有细湿啰音，还可有干啰音和哮鸣音，听诊心率快
急性肺水肿	面色苍白、皮肤湿冷、大汗淋漓，口唇发绀，频繁咳嗽并咳出大量粉红色泡沫样血痰，意识障碍	心尖部常常可闻及 S_3，呼吸频率可达 30～50 次/分，两肺满布湿啰音和哮鸣音，SBP＜90mmHg，或原有高血压患者，SBP 降幅≥60mmHg 持续 30 分钟以上
心源性休克	皮肤湿冷和发绀	心动过速＞110 次/分，少尿(＜20ml/h)或无尿，PCWP≥18mmHg，CI≤2.2L/(min·m^2)

3.老年 AHF 诊断内容与检测指标　老年 AHF 的诊断并不困难，主要依据病史、症状和体征，结合相应的辅助检查而作出，作出诊断的同时要判定其严重程度。

(1)诊断分析思路：①有无急性心力衰竭？患者症状体征有无其他原因(肺部疾病、贫血、肾衰竭、肺栓塞等)？②严重度程度？③诱因是什么？可否立即处理(心律失常、ACS、高血压、感染等)？④威胁生命的关键问题是什么？可否立即处理(血氧、血压、酸中毒等)？

(2)辅助检测项目：心电图、胸部 X 线检查、超声心动图、动脉血气分析、血常规和血生化、BNP 及 NT－proBNP(表 3－5)、心肌坏死标志物：cTnT 或 cTnI、CK－MB、肌红蛋白等。

表 3－5　BNP 及 NT－proBNP 诊断心力衰竭的参考标准

项目	BNP(pg/ml)	NT－proBNP(pg/ml)	敏感性	特异性
排除切点	＜100	＜300		
诊断参考值＜50 岁		＞450	93％	95％
	＞50 岁	＞900	91％	80％
	＞75 岁	＞1800		
	肾功不全(Ccr＜60ml/min)	＞1200	85％	88％

(3)病情严重性分级：急性心肌梗死的 Killip 法、血流动力学监测的 Forrester 法和临床症状体征监测法 3 种分级方法。

（4）AHF 的诊断流程见图 3-1。

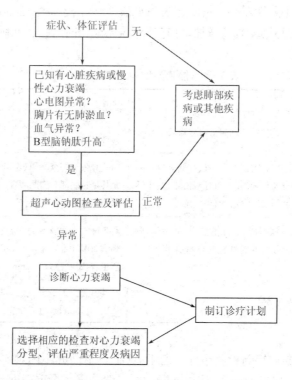

图 3-1　AHF 的诊断流程

（二）老年急性心力衰竭的治疗

1.治疗目标　控制基础病因和诱因；缓解各种严重症状；稳定血流动力学状态和水、电解质平衡；保护重要脏器功能；降低死亡危险，改善近期和远期预后。

2.药物治疗

（1）镇静剂：吗啡 1～2mg 静脉缓慢注射，必要时重复 2～3 次，亦可皮下或肌内注射；密切观察疗效和呼吸抑制的不良反应；伴二氧化碳潴留者则不宜应用；伴明显和持续低血压、休克、意识障碍、COPD 等患者禁忌使用。哌替啶 50～100mg 肌内注射。

（2）利尿剂：首选呋塞米，先静脉注射 20～40mg，继以静脉滴注 5～40mg/h，其总剂量在起初 6 小时应不超过 80mg，起初 24 小时不超过 200mg。托拉塞米 10～20mg 静脉注射。疗效不佳时应加用氢氯噻嗪 25～50mg，每日 2 次，或螺内酯 20～40mg/d。

（3）支气管解痉剂：感染喘息明显者可用氨茶碱 0.125～0.25g 以葡萄糖水稀释后静脉推注（10 分钟），4～6 小时后可重复 1 次；或以 0.25～0.5mg/(kg·h)静脉滴注。亦可应用二羟丙茶碱 0.25～0.5g 静脉滴注，速度为 25～50mg/h。此类药物不宜用于冠心病如急性心肌梗死或不稳定型心绞痛所致的急性心力衰竭患者，及伴心动过速或快速心律失常的患者。

（4）血管活性药物：主要有硝酸酯类、硝普钠、重组人脑利钠肽（rhBNP）、乌拉地尔，以及酚妥拉明，但钙拮抗剂不推荐用于急性心力衰竭的治疗。急性心力衰竭血管活性药物的选择应用见表3－6。

表3－6　急性心力衰竭血管活性药物的选择应用

收缩压	肺瘀血	推荐的治疗方法
>100mmHg	有	利尿剂（呋塞米）＋血管扩张剂（硝酸酯类、硝普钠、奈西立肽），以及左西孟旦
90～100mmHg	有	血管扩张剂和（或）正性肌力药物（多巴酚丁胺、磷酸二酯酶抑制剂、左西孟旦）
<90mmHg	有	1. 在血流动力学监测（主要采用床边漂浮导管方法）下进行治疗 2. 适当补充血容量 3. 应用正性肌力药物多巴胺，必要时加用去甲肾上腺素 4. 如效果仍不佳，应考虑肺动脉插管监测血流动力学和使用IABP和心室机械辅助装置

静脉应用硝酸酯类药物应十分小心滴定剂量，经常测量血压，防止血压过度下降。起始剂量为5～10μg/min，每5～10分钟递增5～10μg/min，最大剂量为100～200μg/min。硝酸异山梨酯静脉滴注剂量为1～10μg/h，亦可以喷雾吸入或口服。硝酸甘油每10～15分钟喷雾1次（400μg），或舌下含服，每次0.3～0.6mg；硝酸异山梨酯舌下含服每次2.5mg。

硝普钠适用于严重的心力衰竭、原有后负荷增加，以及伴心源性休克的患者。起始从15～25μg/min开始，酌情增加剂量至50～250μg/min，静脉滴注，疗程不宜超过72小时。注意氰酸盐副作用，密切监测血压，调整维持剂量。停药应逐渐减量，并加用口服血管扩张剂以避免反跳现象。

奈西立肽（重组人脑利钠肽，rhBNP）主要药理作用是扩张静脉和动脉（包括冠状动脉）；促进钠的排泄；抑制RAAS和交感神经系统。可先予负荷剂量1.5μg/kg，静脉缓慢推注，继以0.0075～0.015μg/(kg·min)静脉滴注；也可以不用负荷剂量而直接静脉滴注。疗程一般3天，不超过7天。

乌拉地尔具有外周和中枢双重扩血管作用，可有效降低血管阻力，增加心排血量，但不增加心肌氧耗量。通常静脉滴注100～400μg/min，可逐渐增加剂量，并根据血压和临床状况予以调整。伴严重高血压者可缓慢静脉注射12.5～25mg。

（5）正性肌力药物

①洋地黄类：对急性心力衰竭伴快速心室率的患者有益。一般应用毛花苷丙0.2～0.4mg缓慢静脉注射，2～4小时后可以再用0.2mg，伴快速心室率的心房颤动患者可酌情适当增加剂量。

②多巴胺：250～500μg/min静脉滴注，多巴酚丁胺100～250mg/min静脉滴注，使用时注意监测血压，常见不良反应有心律失常、心动过速，偶可因加重心肌缺血而出现胸痛。正在应用β受体阻滞剂的患者不推荐应用多巴酚丁胺和多巴胺。

③米力农：首剂 25～50μg/kg 静脉注射（＞10 分钟），继以 0.25～0.5μg/(kg·min)静脉滴注。氨力农首剂 0.5～1.0mg/kg 静脉注射（＞10 分钟），继以 5～20μg/(kg·min)静脉滴注。常见不良反应有低血压和心律失常。

④左西孟旦：是一种钙增敏剂，其正性肌力作用独立于 β 肾上腺素能刺激，可用于正接受 β 受体阻滞剂治疗的患者。首剂 12μg/kg 静脉注射（＞10 分钟），继以 0.1μg/(kg·min)静脉滴注，可酌情减半或加倍。对于收缩压＜100mmHg 的患者不需要负荷剂量，可直接用维持剂量，以防止发生低血压。

3. 非药物治疗　老年重症 AHF 患者比率较高，需要非药物治疗的患者多于年轻患者。主要措施有：

(1)主动脉内球囊反搏(IABP)

①急性心力衰竭时适应证：a. 心源性休克，且不能由药物治疗纠正。b. 伴血流动力学障碍的严重冠心病(如急性心肌梗死伴机械并发症)。c. 顽固性肺水肿。

②IABP 的禁忌证：a. 存在严重的外周血管疾病。b. 主动脉瘤。c. 主动脉瓣关闭不全。d. 活动性出血或其他抗凝禁忌证。e. 严重血小板缺乏。

患者血流动力学状态稳定后可以撤除 IABP，撤除的参考指征为：①CI＞2.5L/(min·m^2)。②尿量＞1ml/(kg·h)。③血管活性药物用量逐渐减少，同时血压恢复较好。④呼吸稳定，动脉血气分析各项指标正常。⑤降低反搏频率时血流动力学参数仍然稳定。

(2)机械通气：急性心力衰竭行机械通气的指征：①出现心跳呼吸骤停而进行心肺复苏。②合并Ⅰ型或Ⅱ型呼吸衰竭。机械通气的方式有下列两种：

①无创呼吸机辅助通气：有持续气道正压通气(CPAP)和双相间歇气道正压通气(BiPAP)两种模式，主要用于经常规吸氧和药物治疗仍未纠正的肺水肿合并呼吸衰竭，呼吸频率＞20 次/分、能配合呼吸机通气的患者。但不建议用于 SBP＜85mmHg 者。

②气管插管和人工机械通气：应用指征：a. 心肺复苏时。b. 严重呼吸衰竭经常规治疗不能改善，尤其是出现明显的呼吸性和代谢性酸中毒并影响到意识状态的患者。

(3)血液净化治疗：包括血液滤过(超滤)、血液透析、连续血液净化和血液灌流等。

适应证：①高容量负荷如肺水肿或严重的外周组织水肿，且对袢利尿剂和噻嗪类利尿剂抵抗。②低钠血症(血钠＜130mmol/L)且有相应的临床症状，如神志障碍、肌张力减退、腱反射减弱或消失、呕吐以及肺水肿等。在上述两种情况应用单纯血液滤过即可。③肾功能进行性减退，血肌酐＞500μmol/L 或符合急性血液透析指征的其他情况。

(4)其他非药物治疗：如心室机械辅助装置和外科手术，在老年心力衰竭患者较少应用。

4. 老年急性左心衰竭的处理流程　AHF 的临床处理流程见图 3—2。

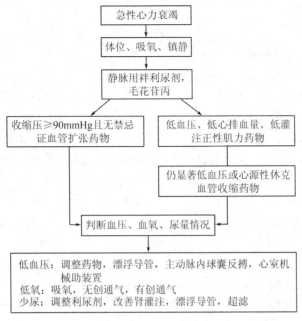

图 3-2　AHF 的临床处理流程

5. AHF 稳定后的治疗

(1)开始 24 小时应连续监测心率、心律、血压、氧饱和度,此后经常监测。

(2)每天评估心力衰竭症状体征变化及药物不良反应。

(3)积极控制发病诱因,积极治疗基础疾病,避免再次发作。

(4)原有慢性心力衰竭者按照慢性心力衰竭诊治指南处理,如 EF 降低者血压和肾功能允许,则尽快启动 β 受体阻滞剂或 ACEI/ARB 治疗。

三、老年慢性收缩性心力衰竭的治疗

老年慢性收缩性心力衰竭(CHF)治疗的主要目标是提高生活质量、减少心力衰竭恶化的发生频率和延长寿命,其次是提高患者的运动耐量、增强情绪适应能力和降低心力衰竭治疗的医疗资源和护理费用。

对老年心力衰竭患者进行优化治疗主要包括以下 3 个原则:①尽可能控制心力衰竭诱发因素。②慎重选择药物。③注意非药物和康复治疗。

(一)一般治行

1. 去除诱发因素　如及时预防和控制呼吸道感染、心律失常,特别是快速 AF、电解质紊乱和酸碱失衡、贫血、肾功能损害、药物不当等引起心力衰竭恶化的诱因。

2. 监测体重　每日测定体重以早期发现液体潴留非常重要。体重突然增加 2kg 以上应考虑患者已有钠水潴留(隐性水肿),需加大利尿剂剂量。

3. 调整生活方式　包括限钠、限水、适度休息与心理安慰。

（二）药物治疗

1. ACE 抑制剂（ACEI）　尽管尚缺乏针对 80 岁以上老年 CHF 患者的循证医学研究,但许多有价值的临床研究已经表明,老年患者同年轻患者一样可从 ACEI 治疗中获益,但是目前老年患者 ACEI 的使用不足。应用方法:

（1）全部 CHF 患者必须应用 ACEI,包括阶段 B 无症性心力衰竭和 LVEF<45％者,除非有禁忌证或不能耐受,ACEI 需终身应用。

（2）ACEI 的各种药物均可以选用,如卡托普利、依那普利、雷米普利等。

（3）ACEI 禁忌证:对 ACEI 曾有致命性不良反应,如曾有严重血管性水肿、无尿性肾衰竭的患者或妊娠妇女须绝对禁用。以下情况须慎用:①双侧肾动脉狭窄。②血肌酐水平显著升高[>265.2μmol/L(3mg/dl)]。③高钾血症(>5.5mmol/L)。④低血压(收缩压<90mmHg),需经其他处理,待血流动力学稳定后再决定是否应用 ACEI。⑤左心室流出道梗阻,如主动脉瓣狭窄、梗阻性肥厚型心肌病等。

（4）ACEI 合并用药:一般与利尿剂合用,如无液体潴留亦可单独应用,一般不需补充钾盐;与 β 受体阻滞剂合用有协同作用;与阿司匹林合用并无相互不良作用并且对 CHD 患者利大于弊;与 NSAIDs 合用对 ACEI 具有潜在的抑制作用,并可促进钠水重吸收使肾功能恶化。

（5）注意事项:①采用临床试验中所规定的目标剂量,如不能耐受,可应用中等剂量,或患者能够耐受的最大剂量。②从极小剂量开始,如果住院患者血流动力学稳定,则可每日增加剂量;门诊患者可每周或每 2 周增加一次剂量。滴定剂量及过程需个体化,一旦达到最大耐受量即可长期维持应用。③起始治疗后 1~2 周内应监测血压、血钾和肾功能,以后定期复查。如果肌酐增高<30％,为预期反应,不需特殊处理,但应加强监测。如果肌酐增高>30％~50％,为异常反应,ACEI 应减量或停用。④应用 ACEI 不应同时加用钾盐,或保钾利尿剂。并用醛固酮受体拮抗剂时,ACEI 应减量,并立即应用袢利尿剂。如血钾>5.5mmol/L,应停用 ACEI。

2. 血管紧张素Ⅱ受体拮抗剂（ARB）　ARB 对 CHF 的有益结果在老年人和年轻患者相似。应用的方法:

（1）ARB 可用于 A 阶段患者,以预防心力衰竭的发生;亦可用于 B、C 和 D 阶段患者,对于不能耐受 ACEI 者,可替代 ACEI 作为一线治疗,以降低死亡率和并发症发生率;对于常规治疗(包括 ACEI)后心力衰竭症状持续存在,且 LVEF 低下者,可考虑加用 ARB。

（2）ARB 的各种药物均可考虑使用,其中坎地沙坦和缬沙坦证实可降低死亡率和病残率的有关证据较为明确。

（3）ARB 应用中需注意的事项同 ACEI,如要监测低血压、肾功能不全和高血钾等。

3. β 受体阻滞剂　β 受体阻滞剂对 CHF 的临床益处在不同年龄、性别、心功能分级、LVEF,以及不论是缺血性或非缺血性病因,糖尿病或非糖尿病患者都能观察到。应用方法:

（1）所有慢性收缩性心力衰竭,NYHAⅡ、Ⅲ级病情稳定患者,以及阶段 B,无症状性心力衰竭或 NYHAⅠ级的患者(LVEF<40％),均必须应用 β 受体阻滞剂,且需终身使用,除非有禁忌证或不能耐受。

（2）NYHAⅣ级心力衰竭患者需待病情稳定(4 天内未静脉用药,已无液体潴留并体重恒定)后,在严密监护下由专科医师指导应用。

(3)应在利尿剂和 ACEI 的基础上加用 β 受体阻滞剂。应用低或中等剂量 ACEI 时即可及早加用 β 受体阻滞剂,既易于使临床状况稳定,又能早期发挥 β 受体阻滞剂降低猝死的作用和两药的协同作用。

(4)禁用于支气管痉挛性疾病、心动过缓(心率<60 次/分)、二度及以上房室阻滞(除非已安装起搏器)患者。有明显液体潴留,需大量利尿者,暂时不能应用。

(5)起始治疗前患者需无明显液体潴留,体重恒定(干体重),利尿剂已维持在最合适剂量。

(6)推荐应用琥珀酸美托洛尔、比索洛尔和卡维地洛。应用时必须从极低剂量开始,如琥珀酸美托洛尔 12.5～25mg,每日 1 次,酒石酸美托洛尔平 6.25mg,每日 3 次,比索洛尔 1.25mg。每日 1 次,或卡维地洛尔 3.125mg。每日 2 次。如患者能耐受前一剂量,每隔 2～4 周将剂量加倍;如前一较低剂量出现不良反应,可延迟加量直至不良反应消失。

(7)清晨静息心率 55～60 次/分,即为 β 受体阻滞剂达到目标剂量或最大耐受量的表现。但清晨静息心率不宜低于 55 次/分。

(8)注意监测:①低血压:一般在首剂或加量的 24～48 小时内发生。首先停用不必要的血管扩张剂。②液体潴留和心力衰竭恶化:起始治疗前,应确认患者已达到干体重状态。如在 3 天内体重增加>2kg,立即加大利尿剂用量。如病情恶化,可将 β 受体阻滞剂暂时减量或停用。但应避免突然撤药。减量过程也应缓慢,每 2～4 天减一次量,2 周内减完。病情稳定后,必需再加量或继续应用 β 受体阻滞剂,否则将增加死亡率。如需静脉应用正性肌力药,磷酸二酯酶抑制剂较 β 受体激动剂更为合适。③心动过缓和房室阻滞:如心率<55 次/分,或伴有眩晕等症状,或出现二、三度房室阻滞,应将 β 受体阻滞剂减量。

4.利尿剂 对有液体潴留的心力衰竭患者,利尿剂是唯一能充分控制心力衰竭患者液体潴留的药物,是标准治疗中必不可少的组成部分,也是其他治疗心力衰竭药物取得成功的关键因素之一。但噻嗪类和袢利尿剂仅能缓解心力衰竭症状,并无改善预后的证据。应用方法:

(1)所有心力衰竭患者有液体潴留的证据或原先有过液体潴留者,均应给予利尿剂。袢利尿剂应作为首选。噻嗪类仅适用于轻度液体潴留、伴高血压和肾功能正常的心力衰竭患者。

(2)利尿剂必需最早应用。因利尿剂缓解症状最迅速,数小时或数天内即可发挥作用,而 ACEI、β 受体阻滞剂需数周或数月。

(3)利尿剂应与 ACEI 和 β 受体阻滞剂联合应用。

(4)利尿剂通常从小剂量开始(氢氯噻嗪 25mg/d,呋塞米 20mg/d,或托拉塞米 10mg/d)逐渐加量。氢氯噻嗪 100mg/d 已达最大效应,呋塞米剂量不受限制。一旦病情控制(肺部啰音消失,水肿消退,体重稳定)即以最小有效量长期维持。在长期维持期间,仍应根据液体潴留情况包括体重变化随时调整剂量。

(5)长期服用应严密观察不良反应的出现,如电解质紊乱、症状性低血压以及肾功能不全,特别在服用剂量大和联合用药时。如出现低血压和氮质血症而患者已无液体潴留,则可能是利尿剂过量、血容量减少所致,应减少利尿剂剂量。

(6)出现利尿剂抵抗时,则液体潴留和低血压很可能是心力衰竭恶化、终末器官灌注不足的表现,应继续利尿,呋塞米静脉注射 40mg,继以持续静脉滴注(10~40mg/h),2 种或 2 种以上利尿剂联合使用,或短期应用小剂量增加肾血流的药物,如多巴胺 100~250μg/min。

5. 醛固酮受体拮抗剂 螺内酯存活评价随机研究(RALES)显示老年患者获益大于年轻患者。依普利酮对梗死后心力衰竭的有效性和生存影响的研究(EPHESUS 研究)显示,老年患者获益与年轻患者无统计学差异。应用方法:

(1)适用于中重度心力衰竭,NYHAⅢ 或 Ⅳ 级患者,AMI 后并发心力衰竭,且 LVEF<40%的患者亦可应用。

(2)应用方法为螺内酯起始量 10mg/d,最大剂量为 20mg/d,亦可酌情隔日给予。依普利酮(我国目前暂缺)国外推荐起始剂量为 25mg/d,逐渐加量至 50mg/d。

(3)本药应用的主要危险是高钾血症和肾功能异常。对于老年患者,使用该药物产生副作用的风险增加,在开始治疗和剂量滴定期间应严密监测肾功能和血清钾。入选患者的血肌酐浓度应在 176.8(女性)~221.0(男性)μmol/L(2.0~2.5mg/dl)以下,血钾<5.0mmol/L。在老年或肌肉量较少的患者,血肌酐水平并不能准确反映肾小球滤过率,后者或肌酐清除率应大于 0.5ml/s。

(4)长期使用螺内酯,约有 10%的患者因男性乳房发育而停止用药,此副作用在依普利酮少见。

(5)一旦开始应用醛固酮受体拮抗剂,应立即加用袢利尿剂,停用钾盐,ACEI 减量。

6. 神经内分泌抑制剂的联合应用

(1)ACEI 和 β 受体阻滞剂的联合应用:临床试验已证实两者有协同作用,可进一步降低 CHF 患者的死亡率,已是心力衰竭治疗的经典常规,应尽早合用。

(2)ACEI 与醛固酮受体拮抗剂合用:醛固酮受体拮抗剂的临床试验均是与以 ACEI 为基础的标准治疗作对照,证实 ACEI 加醛固酮受体拮抗剂可进一步降低 CHF 患者的死亡率。

(3)ACEI 加 ARB:现有临床试验的结论并不一致,目前仍有争论。根据 VALIANT 试验,AMI 后并发心力衰竭的患者不宜联合使用这两类药物。

(4)ACEI、ARB 与醛固酮受体拮抗剂三药合用:安全性证据尚不足,且肯定会进一步增加肾功能异常和高钾血症的危险,故不宜联用。

(5)ACEI、ARB 与 β 受体阻滞剂三药合用:ELITE－2 和 Val－HeFT 试验曾经发现,在已经使用 ACEI 和 β 受体阻滞剂的患者中,加用 ARB 反而增加死亡率。但是随后的 OPTI-MAL、VALIANT 和 CHARM 试验均未能重复上述发现。因此,不论是 ARB 与 β 受体阻滞剂合用,或 ARB＋ACEI 与 β 受体阻滞剂合用,目前并无证据表明对心力衰竭或 MI 后患者不利。

7. 地高辛 地高辛对已经接受适宜剂量的 ACEI、β 受体阻滞剂和利尿剂治疗但心力衰竭症状仍存在的各年龄段患者均可改善 CHF 症状,但缺乏改善预后的证据。应用方法:

(1)适用于 CHF 已应用 ACEI/ARB、β 受体阻滞剂和利尿剂治疗,而仍持续有症状的患者;CHF 伴有快速心室率的 AF 患者,如再并用 β 受体阻滞剂则对运动时心室率增快的控制更为有效;不推荐应用于 NYHA Ⅰ 级患者。

(2)急性心力衰竭并非地高辛的应用指征,除非并有快速室率的 AF;AMI 后患者,特别是有进行性心肌缺血者,应慎用或不用地高辛。

(3)地高辛不能用于窦房阻滞、二度或高度房室阻滞患者,除非已安置永久性起搏器;与能抑制窦房结或房室结功能的药物(如胺碘酮、β 受体阻滞剂)合用时必须谨慎。

(4)地高辛需采用维持量疗法,0.25mg/d。70 岁以上,肾功能受损或者低体重的患者应使用较低剂量地高辛,如 0.125mg,每日或隔日 1 次。

(5)老年 CHF 患者使用地高辛时中毒风险增加,特别是伴有慢性肺病、淀粉样变性心肌病和其他疾病,中毒风险增加。因此用药后应每隔 2~4 周或任何时间怀疑中毒可能时进行血清地高辛浓度测定,以确保有效药物浓度范围在 0.5~0.9ng/ml。

(6)由利尿剂导致的低钾血症或高钾血症可加重地高辛的心脏毒性,对于所有接受地高辛治疗的心力衰竭患者维持正常的血清电解质水平至关重要。

(7)与传统观念相反,地高辛是安全的,耐受性良好。不良反应主要见于大剂量时,但治疗心力衰竭并不需要大剂量。

8.伊伐雷定　是通过抑制窦房结起搏电流而减慢心率的一种新的心力衰竭治疗药物,晚近的 SHIFT 研究证实,窦性心律,心率≥70 次/分,LVEF≤35% 的心力衰竭患者,基础心力衰竭治疗加伊伐雷定 7.5mg,每日 2 次,复合重点较对照组减低 18%,LVEF 和生活质量改善。应用方法:

(1)适用于窦性心律的 HF-REF 患者。

(2)按照指南常规治疗药物(ACEI/ARB、BBC、螺内酯、利尿剂)已经达到推荐剂量或最大耐受量,心率仍然≥70 次/分并且持续有症状,或者不能耐受 BBC、心率≥70 次/分的有症状患者可以加用。

(3)起始 2.5mg,每日 2 次,根据心率和症状体征调整用量至最大 7.5mg,每日 2 次,静息心率以 60 次/分为宜,不宜低于 55 次/分。

(4)不良反应少见,如心动过缓、光幻视、视力模糊、心悸、胃肠道反应等。

9.钙拮抗剂(CCB)　CCB 在心力衰竭治疗中的应用要点:

(1)由于缺乏 CCB 治疗心力衰竭有效的证据,此类药物不宜常规应用。

(2)心力衰竭患者并发高血压或心绞痛而需要应用 CCB 时,可选择氨氯地平或非洛地平。

(3)具有负性肌力作用的 CCB,如维拉帕米和地尔硫草,对 MI 后伴 LVEF 下降、无症状的心力衰竭患者,尤其是老年心力衰竭患者可能有害,不宜应用。

10.抗凝药物和抗血小板药物　CHF 时由于扩张且低动力的心腔内血液淤滞、局部室壁运动异常,以及促凝因子活性提高等,可能有较高血栓栓塞事件发生的危险,然而临床研究并未得到证实。心力衰竭时抗凝药物和抗血小板药物的应用建议如下:

(1)心力衰竭伴有明确的动脉粥样硬化疾病,如 CHD 或 MI 后、糖尿病和脑卒中而有二级预防适应证的患者必须应用阿司匹林。其剂量应在每天 75~150mg 之间,剂量低,出现胃肠道症状和出血的风险较小。

（2）心力衰竭伴 AF 的患者应长期应用华法林抗凝治疗,并调整剂量使国际标准化比率在 2～3 之间,高龄老年患者在 1.5～2.5 之间;有抗凝治疗并发症高风险但又必须抗凝的心力衰竭患者,可考虑抗血小板治疗。

（3）窦性心律患者不推荐常规抗凝治疗,但明确有心室内血栓,或者超声心动图显示左心室收缩功能明显降低,心室内血栓不能除外时,可考虑抗凝治疗。

（4）不推荐 CHF 常规应用联合抗血小板和抗凝治疗,除非为急性冠状动脉综合征患者。

（5）单纯性扩张型心肌病患者不需要阿司匹林治疗。

（6）大剂量的阿司匹林和非甾体抗炎药可能会使病情不稳定的心力衰竭患者病情加重。

11. 他汀类药物 他汀类药物对老年 CHF 心力衰竭患者的益处尚需要更多证据,除非有调脂治疗的适应证,不建议老年收缩性心力衰竭患者常规使用他汀类药物。

综上所述,慢性收缩性心力衰竭(HF－REF)药物治疗流程见图 3－3。

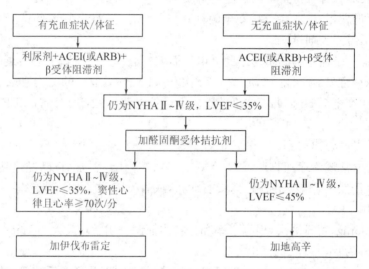

图 3－3 慢性 HF－REF(NYHA Ⅱ～Ⅳ级)药物治疗流程

（三）非药物治疗

1. 心脏再同步化治疗(CRT)和心脏再同步化治疗除颤器(CRT－D) 在 NYHA 心功能Ⅲ、Ⅳ级伴低 LVEF 的心力衰竭患者,临床研究(CARE－HF、COMPANION 等)已经证实 CRT 和 CRT－D 治疗可减低全因死亡率和因心力衰竭恶化住院的风险,改善症状和心室功能,提高生活质量。CRT 和 CRT－D 临床应用方法:

（1）首先经过优化药物治疗 3～6 个月,仍持续有症状,预期生存大于 1 年,状态良好者可以进入筛选。

（2）NYHA 心功能Ⅲ～Ⅳ级,LVEF≤35％,且伴 LBBB 及 QRS≥150 毫秒者,推荐植入 CRT 或 CRT－D(Ⅰ－A)。

（3）NYHA 心功能Ⅱ级,LVEF≤30％,伴 LBBB 及 QRS≥150 毫秒者,推荐植入 CRT,最好是 CRT－D(Ⅰ－A)。

（4）处理要点：严格遵循适应证，选择适当的治疗人群，应用超声心动图技术更有益于评价心脏收缩的同步性；提高手术成功率，尽量选择理想的左心室电极导线植入部位，通常为左心室侧后壁；术后进行起搏参数优化，包括 AV 间期和 VV 间期的优化；尽可能维持窦性心律，实现 100％双心室起搏；继续合理抗心力衰竭药物治疗。

2.埋藏式心律转复除颤器（ICD） MERIT－HF 试验中 NYHA 分级不同患者的死因分析表明，中度心力衰竭患者一半以上死于心律失常导致的猝死。临床证据（SCD－HeEF、MADIT－Ⅱ等）显示，ICD 对 NYHA Ⅱ～Ⅲ级、AMI 后 40 天以上的患者可以降低病死率，因此推荐用于上述患者中曾有致命性快速心律失常而预后较好者。ICD 临床应用方法

（1）二级预防：慢性心力衰竭伴低 LVEF，曾有心脏停搏、心室颤动（VF），或伴有血流动力学不稳定的室性心动过速（VT），推荐植入 ICD 以延长生存（Ⅰ－A）。

（2）一级预防：缺血性心脏病患者，MI 后至少 40 天，LVEF≤35％，长期优化药物治疗（至少 3 个月）后 NYHA 心功能Ⅱ或Ⅲ级，合理预期生存期超过 1 年且功能良好，推荐植入 ICD 减少心脏性猝死，从而降低总死亡率（Ⅰ－A）。

（3）处理要点：心力衰竭患者是否需要植入 ICD 主要参考发生心脏性猝死的危险分层，以及患者的整体状况和预后，最终结果要因人而异。对于中度心力衰竭患者，符合适应证，预防性植入 ICD 是必要的。重度心力衰竭患者的预期存活时间和生活质量不高，不推荐植入 ICD。符合 CRT 适应证同时又是猝死的高危人群，尤其是 MI 后或缺血性心肌病的心功能不全患者，有条件的应尽量植入 CRT－D。

3.心脏移植 由于心脏供体的限制，不建议 65 岁以上老年患者进行心脏移植术治疗。

四、老年舒张性心力衰竭的治疗

老年心力衰竭患者中约有 50％的患者左心室收缩功能尚存，然而很少有临床试验评估药物对这种心力衰竭的治疗效果，因此老年舒张性心力衰竭（HF－PEF）的治疗在很大程度上仍然是根据临床经验。

1.积极控制血压 舒张性心力衰竭患者的达标血压宜低于单纯高血压患者的标准，即收缩压＜130mmHg，舒张压＜80mmHg。

2.控制 AF 心率和心律 心动过速时舒张期充盈时间缩短，心搏量降低。建议：①慢性 AF 应控制心室率。②AF 转复并维持窦性心律可能有益。

3.应用利尿剂 可缓解肺瘀血和外周水肿，但不宜过度，以免前负荷过度降低而致低血压。

4.血运重建治疗 由于心肌缺血可以损害心室的舒张功能，CHD 患者如有症状性或可证实的心肌缺血，应考虑冠状动脉血运重建。

5.逆转左心室肥厚，改善舒张功能 可用 ACEI、ARB、β 受体阻滞剂等。维拉帕米有益于肥厚型心肌病。

6.地高辛不能增加心肌的松弛性，不推荐应用于舒张性心力衰竭。

7.如同时有收缩性心力衰竭，则以治疗后者为主。

目前已经公布的有关 ACEI、ARB 和 β 受体阻滞剂的研究显示，这些药物可改善 HF－

PEF 患者住院率和严重心力衰竭的症状,但无改善其预后的证据,目前治疗指南未推荐这些药物作为 HF-PEF 的标准治疗药物。HF-PEF 的治疗包括积极治疗潜在的心脏疾病;小到中剂量的利尿剂减轻充血和水肿的症状;合并使用 ACEI、ARB 或 β 受体阻滞剂可改善症状和住院率。但如果患者对起始治疗无效,应考虑进行替代治疗,可选用硝酸盐类药物、地高辛、钙拮抗剂或者联合用药。

五、老年 CHF 的预防和临终关怀

由于老年心力衰竭患者预后不佳,制订和采取预防措施至关重要。积极治疗高血压可使心力衰竭的发生率降低 50%,在>80 岁老年收缩性高血压患者,这种获益更为明显。控制高脂血症可防止发生心肌梗死和其他缺血性事件,从而降低心力衰竭的发生。戒烟也可降低老年心肌梗死和卒中的发生率,从而阻止心力衰竭的形成。但目前预防措施还不够充分,尤其是在 80 岁以上的老年人。

老年心力衰竭患者预后很差,5 年存活率甚至低于癌症,一旦患者出现严重心力衰竭症状(纽约心脏学会心功能分级Ⅲ或Ⅳ级),生活质量即严重受损,可选择的治疗有限。即使患者心力衰竭相对较轻或者心力衰竭处于代偿阶段,仍存在心脏骤停的风险,而那些心肺复苏成功的患者,将面临更大的生存风险。

由于这些原因,当患者仍然能够理解和进行知情选择时,医师有责任与患者讨论他们希望得到的积极的治疗方法和临终关怀。随着病程演变,患者的意见可能发生变化,因此医师必须定期与他们重新沟通。沟通的艺术很重要,因为尽管患者接受了积极的治疗,但常常仅能改善临终症状而非起死回生。医师的谈话如过于乐观,会给患者及其家庭过多希望,虽然可能帮助稳定患者的情绪,有助减缓疾病的进展,但治疗失败后可能会更加重他们的痛苦;医师谈话过于悲观,会加重老年患者的心理负担,导致病情加重。因此,医师在提供积极的治疗方案前,应如实介绍该治疗方法对患者身心恢复的益处和风险。

最后,在患者疾病终末时期,医师应与患者及其家庭讨论他们希望在哪里度过生命的最后时光。许多患者希望在家人簇拥的情况下离开人世,应尽可能尊重患者的愿望。有些患者可能希望去临终关怀病房,更多的患者只能选择所在的病房。应尽可能创造温馨的环境,如增加陪护或允许增加探视,充分体现临终关怀。

第四节　老年心律失常

随年龄的增加,心律失常(cardiac arrhythmia)发病率明显增加。老年人心律失常不仅发生率高、危害性大,而且常伴有复杂的临床情况,增加了治疗的难度,成为临床心血管病和心律失常领域诊疗的难点。

一、老年心律失常的特点及分类

(一)发生机制及特点

1.心脏形态结构增龄性变化　随年龄增加,心肌解剖、生理和生化发生退行性变化,心肌

正常生理性质改变,心肌发生纤维化、淀粉样变,瓣膜退行性改变,传导系统纤维化、脂肪浸润,心肌兴奋性增高、传导变慢,心律失常发病率明显增加等。

2.生理变化 老年人呼吸功能减退常伴二氧化碳潴留,可增加心肌兴奋性,也可促发心律失常。

3.心肌疾病 随着年龄增加,老年人并发各种心脏病的概率明显增加。由于窦房结动脉或其发源的动脉粥样硬化,引起心房缺血、炎症、纤维化等,导致窦房结功能减退、房性心律失常发生率增加。冠心病引起心肌梗死和心室扩大,可导致心室过度牵张,心肌缺氧和心肌细胞内钾丢失,心肌细胞动作电位改变,引起室性心律失常。心室肌缺血,受损心室肌与正常心肌间电生理不均一性,可诱发折返而出现反复发作或持续室性心动过速。肺心病时,多源性房性期前收缩、房性心动过速较多见。充血性心力衰竭是各种器质性心脏病晚期表现,常伴有室性心律失常、心房颤动。老年心房颤动患者,常可见心房内较多淀粉样物质沉着。老年人二尖瓣环发生退行性病变及钙化,病变可涉及传导系统,引起房室或束支传导阻滞。

4.药物作用 老年人常同时患有多种疾病,同时服用多种药物,加上老年人肝肾功能的增龄性下降,对药物耐受性较低,药物生物利用度下降,有效血药浓度增加,易发生毒性反应。尤其是抗心律失常药物,发生致心律失常作用。其他如大环内酯类抗生素、喹诺酮类抗生素、抗疟疾药、抗组胺药、抗精神病药、抗抑郁药、抗惊厥药,部分抗肿瘤药物等,也可导致心律失常。

5.临床特点 大部分起病隐匿,病史较长,进展缓慢。老年人临床症状较年轻人明显,心率缓慢引起心、脑、肾等脏器供血不足的症状十分常见。多数老年患者同时存在几种心律失常。老年人常存在多种疾病,尤其伴有中枢神经系统疾病时,表述困难易导致漏诊、误诊。

(二)分类

老年心律失常分类和一般人群相同,从发生机制进行分类,分为自律性、折返性、触发性三大类。但老年人因其特殊的病理生理特性,其心律失常分为:

1.老年退行性心律失常 指患者不伴有心血管病和其他疾病因素,明显属于增龄性的退行性变导致心律失常。此类心律失常往往不影响血流动力学,但是常常比较顽固。

2.老年病理性心律失常 是老年患者既往已有或新发的各种心血管病,或由其他疾病因素引起的心律失常。其心律失常发生是疾病发生发展过程中的一种症状。

3.混合型 即在老年退行性变基础上,合并心血管疾病而导致的心律失常,是临床多见的情况。

二、老年常见缓慢性心律失常

老年人心脏传导系统退行性改变,心脏传导阻滞发生率随年龄而增加,缓慢性心律失常的发生率明显高于年轻人。老年人缓慢性心律失常最为常见类型有:病态窦房结综合征(sick sinus syndrome,SSS,简称病窦综合征)、房室传导阻滞和室内传导阻滞。老年人缓慢心律失常的临床特点:①大部分起病隐匿、病史较长、进展缓慢。②难于恢复或痊愈。③房室传导阻滞程度往往较重,如不处理预后差。④临床症状较年轻人明显。⑤老年人心脏传导阻滞一旦发生,常呈进行性发展。⑥且大多发生于希氏束远端或束支(90%),少数发生于房室结水平。

（一）病态窦房结综合征

1.病因　老年人窦房结起搏细胞随增龄而逐渐减少,可减至健康中青年人的5％～10％以下。窦房结动脉多呈单一血管,起始于右冠状动脉。老年人冠心病、心肌病、高血压等发病率较高,这些疾病损伤窦房结动脉,导致窦房结及其周围组织缺血、纤维化,以及发生窦房结退行性病变。

2.诊断

(1)心电图:病窦综合征根据心电图表现分为四型:

Ⅰ型:窦性心动过缓(sinus bradycardia),严重者心率＜40次/min以下。

Ⅱ型:窦性停搏(sinus pause or sinus arrest)或窦房阻滞(sinoatrial block,SAB)。

Ⅲ型:心动过缓－过速综合征(bradycardia－lachycardia syndrome)。

Ⅳ型:窦房结、房室结双结病变。

(2)动态心电图:窦性心率,＜40次/min,停搏＞3s。可出现黑矇、晕厥等与心动过缓相关临床症状。

(3)窦房结功能测定:常用指标有窦房结恢复时间(SNRT)和窦房结固有心率(IHR)。

老年人SNRT＞1600毫秒为异常。IHRP＜[118.1－(0.57×年龄)]×82％可判断为窦房结功能低下。

3.治疗

(1)原则:①原发病治疗十分重要。老年患者的诊断明确、有与心动过缓相关症状,应及时安置心脏起搏器。②老年人常合并心脑血管疾病,耐受力较年轻人差,而且预后不良。临床医师应重视老年患者的症状,不能强调出现心脏停搏时间一定大于3s,才考虑安置起搏器。

(2)起搏器选择:显著窦性心动过缓、房室传导正常者首选AAIR型。伴房室传导阻滞者首选DDDR型。窦房阻滞或窦性停搏,但平均窦性心率正常者,可选AAI或DDD型。频发快速性房性心律失常者,宜选有模式转换功能的DDD型或VVIR、VVI型起搏器。

（二）房室传导阻滞

老年人随增龄房室传导系统结缔组织逐渐增多,60岁以后,中心纤维体和室间隔上部钙化逐渐增加,房室结内细胞成分和希氏束传导细胞含量逐渐减少,是老年人容易发生房室传导阻滞(简称房室阻滞)的病理基础。

1.病因

(1)冠心病心肌梗死、急性心肌炎,可发生急性房室传导阻滞。高血压、各类型心肌疾病是导致慢性房室传导阻滞的常见原因。

(2)Lev病即左心骨架硬化症,可能由于高血压及二尖瓣、主动脉瓣长期受高压影响,导致支架组织纤维化。

(3)Lenegre病为特发性希氏束、室束支退化症,其基本病理改变是房室束以下传导系统细胞逐渐丧失,代之以纤维化和脂肪浸润。

2.临床表现　老年患者房室传导阻滞大多为发展过程缓慢。传导阻滞程度可表现一度、二度Ⅰ型、二度Ⅱ型和三度。有些老年患者房室传导阻滞可以呈间歇性表现,需要做24h动态心电图检查,或在症状出现时反复做心电图检查才能明确诊断。

除器质性心脏病外,有些间歇性房室传导阻滞可能继发于一过性心肌缺血,或见于睡眠呼吸暂停综合征患者,后者在长间歇呼吸暂停中出现传导阻滞,此时常伴血氧饱和度显著下降。

3. 治疗

(1)急性房室传导阻滞主要针对病因治疗。急性下壁心肌梗死和急性心肌炎患者在渡过急性期后,房室传导阻滞常可以减轻或消失,对于此类患者二度以上房室传导阻滞,可选择临时心脏起搏、肾上腺皮质激素及异丙肾上腺素对症治疗。难以恢复的房室传导阻滞,应安置永久性心脏起搏器。

(2)慢性房室传导阻滞二度以上并有相关症状的慢性房室传导阻滞,包括长时间不能恢复的急性房室传导阻滞,应安置永久性心脏起搏器。窦房结功能正常者可选择 DDD 或 VDD型。窦房结功能不良者应首选 DDDR 型。频发房性快速性心律失常者,可选择有起搏模式转换功能的 DDD 型或 VVIR、VVI 型起搏器。

(3)间歇性房室传导阻滞老年患者如排除因睡眠呼吸暂停综合征或某些不常用药物导致的房室传导阻滞,有相关症状的二度以上房室传导阻滞、包括长时间不能恢复的急性房室传导阻滞,应安置永久性心脏起搏器。

(三)室内传导阻滞

1. 分型 心室内传导阻滞又称束支阻滞,分单束支阻滞、双束支阻滞和三束支阻滞三种类型。

(1)单束支阻滞:包括左束支阻滞(LBBB)、右束支阻滞(RBBB)和左前分支阻滞、左后分支阻滞。左、右束支阻滞又可分为完全性和不完全性阻滞。

老年人单支阻滞发生率较高。右束支阻滞可见于慢性阻塞性肺疾病老年患者或健康人,左束支阻滞多见于有器质性心脏病,如高血压、冠心病及心肌病等。左前分支阻滞多发生于老年冠心病、心肌病患者,也见于健康老年人。单支传导阻滞临床意义较复杂,除观察其是否与器质性心脏病有关,还应观察单支阻滞动态变化情况,是否从无到有及阻滞程度是否逐渐加重等。

(2)双束支阻滞类型:多见右束支阻滞伴左前分支阻滞,较少见右束支阻滞伴左后分支阻滞、左前分支和左后分支交替阻滞。后者如发生二分支完全性阻滞,则与左束支主干完全性阻滞难鉴别。

(3)三束支阻滞类型:指右束支、左前分支及左后分支均出现传导阻滞,如三支均发生完全性传导阻滞,则与三度房室传导阻滞不易鉴别。不完全三束支阻滞常见形式是左、右束支传导阻滞交替出现,或双支阻滞伴不同程度(一度或二度)房室传导阻滞等。

2. 病因 老年人双束支和三束支阻滞患者常有较大面积或弥漫性心肌损害,后者可出现与缓慢性心律失常相关的严重症状。有些患者可能合并较严重心功能不全,预后较差。

3. 治疗 老年患者束支传导阻滞,特别是单束支和双束支阻滞,多无心动过缓及心脏停搏表现。如未合并其他原因导致的心动过缓,患者可无症状。临床意义仅取决于患者是否存在心脏器质性疾病。但在持续性或间歇性三束支阻滞的老年患者中,则可能出现与心动过缓及心脏停搏相关的严重症状,其临床意义同完全性房室传导阻滞,必须立即安置心脏起搏器。

(1)老年人缓慢性心律失常介入治疗的特殊性:安置心脏起搏器,是治疗缓慢性心律失常有效方法。老年人缓慢性心律失常,除典型的二度以上房室传导阻滞和病窦综合征外,还有表现为心房颤动伴缓慢心室率等。心脏起搏器植入术,目前是老年患者最常施行的心脏介入性手术之一。现认为,老年及高龄均不是心脏起搏器植入术的禁忌证。相反,老年人心脏老龄化改变,常有心功能(包括收缩功能和舒张功能)下降心脏自律性降低和传导能力减弱,心功能代偿能力较差,发生缓慢性心律失常机会增加,缓慢性心律失常时出现的症状较重。老年患者如有安置心脏起搏器的适应证,应当及早积极安置心脏起搏器,以防止心脏意外事件发生。安置心脏起搏器后,可以改善症状,提高老年患者的生活质量。

因老年人自身特点,起搏器植入有其特殊性:

①老年人尽量选用生理性起搏器:心脏生理性起搏可以减少心脏病发病率和死亡率。很多研究提示,生理性起搏器与单纯心室起搏相比,慢件心房颤动、卒中、心力衰竭、心血管事件的发生率明显减少。

②老年人容易发生起搏器综合征起搏器:综合征是非生理性心室按需起搏器(VVI)的常见并发症。

③房室同步起搏对老年患者更有利:老年人心功能代偿能力低,心室舒张期顺应性下降,心室充盈需更多依赖于心房的活动,房室协调活动能提高心排血量,改善运动耐量。

④单腔心房按需起搏(AAI):是最简单的生理性起搏器,应注意房室传导阻滞。有研究提示,对年龄≤70岁,PR间期≤0.22s,或年龄>70岁,PR间期≤0.26s的病窦患者,以100次/min起搏心房,房室传导仍为1:1时,安置AAI起搏器是安全的。

⑤VDD起搏器较适合老年患者:VDD起搏器为单电极双腔起搏器,手术方式简便、快捷。但对有潜在窦房结功能不全,或心功能不全,需提高心率以改善心功能的老年患者,不适合选用VDD起搏器。

⑥频率应答型起搏器:起搏频率可随活动量自动改变,以适合生理需要。老年人安置心室频率应答型起搏器后,活动能力、临床症状、运动耐力等,均比固定起搏频率的心室起搏有所提高。

(2)心脏起搏器植入术常见并发症

①出血和感染:如皮下或囊袋内出血,出血合并感染。

②糖尿病患者术后创面不易愈合。

③起搏器囊袋穿孔:无菌性囊袋穿孔多见于老年女性。

④心肌穿孔:特别是老年女性患者,右心室壁较薄弱,容易发生心室壁穿孔。心肌穿孔多见于临时起搏器术后,也可发生在永久起搏器植入术中。

⑤术后发生起搏和感知失灵多见于电极脱位:老年人心肌萎缩,电极头部不易固定,电极导管植入后容易发生脱位。老年人心肌应激性较差,起搏电压阈值较高,容易导致起搏失灵和感知障碍。

三、老年常见快速型心律失常

(一)心房颤动

1. 流行病学 心房颤动(atrial fibrillation,AF)发生率随增龄而升高,40～50 岁小于 0.5%,80 岁人群高达 5%～15%。近 70%心房颤动患者年龄在 65～85 岁。心房颤动患病男女相近。流行病学资料表明,60 岁后男性患病率明显升高,65～69 岁男女患病率分别 5.8%和 2.8%,而 70～79 岁分别为 5.9%和 5.8%,75 岁以上心房颤动患者中 60%为女性。根据近年来心房颤动患病率增长趋势,未来心房颤动患病率还将持续增长。

2. 病因 阵发性心房颤动可见于健康人。在情绪激动、运动、手术后、电击及酒精中毒时易发生。在无心脏病变基础上发生心房颤动称为"孤立性心房颤动"。更多心房颤动发生与心血管疾病相关,如冠心病、Ⅱ膜性心脏病(多为二尖瓣性)、高血压,尤其存在左心室肥厚、心肌病、感染性心内膜炎、心力衰竭等。其他如慢性肺源性心脏病、肺栓塞、甲状腺功能亢进、自主神经系统调节功能异常等。通过提高迷走神经或交感神经张力可以触发易感人群发生心房颤动。

3. 分类 2010 年欧洲心血管协会(European Society of Cardiology,ESC)指南推出新分类法:

(1)首诊心房颤动:第一次确诊心房颤动,与心房颤动持续时间及相关症状无关。

(2)阵发性心房颤动:能在 7d 内自行转复为窦性心律者,一般持续时间<48h。

(3)持续性心房颤动:指持续 7d 以上,需药物或电复律才能转复为窦性心律。

(4)长期持续性心房颤动:心房颤动持续时间≥1 年,并决定进行节律转复治疗的心房颤动。

(5)永久性心房颤动:不再考虑节律控制策略的长期持续性心房颤动。一旦再决定进行节律转复治疗时,则永久性心房颤动将被重新定义为"长期持续性心房颤动"。

4. 临床表现 心房颤动症状取决于有无器质性心脏病、心功能基础、心室率快慢及发作形式等。

(1)特发性心房颤动而心室率不快时可无症状。

(2)心脏病心房颤动可有病因相关表现,或心悸、气促、乏力和心前区不适感,尤以初发或阵发性者明显。室率快速严重者可出现晕厥、急性肺水肿、心绞痛或心源性休克等。

(3)心房颤动患者可发生动脉栓塞事件:由于心房无机械收缩和血流淤滞等,易形成左房或心耳血栓,脱落时易发生动脉栓塞事件,尤以脑栓塞发生率、致死率和致残率最高。风湿性心脏病二尖瓣狭窄伴心房颤动患者最易发生,且有反复发作倾向。

(4)体格检查:心脏听诊时第一心音强弱不等、心律均绝对不规则,由于部分心动周期心排出量不同程度减少,常致脉搏短绌、强弱不等和血压测量结果差异较大等。如心律变为规则时,应考虑是否恢复了窦性心律、转变为心房扑动及房室传导比例固定、发生完全性房室传导阻滞、出现房性、房室交界性或室性心动过速。

(5)心电图:特征为 P 波消失,代之以连续、不规则、形态与振幅以及时间间距不一致的颤动波,称为 f 波,f 波频率 350～600 次/min,心室律绝对不规则。在未接受治疗或房室传导正常者,心室率一般 100～160 次/min。QRS 波群通常正常,心室率过快出现心室内差异传导,

QRS波形态增宽变形。

5.治疗 积极寻找和治疗心房颤动原发疾病和诱因。预防血栓栓塞、控制心室率和尽可能恢复并维持窦性心律。

(1)抗栓治疗预防血栓栓塞:除低危患者(孤立性心房颤动、年龄<65岁)或存在禁忌证,所有心房颤动患者均应行抗栓治疗,以预防血栓栓塞并发症。

①国际权威指南推荐CHA2DS2－VASc积分(表3－7)根据主要危险因素、临床相关非主要卒中危险因素评分等,对非瓣膜性心房颤动进行初始卒中风险评估,并建议直接根据危险因素选择抗栓治疗:存在一个主要危险因素或两个以上临床相关非主要危险因素,即CHA2DS2－VASc积分≥2分者,需服用口服抗凝药物。存在一个临床相关非主要危险因素,即CHA2DS2－VASc积分为1分者,口服抗凝药物或阿司匹林均可,但优先推荐口服抗凝药物。无危险因素,即孤立性心房颤动、年龄<65岁,可服用阿司匹林或不进行抗栓治疗。

表3－7 非瓣膜性心房颤动CHA2DS2－VASc评分及抗凝意见

危险因素分类及评分	危险因素	CHA2DS2－VASc评分
主要危险因素	年龄≥75岁	2
	卒中、TIA、血栓栓塞	2
临床相关非主要危险因素	女性	1
	年龄65～74岁	1
	高血压	1
	充血性心力衰竭	1
	糖尿病	1
	血管疾病	1
抗栓治疗		
CHA2DS2－VASc积分≥2分	口服抗凝药物	
CHA2DS2－VASc积分＝1分	口服抗凝药物(优先推荐)或阿司匹林	

②药物:目前预防心房颤动血栓栓塞药物主要为抗凝药物和抗血小板药物。

抗凝药物包括华法林、普通肝素和低分子肝素、直接凝血酶抑制剂(达比加群)。抗血小板药物包括阿司匹林和氯吡格雷。

华法林抗凝的靶目标国际标准化比值(INR)2.0～3.0。老年患者抗凝强度亦为2.0～3.0,不建议INR<2.0和INR>3.0。INR在3.0～4.0,颅内出血风险增加而血栓栓塞事件发生率并不比2.0～3.0低。目前临床试验研究表明,亚裔人群服用华法林颅内出血风险较欧美白种人增加。由胡大一教授牵头的国内心房颤动抗凝研究表明,中国人非瓣膜病心房颤动患者,应用华法林抗凝,INR2.0～3.0安全有效,但应避免INR>3.0,以最大限度减少出血并发症,尤其应严密监测高龄、合并心力衰竭和肾功能异常患者。

老年患者华法林治疗窗非常狭窄,需要反复监测INR值调整剂量。由于高龄引起的生理改变以及并存多种疾病和需服用多种药物等,都影响华法林代谢,使出血倾向增加。我国有抗凝适应证患者仅约10％应用了华法林。老年患者中,因摔倒而停用华法林也是影响治疗的原因。

达比加群酯(dabigatran)是新近研发的一种抗凝药。RELY试验对比了达比加群和华法林治疗卒中高危因素的心房颤动,纳入18113例非瓣膜性心房颤动患者。结果表明,达比加群酯对卒中或体循环栓塞主要终点的作用不低于华法林。达比加群酯不易受食物和药物影响,无需抗凝监测或剂量调整,可能逐渐用于心房颤动卒中的预防和治疗。但应用达比加群治疗前,应评估患者肾功能,并建议≥75岁老年患者及肌酐清除率(CCr)<5mL/min人群监测肾功能。

对于拒绝服用口服抗凝药物或有服用禁忌患者,可联用75~100mg阿司匹林和75mg氯β比格雷替代。心房颤动持续时间<48h伴有卒中危险因素者,转复前也需进行肝素抗凝治疗。心房颤动持续时间≥48h,应在复律前3周口服华法林治疗,心律转复后继续服用治疗4周。

(2)控制心室率:对于持续心房颤动治疗目标是减慢快速的心室率,单用或联合β受体拮抗剂、洋地黄或非二氢吡啶类钙通道阻滞剂,甚至胺碘酮,使静息心率60~80次/min,轻中度活动时心率<110次/min。然而,严格心室率控制未必是最好措施。最新循证医学(RACE Ⅱ)结果表明,心房颤动者控制长期心室率<110次/min,将获益更大,心血管事件发生率从14.9%下降到12.9%,但该研究随访2~3年,结果意义有限。对于合并心力衰竭或发生心动过速的心肌病患者的心房颤动,仍要实施严格心室率控制治疗。

(3)恢复并维持窦性心律:长期有效且安全的维持心搏的窦性心律,能够改善和消除症状,延缓病程进展。应该指出,维持窦性心律不是要完全消除心房颤动发作,有效药物治疗时可能引发严重的不良反应。因此,应强调和注重药物治疗的安全性。重视窦性心律维持治疗的临床化和个体化,即根据心房颤动患者不同临床心血管病和心功能状况,选择用电复律或药物复律。

胺碘酮(amiodarone)是维持窦性心律最有效的药物,对于心房颤动超过6个月、左心房内径超过45mm、心房颤动心室率<60次/min、洋地黄中毒、曾有栓塞史或超声发现心房附壁血栓者、曾用电转复不能巩固窦性心律者不宜行电复律。

药物复律对交感性心房颤动首选β受体拮抗剂。迷走性心房颤动首选丙吡胺。原因不确定者可选用决奈达隆(dronedarone),它是不含碘的胺碘酮样药物,降低心房颤动复发方面次于胺碘酮,但耐受性更好。决奈达隆不宜应用于左心室功能受损,近期心力衰竭失代偿或者心功能NYHA分级Ⅳ级患者。其他药物有普罗帕酮、索他洛尔、氟卡尼等,无效时再考虑胺碘酮。

(4)导管消融根治心房颤动:虽仍是心房颤动的二线治疗,随技术快速发展,导管消融治疗心房颤动疗效不断提高。对有症状阵发性心房颤动,以及药物治疗无效、有明显症状持续性心房颤动,或长期持续性心房颤动,可考虑行导管消融。此外,对于心室率过快药物不能控制者,可选择房室结改良术加植入起搏器治疗。心房起搏作为预防心房颤动的方法正在探索。目前,使用心脏起搏器预防心房颤动主要在窦房结功能不全合并阵发性心房颤动患者。

对于发生心房颤动的高危者(各种器质性心脏病患者),长期服用相关药物如 ACEI、ARB、他汀类药物等,能改善心肌重构,延缓患者心脏形态学和功能重构,进而延缓和减少心房颤动的初发和复发。

(二)室性心律失常

室性期前收缩是老年人常见的心律失常,多无症状。室性心动过速(简称室速)和心室颤动是猝死的主要原因。老年人室性心律失常处理原则与年轻人相同,但要考虑老年人抗心律失常药物耐受性和药物致心律失常的作用和不良反应。

1. 治疗 老年人无器质性心脏病的室性期前收缩或非持续性室速并不需药物治疗。症状明显者应去除患者的诱发因素,可选用镇静剂或β受体拮抗剂。对伴有器质性心脏病的室性期前收缩患者,主要治疗基础疾病,控制诱发因素。在此基础上用受体拮抗剂作首选治疗,Ⅲ类抗心律失常药物可用于复杂室性期前收缩的患者,而不应使用Ⅰ类抗心律失常药物。

发生于器质性心脏病患者的非持续性室速,很可能是恶性室性心律失常先兆。心腔内电生理检查是评价预后的方法之一。如果电生理检查不能诱发持续性室速,治疗主要针对病因和诱因,并在此基础上,应用β受体拮抗剂有助改善症状和预后。上述治疗效果不佳,且室速发作频繁、症状明显者,可以按持续性室速用抗心律失常药物预防或减少发作。对于电生理检查能诱发持续性室速者,应按持续室速处理。如果患者左心功能不全,或诱发血流动力学障碍的持续性室速或心室颤动,应首选埋藏式心脏复律除颤器(ICD)。无条件者按持续室速药物治疗。

2. 预后 老年人发生持续性室速,多预后不良,容易引起心脏猝死。无论有无器质性心脏病,有无心脏结构和功能异常,都应紧急处理。除治疗基础心脏病、认真寻找可能存在的诱发因素,同时及时治疗室速本身,终止室速或心室颤动发作。①血流动力学稳定和非持续性室速,可用利多卡因、胺碘酮或普罗帕酮静脉注射。②对持续性室速伴有严重血流动力学障碍者,应选用同步直流电转复。注意预防复发:积极有效治疗病因。排除急性心肌梗死、电解质紊乱或药物等可逆性或一过性因素所致持续性室速,是植入 ICD 的明确适应证。药物可选用β受体拮抗剂、Ⅲ类、Ⅰc类药物。

恶性心律失常指伴有血流动力学障碍的持续性室速或心室颤动,多有明确器质性心脏病。包括:①频率 230 次/min 以上单形性室性心动过速。②心室率逐渐加速的室性心动过速,有发展成心室扑动或(和)心室颤动的趋势。③室性心动过速伴血流动力学紊乱,出现休克或左侧心力衰竭。④多形性室性心动过速,发作时伴晕厥。⑤特发性心室扑动或(和)心室颤动。ICD 是治疗恶性室性心律失常最有效的方法,其治疗致命性室性心律失常、预防心脏性猝死作用明显优于抗心律失常药物,已成为无可逆性诱发因素的心脏性猝死高危患者的首选治疗措施。β受体拮抗剂能降低心肌梗死、心力衰竭的总死亡率,是恶性心律失常一级预防的首选用药。

第五节 老年心源性猝死及复苏

心源性猝死(cardiac cardiac death)是由于心搏骤停(sudden cardiac arrest)导致脑血流突然中断乃至死亡。以急性症状开始 1h 内意识突然丧失为前驱的自然死亡。无论是否知道患者已患有心脏病,死亡的时间和形式都是无法预料的。

猝死时间定义的不同,严重影响了流行病资料,世界范围的心源性猝死发病率难以估计,在美国每年约有 30 万人发生心源性猝死,占全部心血管病死亡人数的 50% 以上。心源性猝死的危险在 35 岁以后明显增高,并且持续增高超过 70 岁。我国随着人民生活水平提高和人口老龄化的加速,老年人群的心源性猝死发生率也逐年上升。

一、病因

绝大多数心源性猝死患者有器质性心脏病。心源性猝死在西方国家至少 80% 是由冠心病及其并发症引起,其中 20%～25% 或更多患者以心源性猝死为首要临床表现。另外 10%～15% 由心肌病所致。老年人心源性猝死常见病因有:

(一)冠状动脉异常

1.冠状动脉粥样硬化

(1)慢性缺血性心脏病伴暂时性供需失衡－血栓形成、血管痉挛、体力活动。

(2)急性心肌梗死。

(3)慢性动脉粥样硬化伴心肌基质改变。

2.冠状动脉栓塞

(1)主动脉瓣或二尖瓣心内膜炎。

(2)人工主动脉瓣或二尖瓣。

(3)异常的自体瓣膜或左心室附壁血栓。

(4)血小板性栓塞。

3.冠状动脉功能性梗阻 伴或不伴动脉粥样硬化的冠状动脉痉挛。

(二)心室肌肥大

1.冠心病伴左心室肥大。

2.无明显冠状动脉粥样硬化的高血压心脏病。

3.继发于瓣膜性心脏病的心肌肥厚。

4.肥厚型心肌病,包括梗阻性和非梗阻性两类。

5.原发性或继发性肺动脉高压,缓慢进展的心室负荷过重。

(三)心肌疾病与心力衰竭

1.慢性充血性心力衰竭

(1)缺血性心肌病。

(2)特发性扩张型心肌病。

(3)酒精性心肌病。

(4)高血压性心肌病。

(5)心肌炎后心肌病。

2.急性心力衰竭

(1)大面积急性心肌梗死。

(2)急性心肌炎。

(3)急性酒精性心脏功能异常。

(4)在主动脉瓣狭窄或人工瓣中的球瓣栓塞。

(5)心脏结构机械性断裂,如心室游离壁的破裂,二尖瓣装置断裂(乳头肌、腱索、瓣叶),室间隔破裂。

(6)无顺应性心室急性肺水肿。

(四)感染、浸润、新生物与退行性过程

1.病毒性心肌炎伴或不伴心室功能异常。

2.与血管炎有关的心肌炎,如结节病,进行性系统硬化症,心肌淀粉样变等。

(五)心脏瓣膜疾病

此类疾病常见主动脉瓣狭窄或关闭不全,二尖瓣断裂,二尖瓣脱垂,心内膜炎,人工瓣功能异常。

(六)电生理异常

1.传导系统异常

(1)希氏束-浦肯野系统纤维化:①原发性退行性变(Lenegre病)。②继发于心脏骨架的纤维化和钙化(Lev病)。③病毒感染后的传导系统纤维化。④遗传性传导系统疾病。

(2)异常传导通道:如 Wolff-Parkinson-White 综合征,短不应期旁道。

2.复极异常

(1)获得性(或继发性)QT 间期延长综合征药物作用(伴基因异常缺陷?):①心脏的,抗心律失常的。②非心脏的。③药物相互作用。

(2)电解质异常(伴基因异常缺陷?)。

(3)毒性物质。

(4)低温。

(5)中枢神经系统损伤。

3.Brugada 综合征　显示非缺血性右束支阻滞与 ST 段抬高。

4.未知或不肯定原因心室颤动　无可识别结构性或功能性原因:①特发性心室颤动。②短联律间期的尖端扭转性室性心动过速,多形性室性心动过速。③在以前健康患者中非特异性纤维脂肪浸润(右室发育不良变异?)。

(七)与神经体液和中枢神经系统影响有关的电不稳定性

1.儿茶酚胺依赖性致命性心律失常。

2.中枢神经系统有关的。

（八）其他

1.极度体力活动时猝死（寻找原因）。

2.心振荡－胸部钝器伤。

3.静脉回流的机械性干扰

（1）急性心脏压塞。

（2）大块肺栓塞。

（3）急性心内血栓形成。

4.主动脉夹层动脉瘤。

5.中毒性/代谢性紊乱

（1）电解质紊乱。

（2）代谢紊乱。

（3）抗心律失常药物的致心律失常作用。

（4）非心脏病的致心律失常作用。

二、病理生理

1.致命性快速心律失常是心源性猝死的主要原因　心源性猝死是冠状动脉血管事件、心肌损伤、心肌代谢异常和或自主神经张力改变等因素相互作用引起的一系列病理生理异常结果。但其最终机制目前尚无定论。

2.严重缓慢心律失常和心室停顿是心源性猝死另一重要原因　其电生理机制是：当窦房结和房室结功能异常时，次级自律细胞不能承担起心脏的起搏功能，常见于病变弥漫累及心内膜下普肯耶纤维的严重心脏疾病。

3.非心律失常性心源性猝死　常由心脏破裂、心脏流入和流出道急性阻塞，急性心脏压塞等导致，所占比例较少。

4.无脉性电活动　是心源性猝死相对少见的原因，其定义为心脏有持续电活动，但无有效机械收缩功能，常规方法不能测出血压和脉搏。见于急性心肌梗死时心室破裂、大面积肺梗死时。

三、临床表现

心源性猝死临床经过分为前驱期、终末事件期、心脏骤停与生物学死亡。不同患者各期临床表现有明显差异。

四、诊断要点

心源性猝死由于其无法预料的特性，临床上常不能预先观察到症状和体征，在发病前几日或几周可出现一些非特异前驱症状，如胸痛、呼吸困难、心悸、疲乏等，尽管它们对预测即将发生的事件敏感性低，但如果这些前驱症状突然发生时，则对心脏骤停的发生具有特异性。

心脏骤停的生存率很低,抢救成功关键是尽早进行心肺复苏,而尽早心肺复苏关键是及时识别心脏骤停。

当患者突然出现意识丧失(对问答、刺激无反应)、昏迷、全身发绀、颈动脉搏动消失(以最短时间判断有无脉搏),应立即诊断心脏骤停并进行心肺复苏(cardiopulmonary resuscitation,CPR)。特别强调,不要等待静听心音、不要等待诊断心搏的各项临床诊断依据均具备才开始抢救。

五、心肺复苏流程

心肺复苏的成功取决于心脏骤停发生地点、发生机制以及患者基础情况、实施复苏的及时和正确性。院外老年人心脏骤停的急救结果不如年轻人。有研究比较高龄患者(>80 岁和>90 岁两组)与非高龄患者(<80 岁,平均 64 岁组)出院后生存率,分别为 9.4% 和 4.4% 及19.4%。但进一步分析认为,年龄只是影响预后的较弱因子,因高龄患者快速室性心律失常发生率并不很高,神经系统稳定性和住院时间也与非高龄患者相当。影响复苏后死亡的高危因素,除年龄>70 岁外,既往脑卒中史、肾功能不全和入院时心力衰竭等更为重要。

1.院外急救处理 基础生命活动支持,即初级心肺复苏。

(1)立即人工胸外(心脏)按压,同时保持气道通畅和进行人工呼吸,直至心跳恢复。

(2)心跳恢复后,给予头部降温,以减少脑细胞氧耗量。

(3)急救同时,应设法(让他人)通知急救医疗系统,尽早进入高级生命支持,包括给氧通气、除颤、药物、纠正水电解质紊乱及酸中毒。适当脱水以减轻脑水肿。给予类固醇激素等综合治疗。以达到心肺复苏及脑复苏。复苏程序见图 3—4。

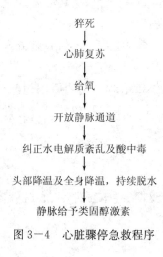

图 3—4 心脏骤停急救程序

2.心肺复苏要点见图 3—5。

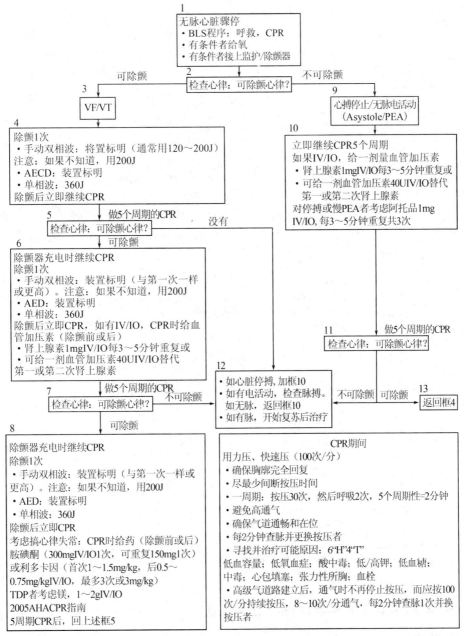

1 无脉心脏骤停
- BLS程序：呼救，CPR
- 有条件者给氧
- 有条件者接上监护/除颤器

2 检查心律：可除颤心律?

可除颤 → **3 VF/VT**

不可除颤 → **9 心搏停止/无脉电活动 （Asystole/PEA）**

4
除颤1次
- 手动双相波：将置标明（通常用120～200J）
注意：如果不知道，用200J
- AECD：装置标明
- 单相波：360J
除颤后立即继续CPR

5 检查心律：可除颤心律?

可除颤 →

6
除颤器充电时继续CPR
除颤1次
- 手动双相波：装置标明（与第一次一样或更高）。注意：如果不知道，用200J
- AED：装置标明
- 单相波：360J
除颤后立即CPR，如有IV/IO，CPR时给血管加压素（除颤前或后）
- 肾上腺素1mgIV/IO每3～5分钟重复或
- 可给一剂血管加压素40UIV/IO替代第一或第二次肾上腺素

7 检查心律：可除颤心律?

可除颤 →

8
除颤器充电时继续CPR
除颤1次
- 手动双相波：装置标明（与第一次一样或更高）。注意：如果不知道，用200J
- AED：装置标明
- 单相波：360J
除颤后立即CPR
考虑搞心律失常：CPR时给药（除颤前或后）
胺碘酮（300mgIV/IO1次，可重复150mg1次）
或利多卡因（首次1～1.5mg/kg，后0.5～0.75mg/kgIV/IO，最多3次或3mg/kg）
TDP者考虑镁，1～2gIV/IO
2005AHACPR指南
5周期CPR后，回上述框5

10
立即继续CPR5个周期
如果IV/IO，给一剂量血管加压素
- 肾上腺素1mgIV/IO每3～5分钟重复或
- 可给一剂血管加压素40UIV/IO替代第一或第二次肾上腺素
对停搏或慢PEA者考虑阿托品1mg IV/IO，每3～5分钟重复共3次

11 检查心律：可除颤心律?

不可除颤 → **12**

可除颤 → **13 返回框4**

12
- 如心脏停搏，加框10
- 如有电活动，检查脉搏
- 如无脉，返回框10
- 如有脉，开始复苏后治疗

CPR期间
用力压、快速压（100次/分）
- 确保胸廓完全回复
- 尽最少间断按压时间
- 一周期：按压30次，然后呼吸2次，5个周期性=2分钟
- 避免高通气
- 确保气道通畅和在位
- 每2分钟查脉并更换按压者
- 寻找并治疗可能原因："6'H'4'T"
低血容量；低氧血症；酸中毒；低/高钾；低血糖；
中毒；心包填塞；张力性所胸；血栓
- 高级气道路建立后，通气时不再停止按压，而应按100次/分持续按压，8～10次/分通气，每2分钟查脉1次并换按压者

ACS，急性冠状动脉综合征；BLS，基本生命支持；CPR，心肺复苏；IV，静脉注射；IO，骨髓注射；OD，过量；VF，心室颤动；VT室性心动过速

图3-5 心肺复苏要点（心脏骤停的心血管急救综合操作规范）

3. 成人环形高级生命支持流程见图3-6。

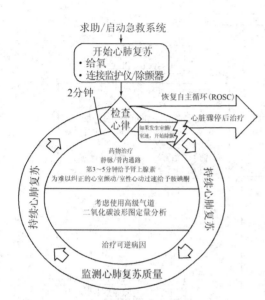

心肺复苏质量
- 用力(≥5cm)快速(≥100次/分)按压并等待胸壁回弹
- 尽可能减少按压的中断
- 避免过度能气
- 每2分名交换一次按压职责
- 如果没有高级所道,应采用30 2的按压 通气比率
- 二氧化碳波形图定量分析
   -如果Petco$_2$<10mmHg,尝试提高心肺复苏质量
- 有创动脉压力
   -如果舒张阶段(舒张)压力<20mmHg,尝试提高心肺复苏的质量

恢复自主循环(ROSC)
- 脉搏和血压
- Petco$_2$突然持续增加(通常40mmHg)
- 自主动脉压随监测的有创动脉波功

电击能量
- 双相波:制造商建议值(120~200J);如果该值未知,使用可选择的最大值
   第二次及后续的剂量应相当,而且可考虑提高剂量
- 单相波:360J

药物治疗
- 肾上腺素静脉/骨内注射剂量:3~5分钟1 mg
- 血管升压素静脉/骨内剂量:40个单位即可老爷爷首剂量或第二次剂量的肾上腺素
- 胺碘酮静脉/骨内剂量:首剂量:300mg静脉注射。第二次剂量:150mg

高级气道
- 声门高级气道或气管插管
- 用于确认和监测气管插管位置的二氧化碳波形图
- 每分钟8~10次人工呼吸,伴以持续的胸外按压

可逆病因
低血容量	-张力性所胸
-缺氧	-心脏填塞
-氢离子(酸中毒)	-毒素
-低钾血症/高钾血症	-肺动脉血栓形成
-低温治疗	-冠状动脉血栓形成

图3—6　成人高级生命支持环形流程

第六节　老年冠状动脉粥样硬化性心脏病

一、老年冠状动脉粥样硬化性心脏病概述

冠状动脉粥样硬化性心脏病(coronary atherosclerotic heart disease,CHD),简称冠心病,又名缺血性心脏病,是指由于冠状动脉粥样硬化和(或)冠状动脉功能性改变(痉挛、炎症、栓塞、风湿性疾病、创伤和先天性畸形)引起血管腔狭窄或阻塞,从而导致心肌缺血缺氧或坏死而引起的心脏病。

(一)分型

临床可分为五个类型:隐匿型、心绞痛型、心肌梗死型、心力衰竭与心律失常型、猝死型。

近年来,临床医学将本病分为两大类:急性冠状动脉综合征(ACS)和慢性冠状动脉病

(CAD)或慢性缺血综合征(CIS)。ACS 包括不稳定型心绞痛、非 ST 段抬高性心肌梗死、ST 段抬高性心肌梗死及猝死;CIS 包括无症状性心肌缺血、冠状动脉正常的心绞痛(X 综合征)、稳定性心绞痛及缺血性心肌病。

亚太地区年龄≥65 岁老年人患冠状动脉粥样硬化性心脏病称为老年冠状动脉粥样硬化性心脏病,简称老年冠心病。本节重点讨论老年不稳定心绞痛和老年急性心肌梗死。

(二)特点

众多研究证实冠心病的死亡率与年龄成正相关性。冠心病是老年人的首位死亡原因。2005 年,中国心脏调查研究指导委员会主导下的中国心脏调查研究显示,连续入组符合冠心病诊断标准的住院患者 3513 例,在入选的冠心病患者中,其中女性 33.4%,平均年龄(70±9.3)岁,男性 66.6%,平均年龄(66±12.2)岁,全体研究对象中年龄≥65 岁以上老年人群占据了绝大部分。

老年人年龄每增加 10 岁,冠心病的发病率危险分别增加 12.70%,24.20%,31.70%,各年龄组男性发病率均高于女性,男性发病风险为女性的 1.39 倍。

对于典型的心绞痛,急性心肌梗死等冠心患者群,中青年人往往以典型的临床表现而得到迅速的诊断;老年人通常合并多种基础疾病,痛觉敏感性减低,其临床表现常不典型,症状往往比较轻微或缺如,经常被误诊为其合并症的临床表现。相关资料统计报道,老年心肌梗死患者典型病例仅占 22%,不典型的心绞痛可占 35%,更多的是无任何症状,高达 43%。老年人的多种基础疾病同时也是发生不典型心绞痛的诱因,普通静息心电图初次诊断率较低,临床诊治过程中极易发生漏诊或误诊,严重威胁老年人群的生命安全。

老年人的这些特殊性,促使我们应充分重视老年人群冠心病发作的特点,遏制病情的进一步发展和恶化,使患者的生活质量和生存率得到进一步提高。

(三)危险因素

1. 高脂血症　根据现有报道,总胆固醇(TC)和三酰甘油(TG)升高是老年女性冠心病的独立危险因素,并不影响老年男性冠心病的死亡率;高密度脂蛋白胆固醇(HDL－C)和低密度脂蛋白胆固醇(LDL－C)一样能预示老年人冠心病,HDL 水平与老年人冠心病的危险性呈更明显的成负相关;TC/HDL－C 比值>5,老年人冠心病的危险性明显升高,其比值每升高 1,老年人冠心病的危险性增加 17%;HDL－C,LDL－C 和 TC/HDL 是评价老年人血脂方面有意义的指标。

2. 高血压　是老年人冠心病的危险因素,但是,老年人高血压多表现为假性高血压、直立性低血压高发病率和血压波动大的特点。因此,要通过不同体位并反复测量血压,才能正确评价血压。

3. 糖尿病　是冠心病的主要危险因素,糖尿病致死、致残的主要原因是心血管疾病。据研究报道,大约 75% 的糖尿病患者死于冠心病,糖尿病又被称为冠心病的"等危症"。

4. 吸烟　研究显示吸烟与老年人冠心病关系呈增龄性改变。

5. 肥胖　调查表明,超重并非老年人冠心病的危险因素。

6. 增龄　冠心病是增龄性疾病,年龄增长是老年人冠心病发生发展的独立而重要的危险因素。

7. 缺乏体力活动　研究表明,缺乏体力活动是冠心病的重要危险因素,老年人的体力活动明显减少,其危险性明显增加。

8.社会心理因素 研究证实,冠心病是一种心身疾病,老年人由于遭遇各种精神刺激的机会越来越多,加上躯体疾病和精神挫折的耐受力日趋降低,社会支持程度与老年人冠心病的发病率成反比。

二、老年心绞痛

（一）病因及诱因

冠状动脉粥样硬化是老年人心绞痛的主要病因,其他心脏病,如主动脉瓣狭窄或反流和先天性二叶主动脉瓣,可引起心绞痛。在老年人,主动脉瓣的退行性变可使瓣膜增厚、僵硬或钙化,有的还可发展为钙化性主动脉瓣狭窄;肥厚型心肌病、主动脉夹层、梅毒性主动脉炎也可以引起心绞痛。

常见的心绞痛诱因:寒冷、酷热、饱餐、顶风行走,老年人合并的多系统疾病致心脏储备功能下降,如糖尿病、高血压、呼吸道感染、贫血、甲亢和心力衰竭和各种心律失常等,情绪激动和体力活动时更易诱发。

（二）发病机制

当冠状动脉血流量不能满足心肌代谢的需要,引起心肌急剧的、暂时的缺血缺氧时,即产生心绞痛。基本病变为冠状动脉粥样硬化造成的管腔狭窄。发病的诱因为心肌氧的供需失去平衡,即心肌对血液需要量暂时性增高造成供血不足,引起局部缺氧和代谢产物的潴留而导致疼痛。

（三）病理生理

在心绞痛发作前,患者常有心脏和肺的顺应性减低的症状,如血压升高、心率增快、肺动脉出和肺毛细血管楔压升高;心绞痛发作时,可出现左心室收缩和舒张功能障碍的病理生理改变,如左心室收缩力和速度减低、射血速度减慢、左心室收缩压下降、心排血量降低、左心室舒张末期压和血容量增加等。

（四）临床表现

1.心绞痛的临床分型 临床上习惯将心绞痛分为慢性稳定型心绞痛、不稳定型心绞痛和变异型心绞痛。

2.临床症状的特点

（1）疼痛部位不典型:典型心绞痛位于胸骨中段后方及心前区,约手掌大小范围,可向左肩背部、左臂内侧放射。老年人的心绞痛则可发生在下颌部到上腹部的任何非典型的部位,但每次发作多固定在某一部位,由相同原因反复诱发。其中非典型的疼痛表现包括牙痛、颈部咽喉部疼痛或紧缩感、上肢酸胀疼痛不适、腹痛和背部心绞痛等,容易误诊,在老年人发生疼痛部位不典型的概率明显多见。

（2）疼痛性质不典型,程度较轻:典型的心绞痛胸痛为压榨、紧束或窒息感,偶伴濒死的恐怖感觉。老年人合并较多的基础疾病及老年退行性病变,神经痛阈的敏感性降低,心脏储备适应能力均较差,对长期慢性缺血的适应均可使其疼痛的性质不明显。多表现为非典型的疼痛,有的类似关节炎的肩背部酸胀隐痛,类似咽炎的咽喉部不适、紧缩感,类似溃疡病的夜间腹部不适、呃逆、胃灼热、出汗等。有的仅表现为胸部不适、呼吸困难、气急、憋闷、软弱无力或疲惫。发作性胸痛的出现频率相对较低。部分患者甚至出现无症状性心肌缺血的发作。对于老年人反复出现的一过性非疼痛症状均应考虑本病的可能,并仔细观察发作时心电图及对硝酸甘油的反应。

(3)疼痛持续时间:症状出现后多持续 3～10min,数秒或数小时均少见。

(4)体征少:通常心绞痛发作体征较少,有时可见心率增快、血压升高、皮肤冷或出汗,可有一过性奔马律、心尖收缩期杂音和肺底啰音等。但有些患者可出现心率减慢、血压下降,在症状缓解后消失。

(五)辅助检查

1.实验室检查

(1)关注冠心病危险因素。检查空腹血糖、血脂,必要时行葡萄糖耐量试验。

(2)了解有无贫血及其他高代谢情况,排除诱发因素。做血液一般检查和甲状腺功能等。

(3)了解基础疾病情况,行尿液、肝肾功能、电解质、肿瘤标志物等检查。

(4)对于发作心绞痛的患者,行心肌酶、肌钙蛋白、肌酸激酶及同工酶的检查,与急性冠状动脉综合征鉴别。

2.心电图和其他影像学检查

(1)静息心电图

①对于所有提示存在心绞痛症状的患者均应记录 12 导联静息心电图。

②约 50%患者静息心电图在正常范围。最常见的心电图改变为非特异性的 ST－T 改变。

③心绞痛发作时,绝大多数患者记录的心电图有异常的改变,表现为 ST 段的抬高或压低。因心内膜下心肌更容易缺血,故常见反映心内膜下心肌缺血的 ST 段压低($\geqslant$0.1mV),发作缓解后恢复。有时出现 T 波倒置。

④ST 段压低或 T 波倒置的患者中,发作时出现"假性正常化(T 波变为直立)",为支持冠心病诊断的另一个指征。

(2)动态心电图:又称 Holter 心电检测,连续记录并自动分析 24h 心电图,可从中发现心电图 ST－T 改变和各种心律失常,不仅可以反映有症状的心肌缺血(心绞痛发作),也可以发现无症状的心肌缺血,同时可以观察发作的频度和持续时间。但此过程中出现的 ST－T 改变可受多种因素影响,一般不作为诊断冠心病心肌缺血的主要依据。但心绞痛症状出现的时间伴随的 ST－T 改变,则有重要的诊断价值。

(3)X 线检查:可无异常发现,伴发缺血性心肌病时可见心影增大、肺充血等。

(4)心电图运动试验:运动负荷增加心脏负荷以激发心肌缺血,运动中出现典型的心绞痛,心电图改变主要以 ST 段水平型或下斜型压低$\geqslant$0.1mV(J 点后 60～80ms)持续 2min 为运动试验阳性标准。老年人可因肺功能差或体力不支影响结果判断。老年患者基础疾病多,体力状况差,合并潜在心功能不全,或者有严重高血压,血压波动明显(血管壁弹性差,活动后血压上升明显),有不稳定型心绞痛、严重心律失常,无痛性心肌梗死者不适宜做该项检查。

(5)核素心肌显影检查:^{201}Tl 静息时所示灌注缺损主要见于心肌梗死后瘢痕部位,运动后见于心肌缺血区,不能运动的患者做双嘧达莫试验可取得与运动时相同的效果。敏感性高,特异性强,结合其他临床资料,对老年人心绞痛诊断有较大价值。

(6)超声心动图:未发作时多为正常表现,症状发作或运动试验时出现缺血区室壁阶段性运动异常可提示心绞痛发作。

(7)冠状动脉造影:在确立冠心病的诊断中以及在评估患者的病情时必不可少。可对冠状动脉血管狭窄的病变部位和严重程度做出准确的判断,为确定治疗方案提供依据。

(六)鉴别诊断

1. 心血管疾病

(1)急性心肌梗死:疼痛部位与心绞痛类似,但疼痛性质更为剧烈,持续时间长,多超过30min,可长达数小时,含服硝酸甘油效果欠佳。心电图可见面向梗死部位的 ST 段抬高,或梗死性 Q 波的形成。非 ST 段抬高心肌梗死多表现为 ST 段下移或 T 波改变。同时,可有血压的下降,白细胞增高,心肌坏死的特异性标志物增高。

(2)主动脉夹层:多因主动脉壁动脉瘤形成破裂,可同时出现血压增高,胸痛性质剧烈可放射至背部、腹部、下肢等,与急性心肌梗死较难见鉴别,二者均可引起心肌酶升高,在二者的鉴别中,病史和发病特点极为重要。同时,影像学检查也可作为鉴别的参考。

(3)瓣膜病变:严重主动脉狭窄或关闭不全可引起严重心绞痛,通过病史、体征及影像学检查不难鉴别,当瓣膜病变合并冠心病时,则需冠状动脉造影进行明确诊断。

(4)心肌病:特别需要鉴别的是梗阻性肥厚型心肌病,可因流出道狭窄产生收缩期杂音,在胸骨左缘 3~4 肋间可闻及,同时还会因狭窄引起心绞痛、呼吸困难及晕厥等症状,超声心动图可见其特征性的室间隔非对称性的肥厚。

(5)急性心包炎:一般多见于年轻人,疼痛多位于心前区,上腹部及颈部多见,持续存在,呈刀割样锐痛,深吸气、体位改变和吞咽时加重,坐位或前倾位及憋气时减轻,早期可出现发热及心包摩擦音。心电图可见 QRS 波群低电压,ST 段弓背向下抬高及 T 波倒置。超声心动图可见心包积液。

(6)梗死后综合征:发生急性心肌梗死几周至几个月内出现发热、胸痛等症状,可反复发生,表现为胸膜炎、心包炎、肺炎等。

(7)心肌肌桥及 X 综合征:根据冠状动脉造影结果,发现心肌肌桥或结果阴性可确立诊断。

2. 消化系统疾病

(1)反流性食管炎及食管裂孔疝:根据疾病病史,胸痛发作性质和特点,与饮食的关系,结合钡餐或胃镜检查,不难做出诊断。

(2)胆囊炎及胆石症:多起病较急,疼痛部位于上腹部多见,伴发热、白细胞增多等,结合腹部 B 超或 CT 可鉴别诊断。

(3)胰腺炎:多与暴饮暴食或酗酒后出现的上腹部剧烈的刀割样疼痛,同时可伴有血象和淀粉酶的改变,结合影像学检查可做出诊断。

(4)消化性溃疡或肿瘤:消化性溃疡疼痛具有节律性及其特有的规律性,与饮食有比较明确的关系,但消化道肿瘤疼痛呈持续性,性质剧烈,结合大便隐血试验,钡餐及内镜检查,或其他影像学检查可鉴别。

3.其他

(1)肺栓塞:可表现为胸痛咯血、呼吸困难,血压下降,多发生于手术后、长期卧床、妊娠后期等,选择性肺动脉造影可确定诊断。

(2)带状疱疹:疼痛呈持续性,出疹前可有头痛发热、上呼吸道感染等病史,出疹后疱疹和疼痛局限于神经走行区域,可鉴别。

(3)胸壁疾病,肋软骨炎:多见于胸壁上有局限压痛点,活动或改变体位、咳嗽及用力呼吸时疼痛明显,无明显阵发性发作的规律性。

(4)心脏神经官能症:行冠状动脉造影可明确诊断。

(七)治疗

1.明确和治疗诱因 一些可刺激交感神经的药物和某些疾病(如甲亢、贫血、发热、心动过速、心力衰竭等)可以诱发和加重心绞痛,应该治疗。其中戒烟也是一个非常重要的措施,因为吸烟不仅会促进动脉粥样硬化的进展,还可使冠状动脉张力增加,引起心肌需氧增加和冠状动脉血流减少,从而导致急性心肌缺血,加重和诱发心绞痛。

(1)控制冠心病的危险因素:冠心病的危险因素(如高脂血症、高血压、吸烟、糖尿病、雌激素缺乏、吸烟等)可以引起内皮功能障碍,导致血管收缩,血管内血栓形成,促进冠心病的发生和发展。消除冠心病的危险因素可以改善内皮功能。

(2)改变生活方式:向患者做好疾病知识的普及,让患者了解疾病的性质,以正确地对待。合理安排工作和生活,宜尽量避免各种确定的诱因,建立良好的饮食起居习惯,如保持合理的饮食结构,劳逸结合,保持良好心态,进行适当的体育锻炼等。

2.药物治疗

(1)抗心绞痛和心肌缺血的药物治疗:常用的有硝酸酯类、β受体拮抗剂、钙通道阻滞剂三大类药物及其他药物(曲美他嗪,尼可地尔),它们通过降低心肌耗氧量和(或)增加缺血区血液供应,改善心绞痛症状和体征。三类药物可以单独应用,也可以联用,最主要应根据患者的具体病情,采取个体化的原则选择药物抗心绞痛。

①硝酸酯类药物:短效的硝酸甘油用于急性症状的缓解和预防,指导患者正确使用硝酸甘油,避免硝酸酯类药物发生耐药。

②β受体拮抗剂:观察β受体拮抗剂的效果,逐渐增加到最大剂量,确保24h预防心肌缺血;单用β受体拮抗剂如果效果不佳,尝试单用硝酸酯类药物或钙通道阻滞剂Ⅱa类或联用双氢吡啶类钙通道阻滞剂;β受体拮抗剂与双氢吡啶类钙通道阻滞剂联用可以减少其引起的心动过速的副作用,但在老年患者,由于β受体拮抗剂与双氢吡啶类钙通道阻滞剂联用,会引起传导阻滞和心肌收缩功能下降,要特别谨慎。

③钙通道阻滞剂:如果钙通道阻滞剂单用或联合治疗效果不满意,用长效的硝酸酯类药物替换钙通道阻滞剂。

④代谢类药物(曲美他嗪):通过抑制脂肪酸氧化,优化心肌能量代谢,改善心肌缺血和左心功能,可以和β受体拮抗剂等抗心绞痛药物联用。

⑤尼可地尔:具有类似硝酸酯类药物作用的钾通道阻滞剂,能发挥抗心绞痛的作用。

(2)改善预后的药物治疗:常用的药物有抗血小板和抗凝药物、血管紧张素转换酶抑制剂、β受体拮抗剂、钙通道阻滞剂、调脂药物等。

改善预后的药物治疗包括：①没有禁忌证的所有患者服用小剂量的阿司匹林。禁忌证包括出血、阿司匹林过敏或以前有阿司匹林抵抗，稳定型心绞痛患者由于过敏等原因不能耐受阿司匹林时，可用氯吡格雷替代，GPⅡb/Ⅲa抑制剂有明显减低风险的益处。②陈旧性心肌梗死有心力衰竭患者都应接受β受体拮抗剂治疗。③对于有ACEI应用指征的患者接受ACEI治疗，包括合并高血压、心力衰竭、左心室收缩功能不全、心肌梗死后心功能不全以及糖尿病患者；所有心绞痛和确诊有冠心病的患者，接受ACEI治疗。④所有冠心病患者接受他汀类药物治疗，已证明存在冠心病的高危患者，可以考虑应用大剂量的他汀类药物治疗。

3. 冠状动脉血运重建术　包括冠状动脉介入治疗(PCI)和冠状动脉旁路移植术(CABG)。

(1)PCI：包括单纯球囊扩张、冠状动脉旋磨术、冠状动脉定向旋切术及冠状动脉内支架术。由于PCI创伤小、恢复快、相对危险性较低，容易为医师及患者所接受，在临床得到日益广泛的应用。对于低危的稳定型心绞痛患者PCI与药物治疗具有相似的疗效，对于相对高危及多支血管病变的心绞痛患者，PCI能更好地缓解症状，尤其是药物洗脱支架可明显减少再狭窄的风险。研究提示，PCI虽能够明显减少心绞痛的症状，并不能改善患者的长期预后或阻止心肌梗死的发生，但是对老年人短期恢复和短期并发症有好处。

但是PCI和CABG大部分都依赖于外科医师以及患者的身体条件，内科医师要认真考虑患者尤其是老年患者的整体情况从而选择合适的治疗方法。

(2)CABG：目前已成为治疗冠心病的最普通的手术，CABG对于低危的患者并不比药物治疗更好，但可以改善高危患者的预后，对于左主干明显狭窄、三支主要冠状动脉近段狭窄、两支主要冠状动脉狭窄(其中包括左前降支)者，CABG优于药物治疗，借助于体外循环的冠状动脉手术，对于老年患者存在全身炎症反应及微血栓形成的风险，而非体外循环手术则可以减少围术期并发症的发生和死亡率，但血管的通畅率可能降低。

(3)其他治疗：基因治疗、中医治疗、康复治疗可以帮助改善老年心绞痛。

(八)预后

老年人无症状性心肌缺血较成年人多见，因体力活动少，劳力型心绞痛较成年人少，而不稳定型心绞痛比成年人多见，其预后比成年人差。运动核素扫描和冠状动脉造影对老年稳定型心绞痛患者的预后具有很高的判断价值。

1. 老年人稳定型心绞痛预后不良的相关因素有：心绞痛的严重发作，合并众多严重的并发症，如高血压、糖尿病、慢性肾功能不全、严重的呼吸系统疾病等，心肌梗死病史，心脏扩大、心功能不全，静息心电图有ST段下移，吸烟等。

2. 老年人不稳定型心绞痛的预后比稳定型心绞痛的预后普遍较差，虽然进行内科治疗仍在休息时出现心绞痛、心电图ST-T改变、Holter监测有心肌缺血、冠状动脉造影为左主干病变、多支病变或复杂病变以及提示有血栓者，预后均较差。

3. 老年人变异型心绞痛预后不良的主要影响因素为冠状动脉病变的严重程度，有无心肌梗死，心绞痛复发持续时间和是否伴有严重的心律失常。一般认为，变异型心绞痛急性期的持续时间通常为6个月，此期间有较频繁的心绞痛发作，非致死性心肌梗死发生率为20%，死亡率约为 10%,心绞痛发作时如出现严重心律失常,如室性心动过速,心室颤动,高度房室传导阻滞,或心脏停搏等,则有发生猝死的高度危险,预后极度不良。在度过 3～6 个月的心绞痛发作期而稳定的患者,预后较好。

三、老年急性心肌梗死

(一)分型

2012 年,全球心肌梗死工作组继续联合欧洲心脏病学会(ESC)/美国心脏病学会基金会(ACCF)/美国心脏协会(AHA)/世界心脏联盟(WHF)整合最新流行病学及循证医学证据,再次沿用了 2007 年版心肌梗死的类型,将心肌梗死分为五类:自发性心肌梗死(1 型)、供血不平衡性心肌梗死(2 型)、猝死型心肌梗死(3 型)、经皮冠状动脉介入治疗(PCI)相关性(4a 型)和支架内血栓相关性心肌梗死(4b 型)、冠状动脉旁路移植术(CABG)相关性心肌梗死(5 型)。

(二)病因及诱因

常见病因为冠状动脉粥样硬化,偶见于冠状动脉炎症、栓塞、痉挛和先天畸形。

诱因有:晨起后交感神经活性增加,促使机体的应激反应性增强,心率、血压和心肌收缩力增加;饱餐后,尤其是进食大量脂肪后,使得血脂升高和血黏度增加;情绪激动、重体力活动和用力大便时,可以使血压升高,左心负荷明显增加;出血、脱水、休克、外科手术和严重心律失常等,可引起心排血量骤然下降,冠状动脉灌注锐减;强冷刺激和感染也是常见的诱因。

(三)发病机制

大多数是在粥样硬化基础上,出现斑块的破溃、出血、继发血栓形成,最终导致冠状动脉急性闭塞。

部分老年人在诱因的作用下出现神经和体液调节障碍,使得儿茶酚胺分泌增加,血管紧张素及其他缩血管物质释放增加,血小板释放血栓素 A_2－前列环素平衡失调,血小板聚集增加,血栓素 A_2 诱发剧烈的冠状动脉痉挛,使得粥样硬化病变管腔狭窄部位发展为完全闭塞,发生急性心肌梗死。

(四)病理生理

在病理上,冠心病是以冠状动脉内膜多种病变为特征。早期是血管内膜的脂质沉着,然后逐渐发展为纤维斑块,并在此基础上并发溃疡、出血、血栓形成及钙化,使得冠状动脉动脉管腔狭窄或闭塞,导致心肌供血不足。冠状动脉粥样硬化基础上并发新鲜血栓形成是急性心肌梗死的主要原因,冠状动脉管腔急性血栓堵塞是急性透壁性心肌梗死最主要的原因。而粥样硬化斑块的破溃、出血和继发血栓形成可导致冠状动脉急性闭塞,当闭塞的比较突然且缺乏侧支循环形成,或合并其他多支动脉狭窄或闭塞时,就容易发生心肌梗死。老年人冠状动脉病变比成年人严重,多支血管病变常见(病变血管依次为:前降支、右冠状动脉、旋支),老年人由于病程长,常导致长期慢性的心肌缺血,有助于侧支循环的建立,因此老年人侧支循环丰富,较易发生非 Q 波性心肌梗死和无痛性心肌梗死。同时由于上述原因,老年患者一旦发生心肌梗死,不但局部病损严重,而且病变范围广泛。

(五)临床表现

有研究报告,老年人急性心肌梗死只有 20%～40% 出现典型的临床症状,当梗死面积＞

50%时有48%的患者具有心前区疼痛。

1.梗死先兆　先兆症状多发生在梗死前1周,约占60%以上,发病前1～3周内出现约30%,开始于发病前3～4周较少。常见先兆症状有:

(1)心绞痛发作频繁、加剧:约有20%患者以典型心绞痛症状作为梗死前症状先兆入院。多为不稳定型心绞痛的表现,以新发心绞痛或原有心绞痛加重最突出。其特点是发作频度增加、持续时间延长、放射到新的部位,及发作诱因不明显或诱因改变,硝酸甘油效果差等。

(2)胸部症状:如胸闷、气短、心前区隐痛,胸部烧灼感、紧缩或压迫感,不明诱因的呼吸困难等。

(3)消化道症状:食欲减退、恶心、呕吐、上腹痛、呃逆等。

(4)其他症状:牙痛,咽痛,下颌部、颈部、肩背部隐痛或不适,疲乏无力、心慌、意识障碍等。

2.临床特点及主要症状

(1)胸痛:在80岁以下老年患者,胸痛往往是出现最早和最为突出的症状。这种疼痛与心绞痛相比,性质更剧烈,持续时间更长、部位更广泛,休息及含硝酸甘油均不能缓解。随着年龄的增加,疼痛的发生率逐渐降低,严重程度也随着增龄而减轻,持续时间也较短。有报道称,80岁以上急性心肌梗死患者,无痛型可达63.6%,往往表现为突发的胸闷气短、咽部梗阻感、腹痛、倦怠或晕厥。

(2)心力衰竭与休克:老年人心脏在解剖和功能上均逐渐退化,心肌收缩力减弱,心室顺应性减低,心排血量减少。老年人冠心病病程长,心肌缺血广泛,心脏储备功能差,多合并多支血管病变,因此老年急性心肌梗死患者发生心力衰竭与心源性休克较年轻患者多见。突然发作急性左侧心力衰竭为最初表现。有呼吸困难、端坐、喘鸣或咳粉红色泡沫痰、出汗、发绀,发作急性左侧心力衰竭为最初表现。严重心力衰竭造成左心室排血严重障碍,即表现为心源性休克。

(3)呼吸困难:当患者原有轻度心力衰竭时,心力衰竭症状的加重可能是心肌梗死的唯一表现。心力衰竭患者如反复出现端坐呼吸困难发作或搅人的夜间咳嗽,可能提示为无痛性心肌梗死。

(4)其他症状:包括消化系统症状,如上腹痛、恶心、呕吐及消化不良多见于下后壁梗死。老年冠心病患者伴有脑动脉粥样硬化病变时,一旦出现重要脏器供血不足,可首先表现为脑缺血症候,严重者可出现意识丧失。另外,还可表现为猝死、脑血管意外、低血压、神经精神症状等。

3.体征

(1)心脏体征:消瘦的老年人,在前壁广泛心肌梗死的初期,在胸骨左缘可扪及收缩期膨出搏动。长期高血压患者,搏动弥散。心率变化较大,心动过速、心动过缓均可出现。还可出现各种类型的心律失常,以室性心律失常最多,尤其是室性期前收缩。心尖区第一心音减弱,可出现第四心音(心房性)奔马律,少数有第三心音(心室性)奔马律。心尖部或胸骨左缘3～4肋间常可听见一过性、变化突然的收缩期杂音。老年人在心底部听见收缩期杂音,应注意有无主动脉瓣狭窄存在。在第2～3d可出现心包摩擦音,为反应性纤维性心包炎所致。

（2）心外体征：肺部啰音提示心肌梗死后合并左侧心力衰竭，严重左侧心力衰竭可危及哮鸣音。粉红色泡沫痰提示合并肺水肿。严重左侧心力衰竭可出现交替脉。出现异常颈静脉怒张和异常搏动时应注意有无右室梗死、右室乳头肌缺血坏死引起的三尖瓣关闭不全、心脏破裂和心包填塞的发生。可出现上腹压痛及呃逆，右侧心力衰竭可出现肝大或肝颈静脉回流征阳性。

（六）辅助检查

1. 实验室检查

（1）白细胞计数：多在发病后 1～2d 出现，可持续 2～4d。白细胞可增至 $(10～20)×10^9/L$ 超过 $20×10^9/L$ 约占 10%，中性粒细胞增高，常可见核左移。老年人机体反应力差，约 20% 的患者白细胞计数在正常范围。

（2）红细胞沉降率和 C 反应蛋白：能较准确地反映坏死组织吸收过程及炎症持续时间，可持续约数周。

（3）血清酶：心肌细胞不可逆损伤坏死，心肌内多种酶释放入血，检测到的血清酶升高，主要包括谷草转氨酶（AST），乳酸脱氢酶（LDH），肌酸激酶（CK），丙酮酸脱氢酶（PK），肌酸激酶同工酶（CK－MB）。动态监测心肌酶的活性，对确诊、病情监护、病期判断、梗死面积评估和预后判断有重要意义。但是老年人 CK、AST 和 LDH 的峰值比成年人低，而且达峰时间比成年人晚，诊断时应予注意。这与老年人全身肌肉比例降低有关，而非梗死面积缩小。

（4）心肌坏死标志物：肌红蛋白出现最早，起病后 2h 内升高，12h 达高峰，24～48h 内恢复正常，其值越高敏感性越好，说明心肌损伤、坏死越广泛和严重，预后越差。但其特异性不很强。肌钙蛋白包括肌钙蛋白 I（cTnI）和肌钙蛋白 T（cTnT），在起病后 3～4h 升高。cTnI 于 11～24h 达高峰，7～10d 降至正常。cTnT 于 24～48h 达高峰，10～14d 降至正常。特异性高，在症状出现 6h 后查为阴性，则 6h 后应复查。在急性冠状动脉综合征患者中，cTnI 可作为一个早期优势互补指标，它是不稳定型心绞痛和非 Q 波心肌梗死患者死亡率增高的一项独立危险因素。尽管 CK－MB 正常，血浆标本中 cTnI＞0.4ng/mL 的患者，死亡率明显增加。血清 cTnT 晚期峰值与伴有 Q 的急性心肌梗死的左室射血分数密切相关。cTnT 在急性心肌梗死早期和晚期诊断中具有高度特异度（96%）和敏感度（100%）。急性心肌梗死患者胸痛开始后 10～120h 血标本检测 cTnT 无假阴性结果。

2. 心电图检查 在急性心肌梗死过程中，心电图常呈特殊性演变过程，对其诊断、定位、梗死范围的估计、病情的演变和预后均有帮助。但老年人不仅临床症状不典型者增多，而且心电图阳性率也降低，假阴性增多。

（1）急性 ST 段抬高心肌梗死心电图特点：①面向坏死区周围损伤区导联出现 ST 段弓背向上抬高，与直立的 T 波联结形成单向曲线。②面向透壁心肌坏死区导联出现宽而深的 Q 波（病理性 Q 波），振幅超过同一导联 R 波的 1/4 即深于 1/4R 或为 QS 波，宽度在 0.04 秒以上。③面向损伤区周围缺血区出现倒置或低平 T 波，有时出现 T 波两肢对称，波底尖端正中的冠状"T"波。④上述改变的动态演变。

（2）非 ST 段抬高性心肌梗死患者心电图：有两种：①无病理性 Q 波，有普遍性 ST 段压低 ≥0.1mV，但 aVR 导联（有时还有 V_1 导联）ST 段抬高，或有对称性 T 波倒置为心内膜下心肌梗死所致。②无病理性 Q 波,也无 ST 段变化,仅有 T 波倒置改变。

(3)急性心肌梗死的定位诊断如表 3-8。

表 3-8　急性心肌梗死的定位诊断

梗死部位	相应导联	冠状动脉闭塞部位
前间壁	$V_{1\sim3}$	左前降支
前侧壁	$V_{5\sim6}$	左前降支
前壁	$V_{3\sim4}$	左前降支
广泛前壁	$V_{1\sim6}$	左前降支
高侧壁	Ⅰ、aVL	左回旋支
后侧壁和正侧壁	$V_{7\sim9}$	左回旋支
下壁	Ⅱ、Ⅲ、aVF	左回旋支
右心室	$V_3R\sim V_7R$	冠状动脉

3.放射性核素心肌显像　在以下情况应用价值较大:老年人无痛性心肌梗死;在陈旧梗死基础上再发梗死;心肌梗死的同时伴有左束支传导阻滞或预激综合征;小范围非穿壁性心肌梗死;冠状动脉旁路移植和冠状动脉腔内成形术后怀疑有心肌梗死或用于了解术后心肌组织存活情况;右心室心肌梗死;异常 Q 波的鉴别诊断;了解心肌梗死是否合并心肌缺血或心肌缺血的范围。目前多用单光子发射计算机化体层显像(SPECT)来检查,正电子发射体层显像(PET)可观察心肌代谢变化,判断心肌的死活可能效果更好。

4.超声心动图　了解心室壁的运动和左心室功能(包括 LVEF 及心室容量),有助于判断病情和预后。同时对心肌梗死的并发症,如室壁瘤、室间隔穿孔、乳头肌功能失调等的诊断及鉴别诊断有重要的意义。

5.MRI　急性心肌梗死时心肌微循环通透性增加,细胞外水分增加,心肌细胞受损,钠离子潴留于细胞内,形成心肌细胞内水肿。这种细胞内外水分增加是造成 MRI 信号变化的主要原因。在急性心肌梗死发生的第一周到 10d,心电图门控 MRI 图像显示在梗死部位有高信号强度。

6.冠状动脉造影　冠状动脉造影对判断冠状动脉病变的准确部位及侧支循环的情况以及病变的严重程度,治疗方法的选择具有重要的意义。但老年人常有多支血管病变,合并多种严重的基础疾病,对于老年人急性心肌梗死,首先应考虑全身脏器的功能情况及有无可能进一步行经皮冠状动脉内血管成形术及冠状动脉旁路移植治疗,然后再决定是否有行冠状动脉造影检查的必要。

7.血流动力学监测　可及时、准确地反映急性心肌梗死患者的各种病理、生理学数据,有力地指导临床,在确立诊断、鉴别诊断和判断预后上有重要意义。同时还可以观察药物如血管扩张剂、受体拮抗剂及正性肌力药等的治疗反应,有助于及时调整。

(七)鉴别诊断

1.心绞痛　主要与不稳定型心绞痛相鉴别,性质、部位比较相似,但是不稳定型心绞痛发作时间较短,常为药物所缓解。一般没有血清酶学变化,不伴有低血压等,发作时诱因较明显,结合病史及心电图改变不难鉴别。但对老年人不稳定型心绞痛应警惕,如不及时治疗,较易演变成急性心肌梗死。

2.**主动脉夹层** 胸前锐痛并穿透背部为本病的典型症状,胸痛一开始就达高峰,常放射到背、肋、腹、腰、下肢等。两上肢血压和脉搏可有明显差异。仔细询问病史、结合体格检查、心电图及实验室检查可鉴别。

3.**急性肺动脉栓塞** 可表现为胸痛、咯血、呼吸困难,血压下降,多发生于手术后、长期卧床、妊娠后期等,$S_I Q_{III} T_{III}$是急性肺动脉栓塞特征性心电图改变。诊断不明确时应谨慎排除此病。

4.**急性心包炎** 心包炎的疼痛常与发热同时出现,疼痛多位于心前区,上腹部及颈部多见,持续存在,呈刀割样锐痛,深吸气、体位改变和吞咽时加重,坐起或上身前倾时减轻。

5.**急腹症** 急性胰腺炎、消化性溃疡穿孔、急性胆囊炎、胆石症等均可引起上腹部疼痛,严重者可伴有休克,结合病史、体格检查、影像学检查、心电图检查、实验室检查等以鉴别。

(八)并发症

1.**心律失常** 是老年人急性心肌梗死最常见的并发症。心动过缓型心律失常和心动过速型心律失常均可出现。心动过缓型心律失常包括窦性心动过缓、窦性停搏与窦房阻滞、房室交界性逸搏心律、室性逸搏心律及各种类型的房室传导阻滞。心动过速型心律失常包括窦性心动过速、房性期前收缩、心房扑动、心房颤动、室上性心动过速及室性心律失常等。最严重可表现为心室颤动。老年人冠心病病程长,同时心脏随着增龄可出现退行性变,在出现心肌梗死之前也较易出现各种类型的心律失常,因此更加要警惕老年人发生急性心肌梗死后,在缺血缺氧加重的基础上,心律失常易向恶性心律失常转变。

2.**心力衰竭与心源性休克** 是老年人急性心肌梗死常见的严重并发症,老年人常因生理老化同时伴有多种疾病,老年人心肌工作量减少20%～40%即可发生泵衰竭。同时老年人前壁梗死的发生率更高,梗死面积大,更易发生心力衰竭。由于梗死范围大,老年人更易在陈旧梗死基础上出现新的心肌坏死,且陈旧加新鲜心肌无效区域面积大,常很快发生急性肺水肿和心源性休克,预后恶劣。

3.**乳头肌功能失调或断裂** 二尖瓣乳头肌因缺血、坏死等使收缩功能发生障碍,造成不同程度的二尖瓣关闭不全,心尖区出现收缩中晚期喀喇音和吹风样收缩期杂音,可引起心力衰竭。

4.**心脏破裂** 少见,包括游离壁破裂、室间隔穿孔等造成心脏破裂,造成心包积血引起急性心脏压塞而猝死。

5.**栓塞** 多见于起病后1～2周,可由左心室附壁血栓脱落所致。其临床症状根据栓塞部位不同,栓子大小和对动脉阻塞的范围和程度而有不同的表现。

6.**室壁瘤** 绝大多数并发于急性透壁性心肌梗死,主要见于左心室。体格检查可见左侧心界扩大,心脏搏动范围较广,可有收缩期杂音。经心电图、超声心动图、心肌核素扫描,选择性冠状动脉造影均可诊断。

7.**心肌梗死后综合征** 多于心肌梗死后数周至数月内出现,可反复发生,常见症状为发热、与呼吸和体位有关的心前区疼痛和胸痛,可放射至颈部、下颌、肩臂及后背等处。多数人认为是由于机体对坏死心肌和心包抗原刺激所产生的一种自身免疫反应。

（九）治疗

1.一般处理和对症支持治疗

(1)休息:急性期绝对卧床休息,保持环境安静,解除焦虑,防止不良刺激。

(2)心电监护和血流动力学监测:一般应监护48～72h,对血流动力学不稳定者以及具有心律失常、持续或间歇性心肌缺血或进行溶栓和经皮腔内冠状动脉成形术治疗的患者,心电监护不应少于72h。除颤仪应随时处于备用状态。对于严重泵衰竭者,包括低心排血量、低血压、心源性休克和肺水肿等,还应监测肺毛细血管压和中心静脉压等。密切观察心率、心律、血压和心功能的变化,随时调整治疗措施。

(3)吸氧:老年急性心肌梗死早期即使没有左侧心力衰竭或肺疾病,也常有不同程度的动脉低氧血症,吸氧有利于改善心肌供氧情况。通常在发病早期用鼻导管或面罩给氧,速度为2～4L/min。合并严重充血性心力衰竭,肺水肿或有其他严重并发症,单纯鼻导管给氧不能纠正其低氧血症时,应早点进行气管插管机械通气。

(4)建立静脉输液通道:保证给药途径通畅,以便及时应用血管活性药物或抗心律失常药物。同时每日应适当补充液体,保持水电解质平衡。但同时要注意老年人急性心肌梗死后心功能较一般成人差,输入过多液体易诱发心力衰竭的发生。可严格监测24h出入液量,以便评估病情。

(5)饮食及其他方面护理:急性期以易消化饮食为主,从流质饮食过渡到半流质饮食,同时限制钠盐的摄入,慢慢改为清淡、易消化的饮食。急性发作期有恶心、呕吐患者可给予相应对症处理。同时应保持大便通畅,避免大便用力诱发猝死。对于大便干结者可定期给予缓泻剂或灌肠处理。因前列腺肥大或下腹肌无力排尿困难者,应及时放置导尿管。

(6)疼痛的缓解:可首先含服硝酸甘油,紧随静脉滴注硝酸甘油,改善心肌供血。不能缓解时需用强镇痛剂,包括可待因、吗啡、哌替啶等,吗啡有抑制呼吸、加重低氧血症的可能,对于已有脑动脉硬化和呼吸道疾病的患者要慎用。同时还可以给予适量镇静药物辅助治疗。

2.药物治疗

(1)溶栓治疗:目前认为,高龄并不是溶栓治疗的禁忌证,关键在于是否存在除高龄之外的导致脑出血的危险因素存在,并进行效果－风险分析。

适应证包括:发病少于6h,含服或静脉滴注硝酸甘油胸痛持续大于30min不缓解,心电图至少两个相邻肢体导联ST段抬高≥0.1mV(胸前导联≥0.2mV),或发病虽然超过6h(6～18h),但胸痛持续不缓解,ST段持续抬高;一般情况好且没有溶栓禁忌证。

禁忌证包括:既往发生过出血性脑卒中、1年内发生过缺血性脑卒中或脑血管事件、脑外伤、颅内肿瘤,近期有活动性内出血、活动性胃肠道溃疡、咯血、未排除主动脉夹层,入院前使用治疗剂量的抗凝药或已知有出血倾向。近期外伤史或手术史,或进行10min以上的心肺复苏术。

老年人溶栓治疗前应控制好血压,溶栓剂首先尿激酶(UK)或链激酶(SK),依体重调整剂量,往往能减少脑出血的发生。且早期溶栓获益大,晚期溶栓疗效较差。

（2）抗凝及抗血小板在无禁忌的患者中，发病早期即开始服用阿司匹林，最初三日服用 $300\sim325mg$，以后可减至 $100mg/d$，维持量为 $75mg/d$；老年人要观察胃肠道反应及出血等不良反应。对于阿司匹林过敏或不能耐受者，可用氯吡格雷替换；如果不准备早期 PCI 的患者，应该联合阿司匹林和氯吡格雷治疗 $9\sim12$ 个月。

（3）硝酸酯：早期应用硝酸甘油静脉滴注，可降低急性心肌梗死病死率，但低血压（收缩压低于 90mmHg）不宜使用。

（4）β受体拮抗剂：早期应用β受体拮抗剂能减低老年急性心肌梗死患者的死亡率，因而成为急性心肌梗死的标准疗法。对于心率低于 60 次/min，收缩压低于 13.3kPa（100mmHg），心源性休克、房室传导阻滞、肺源性心脏病和哮喘患者、中度左心功能衰竭患者禁用。对于下壁梗死的老年患者，容易出现传导阻滞，不宜早期使用。对于前壁梗死伴有轻度心力衰竭或中度左室射血分数减低这使用，可获得良好的近远期效果。

（5）钙通道阻滞剂：急性梗死早期应用钙通道阻滞剂的效果还在观察中，对于急性期或恢复期给予钙通道阻滞剂并不能减低死亡率。但是对于β受体拮抗剂无效的高血压或梗死后心绞痛，或有呼吸系统疾病的患者中是有益的。

（6）血管紧张素转换酶抑制剂（ACEI）：在起病早期应用，从低剂量开始。对 EF＜45％、前壁心肌梗死或 Q 波梗死的效应明显。ACEI 可改善心室重构，防止左室容积的扩大，同时可使冠状动脉扩张并改善侧支循环，因而增加缺血区心肌血流量，减少心力衰竭的发生，从而降低病死率。对没有严重禁忌证的患者均应早期使用，禁忌证包括：低血压、双侧肾动脉狭窄、肾衰竭等。

3.心脏介入疗法和外科手术措施　老年人由于溶栓禁忌证多，较成人更适合行介入疗法，老年人介入治疗的最佳途径是经桡动脉途径，可减少其卧床的时间。

（1）经皮冠状动脉血管腔内成形术（PTCA）：包括直接进行 PTCA 治疗和溶栓后 PTCA 治疗。对于发病 4h 内，有溶栓治疗指证但存在禁忌证者，或过去做过冠状动脉造影对冠状动脉受累情况清楚者，PTCA 设备和人员已充分准备，大面积心肌仍处于濒危状态，有休克症状者，可行紧急 PTCA。对于溶栓后梗死冠状动脉可能仍有高度残余狭窄者，有梗死后心绞痛，严重左心功能不全或出院前负荷试验诱发心肌缺血，可在溶栓 $48\sim72h$ 后做延迟的 PTCA。PCI 与 CABG 相比能够明显缩短 70 岁以上老年冠心患者群的住院时间，且能够减低 30d 内的卒中率。

（2）冠状动脉旁路移植术（CABG）：紧急 CABG（发病 4h 内）适用于急性 PTCA 失败后或持续梗死后心绞痛伴血流动力学不稳定的患者。溶栓后择期 CABG 适用于有持续性梗死后心绞痛而无 PTCA 适应证者。

4.其他辅助治疗措施

（1）营养支持，改善心肌代谢药物的使用。

（2）临时起搏器的应用。

（十）预后

预后与梗死范围的大小，侧支循环产生的情况以及治疗是否及时有关系。在数小时内发生严重心律失常、休克或心力衰竭者，病死率尤高。老年人心力衰竭是影响心肌梗死后心脏性死亡的重要因素。急性心肌梗死有室壁瘤形成的患者明显影响左心功能,常死于心力衰竭和猝死。室性心律失常合并心力衰竭者预后更差。非 ST 段抬高心肌梗死近期预后最佳,但长期预后则较差。

第七节　老年心脏瓣膜病

老年退行性心脏瓣膜病(senile degenerated heart valvular disease,SDHVD)又称老年钙化性心脏瓣膜病,它是随年龄增长,瓣膜产生老化、退行性变和钙质沉积,使单个或多个瓣膜发生狭窄和(或)关闭不全,导致血液向前流动障碍和(或)反流,已成为老年心脏瓣膜病和瓣膜置换的常见病因。早在 1904 年,Mockberg 即指出退行性变可造成主动脉瓣狭窄(AS)。近年研究证实,瓣叶退行性变、高血脂致严重动脉粥样硬化可累及主动脉瓣。

有数据显示,SDHVD 发病约占老年瓣膜病的 25%,占非风湿性瓣膜病的 80%,病变主要累及主动脉瓣和二尖瓣,引起主动脉瓣狭窄(AS)或(和)关闭不全(AR)及二尖瓣关闭不全(MR)最为常见。由于钙盐结晶沉积,心脏瓣膜的弹性减退、脆性增加,导致心脏血流动力学紊乱,诱发猝死、心肌梗死、血管撕裂、肢体坏疽及心力衰竭和心律失常,是心血管疾病致死的重要原因。近年来,随着经济状况改善和医疗水平的提高,人类寿命得以延长,该症发生率明显增高,严重地影响了老年人的生活质量及寿命,成为当今严重威胁老年人健康的常见病和多发病。

国内没有确切的关于本病流行病学资料,不同报道 SDHVD 的发病率为 3.64%~4.2%,60 岁以上者为 9%,占老年人心脏瓣膜病的首位,65 岁以上者的主动脉瓣狭窄中为老年退行性病者占 90%,主动脉瓣反流中 52% 是由于主动脉瓣钙化所致。赫尔辛基老龄研究显示,577 名 75~86 岁的健康者有 53% 的人存在主动脉瓣膜的钙化。以多普勒测量瓣口面积小于 1.2cm^2 计算,存在中度至重度主动脉瓣狭窄的,在 75~76 岁人群中为 2.5%,而 85~86 岁人群上升至 8.1%。与退行性心脏瓣膜疾病相关的独立危险因素有年龄(年龄每增长 10 岁危险增长 2 倍)、性别(男性为女性的 2 倍)、吸烟(仍然吸烟者危险增加 35%)和高血压(有高血压病史者危险增加 20%)。急性冠状动脉综合征欧洲心脏研究纳入了 10207 例急性冠状动脉综合征的患者,其中 489 例(4.8%)合并明确的瓣膜疾病,缺血性二尖瓣反流和钙化性主动脉瓣狭窄多见。这些瓣膜疾病患者往往是老龄、女性或合并有糖尿病、慢性肾病等,他们常有心力衰竭病史、心脏缺血事件或有过再血管化治疗。患有瓣膜疾病患者院内和 30 日病死率明显高于非瓣膜疾病患者,分别为 13.4% 和 15.5% 比 6.4% 和 1.1%,氯沙坦高血压终点减少干预研究的心脏超声亚组分析,55~80 岁的患者中,主动脉瓣硬化的检出率在入组时是 40.4%,主动脉瓣狭窄的检出率是 1.6%,4 年后的随访中,检出率分别上升至 63% 和 4%。解放军总医院 1986—1992 年尸检心脏瓣膜疾病 110 例中,中青年组未见钙化,50~60 岁有轻度瓣膜钙化,而 60 岁以上者瓣膜钙化检出率随年龄增长而增高,且联合瓣膜疾病增多;老年人瓣膜病与性别有关,主动脉钙化或硬化,男女比例为 2:1;二尖瓣环钙化多见于女性,男女比例为 1:2。

尽管上述的研究侧重点不同,但都不同程度地反映出退行性瓣膜疾病是很常见的疾病,在老年人尤其明显。在各种瓣膜疾病中以主动脉瓣狭窄最为突出，在≥65 岁人群中占 2％～7％。据估计到 2020 年，仅在欧洲即有 3500000 人患主动脉瓣硬化，150000 人患重度主动脉瓣狭窄。

一、钙化性主动脉瓣疾病

流行病学调查显示，钙化性主动脉瓣疾病（CAVD）已成为目前主动脉瓣疾病的主要病因，包括主动脉瓣钙化（AVC）与钙化性主动脉瓣狭窄（CAS）。根据 2006 年美国瓣膜病指南，将"超声显示瓣膜回声增强、瓣膜增厚，瓣叶活动不受限制，瓣口面积≥3cm²，跨瓣血流速率＜2.5m/s"定义为"主动脉瓣钙化"；将"跨瓣血流速率＞2.5m/s，瓣口面积减小＜3cm²"定义为"主动脉瓣狭窄"。随着人口老龄化，钙化性心瓣膜病的发病率正逐年增加。仅在美国，每年约有 95000 人行瓣膜置换术，另有超过 25000 人死于主动脉瓣疾病。CAVD 平均病程约 8年，一旦出现临床症状，若不行瓣膜置换，平均预后仅为 2 年，5 年生存率不到 20％。

（一）流行病学资料

在美国，CAVD 在 65～74 岁人群中达 25％，在 85 岁以上人群中可高达 48％；2001 年的欧洲大型心脏病调查显示，主动脉瓣狭窄患者中，81.9％是由钙化性病变引起，而主动脉瓣反流患者中，这一比例为 50.3％。有西方国家研究发现，65 岁以上人群中，AVC 及 CAS 的患病率分别为 21％～29％和 2％～9％；85 岁以上人群中，AVC 及 CAS 的患病率可分别达 48％和 4％。CAS 是患病率仅次于冠心病和高血压的第三大心血管疾病，已成为当今主动脉瓣置换的首要病因及老年人最常见的心脏瓣膜疾病。国内诸俊仁等学者 1985 年报道，60 岁以上人群中，老年钙化性瓣膜病检出率为 23.07％，老年钙化性瓣膜病约占老年瓣膜病的 82％；彭禹等 1999 年报道，60 岁以上人群中老年钙化性瓣膜病检出率为 43.7％（n＝973），病变主要累及部位依次为主动脉瓣环、主动脉、二尖瓣环及瓣叶；陈芸、王虹等 2003 年报道，CAVD 在50 岁以上人群检出率为 33.4％，在 65 岁以上人群可达 48％（n＝3000）；国内一项非随机选择患者的回顾分析显示，＞50 岁患者 AVC 的患病率达 49.38％。随着人口老龄化的加剧，钙化性病变已成为我国老年心脏瓣膜病、老年主动脉瓣疾病的主要病因。

（二）病理学机制

1. 异常的瓣膜张力　主动脉瓣纤维层与瓣膜边缘呈环状平行走向，面向心室面的肌层与瓣膜边缘呈放射状垂直走向。正常情况下，主动脉瓣这种结构可以有效适应血流层切应力，防止内皮细胞损伤。但是当高血压、高负荷等异常情况出现时，血流动力学发生紊乱，出现湍流等现象，层切应力降低，机械张力增高，将导致内皮细胞损伤和基底膜断裂，类似于动脉粥样硬化早期所见到的现象。这在先天性二叶型主动脉瓣人群中尤其明显。由于二叶型主动脉瓣比正常三叶型承受更高的机械张力，因此，几乎所有的二叶型主动脉瓣都会发生退行性钙化，发病年龄比正常主动脉瓣提早近 20 年，并极易进展为主动脉瓣狭窄。主动脉瓣纤维层靠近主动脉根部，呈弯曲状，易发生血流动力学改变，致机械张力增高；主动脉瓣中的无冠瓣在舒张期没有血流，所受层切应力低，机械张力大。因此，主动脉瓣纤维层及无冠瓣均为钙化的好发处。

2. 脂质沉积和慢性炎症　高血流张力使瓣膜受损后，断裂的基底膜处常常会发生脂质浸润,于内皮下形成散在脂质沉积。有研究显示,在这些沉积的脂质点周围常可以检测到载脂蛋白 B、载脂蛋白 E 以及脂蛋白(a),故目前认为,这些脂质来源于血浆。此外,瓣膜病变处还可检测到大量氧化性低密度脂蛋白(OX－LDL),它不仅可以激活炎症细胞、诱发炎症浸润,还可为炎症反应提供有效场所。体外动物实验已证实,通过给予家兔高脂饮食,即可造成钙化性主动脉瓣狭窄,且这一过程可被阿托伐他汀有效抑制。由于受内皮损伤、脂质沉积等因素诱导,大量巨噬细胞及少量 T 淋巴细胞会通过黏附分子在主动脉瓣病变处浸润聚集。此时,一方面,巨噬细胞和肥大细胞(巨噬细胞吞噬脂质转化形成)分泌糜蛋白酶、组织蛋白酶等活性酶,降解主动脉瓣中正常胶原纤维和弹性纤维,破坏瓣膜结构;另一方面,炎症细胞又会释放大量细胞因子,如白细胞介素 1β(IL－1β)、转化生长因子 1β(TGF－1β)、肿瘤坏死因子 α(TNF－α)、基质金属蛋白酶(MMPs)、骨成形蛋白(BMP)等,促进间质细胞和成纤维细胞增生,引起胞外间质重构,同时激活肌成纤维细胞,促进钙化形成。有研究显示,在严重的主动脉瓣狭窄患者中,不仅 C 反应蛋白(CRP)血浆浓度显著升高,且在病变瓣膜本身可检测到 CRP 的存在,提示 CRP 可能参与了钙化过程,但其因果关系尚未明确。另外,有学者在主动脉瓣钙化结节中检测到高浓度的衣原体,而大量包膜破坏的衣原体是促进钙沉积的合适物质,因此,怀疑"高浓度的衣原体"也可能是引起主动脉瓣退行性病变的病因之一。

3.钙化和骨形成 主动脉瓣中有大量肌成纤维细胞,这种细胞介于成纤维细胞和平滑肌细胞之间,兼具二者特性。在 CAVD 早期,肌成纤维细胞会在 TGF－1β、骨桥蛋白等多种细胞因子激活下,转化为成骨样细胞,形成小的钙化结节;随病程进展,病变处可以看到活跃的成骨样改变和骨吸收过程,出现凌乱的板层骨样组织。目前认为,这一成骨过程受到包括骨桥蛋白、骨结合素、骨钙素、骨成形蛋白以及骨碱性磷酸酶在内的多种细胞因子调控,是一个瓣膜内异位骨化的过程,是一个可能与全身钙磷代谢有关的主动过程。

4.调节通路和遗传因素 免疫组织化学证实,在 CAVD 的病变处可检测到 ACE(肾素－血管紧张素转换酶)和血管紧张素 II,且 ACE 通常与载脂蛋白 B 合并存在;在肌成纤维细胞表面可检测到血管紧张素 I 受体。研究认为,ACE 可能是由脂质颗粒从血浆带入,并具活性;血管紧张素 II 可促进单核细胞浸润,增强 OX－LDL 损伤作用,参与钙化形成。此外,OPG(骨保护素)/RANKL/RANK 轴、Wnt 信号传导系统也参与了主动脉瓣钙化和骨形成的调货过程。有研究显示,遗传因素对于 CAVD 的发生、发展可能也起到了重要作用。目前比较肯定的是 NOTCH1 基因,它在 CAVD 患者中存在显著性突变,会增加成骨细胞形成,促进钙化。此外,另一个备受怀疑的是维生素 D 受体基因,这一基因在正常人和主动脉瓣狭窄患者中存在显著性差异。

(三)临床表现

1.症状 早期多无症状,无症状期可达数十年。晚期多有呼吸困难、心力衰竭、晕厥、心绞痛,也可引起猝死及感染性心内膜炎等。症状的出现通常与增龄、心室劳损、心脏扩大、心室质量增加及低射血分数密切相关。一旦出现症状则病情迅速进展。需注意的是,老年人严重心力衰竭者可能有隐匿型 CAS,且听不到明显心脏杂音。心绞痛可能与左心室压力高于冠状动脉灌注压致使收缩时间延长;血流快速通过狭窄瓣口后压力突然下降损伤冠状动脉口;冠状动脉储备力下降;心肌肥厚及冠状动脉毛细血管密度减少有关。严重者发生心肌梗死,可反复发生,面积一般不大。晕厥发生率 6%～19%,可达 46%,产生机制尚有争议,早年认为低心排造成脑缺血,现多认为与心律失常、应激状态或劳累时左心室超负荷突然失代偿有关。

2.体格检查　心脏扩大,可闻及喀喇音及房性奔马律,A₂减弱,主动脉瓣区可闻及收缩期杂音,有时杂音仅限于心尖部或较心底部响。因瓣叶钙化后活动差可无喷射音。S₂可单一或反常分裂。体征出现与否主要取决于心排血量,严重心力衰竭时 CAS 的某些体征可被掩盖。

(四)治疗

目前主要有三种治疗方法:药物治疗,手术瓣膜置换及经皮瓣膜置换。

1.药物治疗　对于左心室扩大和低射血分数的重度 CAVD 患者,不恰当的药物治疗可能加重病情;应慎用硝酸酯制剂、ACEI 等具有血管扩张作用的药物,以免前负荷过度降低致心排血量减少,引起低血压、晕厥。β受体拮抗剂等负性肌力药物亦应慎用,但在心房颤动并快速室率或有窦性心动过速时可酌情应用,伴高血压者慎用降压药物。洋地黄制剂仅适用于心房颤动并快速室率或左心室收缩力下降时应用。在药物应用过程中,可行心电和血压监测,必要时实施有创血流动力学监测。

2.心导管介入治疗　介入治疗包括经皮主动脉瓣球囊扩张术(PBAV)和经皮穿刺主动脉瓣置换术(TAVR)。CAVD 瓣叶钙化严重,PBAV 术后瓣口面积增加有限或形成主动脉瓣关闭不全并发症;由于易发生再狭窄,其疗效很少能超过 1 年;目前主要用于危重症患者的过渡治疗,基本上已被临床放弃。近年来由于技术的发展,TAVR 逐渐应用于临床,成为一种新的 CAVD 治疗方法。现有三种介入治疗路径:经股静脉顺行法、经股动脉逆行法、经心尖顺行法。带瓣膜主动脉支架发展已经到了第三代:第一代为聚氨酯瓣膜;第二代为牛心包瓣膜;第三代的代表性产品有两个:Edward 生物瓣和 CoreValve 生物瓣。目前指南把 TAVR 定为Ⅲ类适应证,因此,确定合适治疗目标的患者至关重要。现阶段标准为:严重的钙化性 CAVD 或以 CAVD 为主的病变,有明显的临床症状,风险较高而且不适宜接受外科手术的患者,预期生存期至少超过 1 年。

3.外科瓣膜置换术　手术瓣膜置换可改善患者症状和体征,延长寿命,长期预后良好。根据美国心胸外科协会对 46397 例瓣膜置换患者的统计,手术死亡率仅 6.4%。因此,瓣膜置换手术仍是首选方法。但约有 1/3 的患者无法耐受手术,原因包括:高龄、合并其他并发症或当地没有手术条件。大多数研究指出,CAVD 患者无其他合并症时,瓣膜置换无年龄限制。如合并冠心病、其他瓣膜病变、神经系统异常、肾衰竭,则预后较差。为此,在老年 CAVD 患者决定瓣膜置换术时,应考虑这些因素。指南中提出的手术指征为:有症状的重度 CAVD(瓣膜面积<1cm²)患者(Ⅰ类,B 级);无症状的中、重度 CAVD 患者合并以下情况:需施行冠状动脉旁路术、升主动脉或其他瓣膜手术者(Ⅰ类,C 级);EF<50%(Ⅰ类,C 级),仍在积极从事体力活动、运动试验中出现症状(Ⅰ类,C 级),或出现血压降低者(Ⅱa 类,C 级),瓣膜显著钙化、主动脉峰值血流速度每年增加≥0.3m/s(Ⅱa 类,C 级)。

二、二尖瓣疾病

随着诊断水平的提高以及心脏彩色多普勒超声检查的普及,越来越多的资料显示,在慢性左心功能不全的患者存在二尖瓣关闭不全(mitral regurgitation,MR),其发生率高达43%～74%。MR的存在与心功能的恶化成级联关系,MR越严重,其死亡率越高。资料显示,在左心室收缩末径和(或)射血分数相同的患者中,合并MR的患者其生存率较无MR的患者明显降低。故MR得到越来越多心血管医师的关注。

(一)病因及分类

解剖学上二尖瓣准确的名称应为二尖瓣装置(mitral apparatus)或二尖瓣复合体(mitral complex),由二尖瓣瓣叶、瓣环、腱索、乳头肌、左心房肌和左心室肌共6个部分组成。二尖瓣的正常工作需要二尖瓣装置本身各组成结构的密切配合才能完成,任何导致上述组成部分破坏的原因均可导致二尖瓣关闭不全。

按照引起MR的不同,疾病病因可分类为:①慢性风湿热。②二尖瓣脱垂。③感染性心内膜炎。④冠状动脉粥样硬化性心脏病。⑤左心室扩张。⑥结缔组织疾病。⑦马方综合征。⑧二尖瓣瓣环钙化。⑨先天性结构异常。⑩严重外伤。⑪左心房黏液瘤。⑫人工心脏瓣膜瓣周漏。⑬生物瓣穿孔或退行性变等。

MR也可以按照其病理生理发展过程划分为:

1. 原发性MR 由于二尖瓣本身的组成部分如瓣叶、瓣环、腱索、乳头肌等的破坏引起的关闭不全,可以由风湿性、遗传性、二尖瓣脱垂、先天性、退行性等等原因引起。

2. 继发性MR(也称功能性MR) 左心室的损害,例如,由冠心病引起的缺血或心肌梗死后心室重构,由扩张性心肌病等等导致左心室扩张、乳头肌功能不全、瓣环扩张,从而引起相对性MR。在这种情况下,二尖瓣结构本身可无异常。

目前的观点更倾向于按后者来进行MR的病因分类。针对老年患者特点,本节描述心肌梗死后导致的缺血性二尖瓣反流(IMR)和退行性改变所致的退行性二尖瓣反流(DMVR)。

(二)流行病学资料

据文献报道,缺血性二尖瓣反流的发生率在左心造影研究中为1.6%～19.4%,心脏超声研究表明其发生率为8%～74%。退行性二尖瓣反流在美国人群中的患病率高达2%～3%,在需要手术处理的二尖瓣反流性疾病中,退行性二尖瓣反流占60%～70%的比例;在中国,随着人口老龄化的进展,退行性二尖瓣反流的发生率也在逐年提高。

(三)病理

1. 缺血性二尖瓣反流 是一种包括局部和整体左心室重构、心肌收缩力减弱、乳头肌和左心室运动失同步等多因素、多过程参与的疾病。其病理改变包括:

(1)心肌整体运动功能障碍:动物实验表明,左心室整体心肌运动障碍,无论是否伴有乳头肌功能不全,都会引起二尖瓣关闭不全而出现MR,运动障碍越严重,MR越明显。反流程度与左心室功能成负相关。

(2)节段性室壁运动异常:动物实验表明,单纯损伤乳头肌或乳头肌部分血供减少,不损伤其附着部分的心肌并不能引发MR,但缺血所致的节段性室壁运动异常,特别是与乳头肌根部毗邻处的室壁运动障碍,导致乳头肌根部向后、向外侧移位,使收缩期二尖瓣叶过度受牵拉,远离瓣环形成帐篷样隆起,瓣叶活动受限制,将导致二尖瓣关闭不全及反流的产生。此外,后壁心肌梗死所致节段性室壁运动异常可妨碍二尖瓣瓣环后部括约肌的收缩,使二尖瓣瓣叶对合不良而造成二尖瓣关闭不全。

（3）局部左心室重构：局部左心室重构是引起慢性缺血性 MR 的主要原因。左心室重构的主要特征是左心室扩大、变形和二尖瓣瓣环的扩大。

（4）左心室扩大：左心室扩大是引起慢性缺血性 IMR 的主要原因。左心室腔的扩大和变形可使乳头肌偏离正常位置，导致前后两组乳头肌作用于二尖瓣的力量不能与瓣膜面垂直而致瓣膜闭合不良，出现裂隙引起 MR。

（5）二尖瓣瓣环扩大：动物实验表明，阻塞绵羊的左冠状动脉回旋支造成大面积后壁心肌梗死后，二尖瓣瓣环在瓣叶接合线正交面上发生不对称性扩张。其面积仅增加$(9.2\pm6.3)\%$即可发生 MR。二尖瓣瓣环扩大可伴有左心室扩大，也可无左心室扩大，但只要轻微扩大就可引起二尖瓣关闭不全。

2.二尖瓣的退行性改变　涉及瓣膜结构和功能的一系列的变化，主要包括腱索的延长、断裂，瓣叶的增厚并最终引起瓣膜整体功能的不协调，导致二尖瓣反流的发生。二尖瓣退行性改变的病因主要包括：弹性纤维缺陷、巴洛综合征及马方综合征。弹性纤维蛋白的缺陷可以导致一条或多条腱索的延长、变细，并易于自发断裂，通常发生于二尖瓣后瓣的中点处。其他未受累节段的腱索及瓣叶形态大致正常。部分患者瓣叶可伴有较轻微的黏液样变性。巴洛综合征则由于瓣膜的广泛黏液性变性而导致瓣叶的广泛性增厚，瓣叶面积增大，瓣膜发生脱垂。多个节段的腱索发生不规则的增厚或变薄，腱索延长，并最终发生断裂。部分严重病例还可出现二尖瓣瓣环的明显扩大及瓣下结构的纤维化和钙化。

（四）病理生理

1.缺血性二尖瓣反流

（1）急性缺血性二尖瓣反流：二尖瓣反流的急性期（如特发性腱索断裂时的急性二尖瓣反流），左心房和左心室突然容量负荷过重，反流的血液与肺静脉回流的血液一起使左心房和左心室扩张。尽管此时患者的左心室心肌收缩功能正常，甚至还可能由于交感反射而有所增强，患者仍会出现心输出量减少或肺淤血等类似左侧心力衰竭的表现。急性严重二尖瓣反流可能会导致休克和肺水肿，需在主动脉内球囊反搏的支持下行紧急二尖瓣修补或置换手术。如果患者能够在急性期维持一个相对稳定的血流动力学状态，在 3～6 个月内则会过渡到二尖瓣反流的慢性代偿期。

（2）慢性缺血性二尖瓣反流：在二尖瓣反流的慢性代偿期，肌小节串联排列，心肌离心性肥大，心室容积增加，总搏出量相应增加，进而使有效搏出量恢复正常。同时，左心房由于长期的负荷过重，也逐渐扩张，左房压较前有所下降，减轻了肺淤血的程度。这个阶段患者可无明显的症状，能够从事日常活动，甚至能够参加适度的体力活动，这种代偿期可维持数月或数年，但持续的容量超负荷状态最终会使左心室功能下降。部分是由于肌原纤维的丧失或 cAMP 敏感性下降。在这一阶段，由于左心室收缩力下降，左心室收缩末容积的增加，有效心搏出量下降，扩大的左心室也会进一步加重二尖瓣反流。

（3）二尖瓣及瓣下结构的重要性：二尖瓣瓣下结构（包括正常的腱索、乳头肌）是维持术后左心室正常几何形状和泵功能的基础。腱索的断裂会直接引起左心室功能下降。因此，保留二尖瓣瓣下结构的完整性，对术后保持合适的左心室几何形状和左心室泵功能有重要作用。

最近一项随机研究发现,与同时切断二尖瓣的前后腱索相比,仅保存二尖瓣后叶瓣下结构的完整性也可以降低死亡率,并且术后的心功能也更好一些。

2.退行性二尖瓣反流　退行性二尖瓣反流的出现可以增加左心室容量负荷,减少前向血流量,同时引起全身及局部神经一内分泌系统的激活,加速左心室的异常重构。腱索的突然断裂可以引起急性二尖瓣反流,肺静脉压力迅速升高,出现肺淤血及急性左侧心力衰竭。慢性二尖瓣反流可以引起左心房压力的升高,导致左心房内径的逐渐扩大,增加心房颤动和卒中的风险。

(五)治疗

MR 的治疗应充分考虑临床病史和影像学检查资料。临床病史包括年龄、性别、NYNA 分级、急性心力衰竭事件、合并症(糖尿病和肾功能不全等)。影像学资料也很重要,特别是多普勒超声,包括静息状态时 MR 的严重程度,左心室病理性重构,心肌活力及诱导缺血情况,左心室失同步的程度,收缩储备能力。轻度二尖瓣反流,因对血流动力学的影响较小,可不予特殊处理,而中、重度 MR,不仅明显影响血流动力学,而且降低患者的远期生存率,因此必须治疗。目前,MR 的治疗手段主要包括以下几种。

1.药物治疗　其药物治疗的目的在于:减少二尖瓣反流,减轻肺淤血程度,一定程度上增加左心前向血流量。主要应用血管紧张素转换酶抑制剂和 β 受体拮抗剂,防止或减轻左心室重构而减低反流,但并不能解决左心室存在的结构变化及其对二尖瓣的影响。还可以通过使用强心剂来改善心肌收缩力,使用利尿剂及血管扩张药物降低心脏前、后负荷,缩小左心室容积,减少二尖瓣反流。

2.心脏再同步化治疗(CRT)　是通过双心室起搏的方式治疗心室收缩不同步的心力衰竭患者。这种治疗可以改善患者的心脏功能,提高运动耐量以及生活质量,同时显示出逆转左心室重构的作用。2005 年公布的 ESC 有关慢性心力衰竭治疗指南中,推荐 CRT 作为患者心力衰竭治疗的 I 类指征。适应证如下:QRS≥120ms,左心室的射血分数 EF≤35%,NY-HA 分级Ⅲ~Ⅳ级心力衰竭,充分药物治疗无效的患者,CRT 能够改善患者的心功能,但在 CRT 治疗中,仍有 20%~30%的患者对 CRT 治疗没有反应,也就是说,这些患者的临床症状并没有因为接受 CRT 治疗而得到改善。

3.外科手术治疗　原发性 MR 经过二尖瓣修补术后可以完全治愈,而慢性缺血性 IMR 却不能完全治愈,只能减轻其严重程度。2006 年 ACC/AHA 及 2007 年 ESC 心瓣膜病指南中对于二尖瓣手术的 I 类适应证包括:①有症状的急性重度二尖瓣反流。②慢性严重二尖瓣反流,心功能Ⅱ~Ⅳ级,无严重左心功能不全(LVEF<30%,收缩末期内径>55mm)。指南不推荐对无症状同时左心室功能良好的患者行二尖瓣手术。由于二尖瓣修复术可以最大限度保留自体瓣膜及瓣下结构,避免了人工瓣膜置换术后长期华法林抗凝所带来的出血的风险,且术后患者的左心功能和生存率均优于瓣膜置换术。最近一项 Meta 分析显示,二尖瓣成形术的效果优于二尖瓣置换术。这种手术方式可以维持左心室功能,使患者的手术死亡率下降,术后生存率提高,而且瓣膜成形术后血栓栓塞的发生率低。联合冠状动脉旁路移植和二尖瓣成形术治疗,能够改变 NYMA 功能分级,增加 LVEF,减少左心室的半径,减小左心房的体积,降低肺动脉的压力。欧洲心脏学会推荐重度 MR 患者应该采用联合手术治疗;轻度

MR 患者不宜施行手术；中度 MR 患者的治疗还存在争议。目前通常采用术中经食管超声心动图来选择适合联合手术治疗的患者。晚近出现了一些新的手术方式，如选择性切断腱索，乳头肌的重定位，左心室部分切除，使用装置限制左心室扩张，防止重构和反流等，但这些措施的效果需进一步检验。

4.经皮技术　近几年，随着二尖瓣瓣膜修复理念的不断更新以及介入相关技术和材料的发展，使得经皮二尖瓣修复及成形成为可能。某些装置能够插入冠状窦里，重塑二尖瓣瓣环后部，改善其形状并使后二尖瓣瓣环前移，从而减少二尖瓣反流量。虽然有些装置能够成功地插入到冠状窦里并且短期内减轻 MR，但远期效果还有待于进一步观察。目前投入临床应用的主要技术包括经皮二尖瓣修复术和经皮二尖瓣成形术。

(1)经皮二尖瓣修复术(percutaneous mitral valve repair，PMVR)：PMVR 的基本原理来源于外科二尖瓣修复术中的 Alfieri 技术。Alfieri 技术主要通过在二尖瓣前后瓣瓣叶中点处的边一边缝合，人为造成二尖瓣双出口，从而减少二尖瓣瓣口有效面积来减轻反流程度。其中以 Mitra ClipTM 系统作为该介入方式的代表，目前已在欧美地区开展了小规模的临床随机对照研究。Mitra ClipTM 系统的适应证主要包括①二尖瓣反流超声评分在 3 级及以上。②有心力衰竭症状者 LVEF>25%，ESD≤55mm。③无心力衰竭症状者必须满足以下条件之一：LVEF 25%～60%；ESD≥40mm；新发心房颤动；肺动脉高压。自 Condado 于 2004 年进行首例人类 PMVR 开始，各地相继进行了不同规模的临床尝试。其中，Everest(Endovascular Valve Edge—to—Edge Repair Study)研究是目前 Mitra ClipTM 系统最大规模的临床研究。EVEREST Ⅰ 研究是应用 Mitra ClipTM 系统进行 PMVR 的多中心前瞻性非对照研究。研究共纳入 107 例二尖瓣反流患者，主要为 DMVR 和功能性二尖瓣反流(FMVR)。在长达 3 年多的随访后发现，PMVR 的手术成功率为 74%，64% 的患者出院时反流程度由术前的 3 级及以上，下降到 1 级及以下。患者 1、2、3 年生存率分别为 95.9%、94%、90.1%，高于传统的外科二尖瓣修复的 88.5%、83.2%、76.3%。Robert 等分析了 EVEREST Ⅰ 研究中受试者的血流动力学的数据后发现，行 PMVR 术后，患者每分钟心输出量由术前的 5.0L/min 上升到术后的 5.7L/min，每搏输出量也由 57mL 上升到 65mL，体循环血管阻力也有不同程度的下降，且所有患者中无一例发生外科修复中经常发生的术后低心输出量综合征。EVEREST Ⅱ 研究是应用 Mitra ClipTM 系统进行 PMVR 与外科瓣膜修复的前瞻性多中心随机对照试验，受试者按 2∶1 的比例随机分为介入组和外科组。经过 1 年的随访后发现，尽管介入组二尖瓣反流的有效缓解率(55%)要低于传统外科手术组(73%)，但介入组 30d 不良事件的发生率(15%)明显低于外科组(48%)，1 年死亡率(6%)和 3 级以上反流的比例(21%)与外科组几乎一致。该研究表明，尽管 PMVR 缓解二尖瓣反流的有效率要低于传统外科手术，但介入治疗的安全性更高，介入有效者二尖瓣反流的改善程度可与外科手术媲美。即使介入治疗失败，患者也仍有外科手术的机会。目前 PMVR 仍存在较多的缺陷。PMVR 技术复杂，对手术者的个人操作技术要求非常高，限制了该技术的广泛推广。同时 PMVR 对反流的有效缓解率较外科修复术低，许多患者仍需要手术修复。二尖瓣边一边缝合的部位和程度尚缺乏统一的标准，目前主要依据术者的经验来决定。如果缝合后瓣口面积过大，术后二尖瓣反流的缓解情况不理想；缝合后瓣口面积过小，则有可能造成二尖瓣相对狭窄，产生新的问题。对于因弹性纤维缺陷所致的累及单个节段的 DMVR,因病变相对局限,单纯通过边一边缝合二尖瓣即可减轻反流程度。但对于 Barlow 综合征,因病变广泛,瓣膜严重增厚,瓣叶脱垂明显,瓣环明显扩大,行 PMVR 难度较大。此外,大部分严重 DMVR 的患者存在二尖瓣瓣环的扩大。PMVR 仅改变了瓣叶的结构,而未能对瓣环采取环缩成形,从而影响 PMVR 的远期效果。随着原发病病程的进展,有相当比例的患者仍需要接受外科二尖瓣修复。若能在实行 PMVR 的同时进行经皮二尖瓣瓣环成形术,缩小二尖瓣瓣环内径,可能有助于增加术后二尖瓣反流的有效缓解率,同时降低复发率。

(2)经皮二尖瓣成形术:经皮二尖瓣成形术(percutaneous mitral valve annuloplasty,PM-VA):主要通过导管介入,缩小二尖瓣瓣环内径,减少二尖瓣瓣口解剖面积,从而减轻二尖瓣反流程度。目前主要应用于 FMVR 的患者,但若联合 PMVR,将有助于提高 PMVR 对 DM-VR 的治疗效果。PMVA 的解剖学基础在于:冠状静脉窦及心大静脉位于房室沟,解剖上邻近二尖瓣瓣环后部,在心脏表面环绕后瓣约 2/3 的周长。PMVA 可通过间接途径和直接途径达到缩小二尖瓣瓣环的效果。间接法是指在冠状静脉窦内植入一种特制的带张力的"C"形合金装置,通过合金环的环缩力量,将后瓣"推"向前瓣,从而减少二尖瓣瓣口面积。该类方法主要的代表包括 Cardiac Dimensions CarillonTM 系统和 Edwards MonarcTM 系统。CarillonTM 系统进入冠状静脉窦后,可以将"C"形环远端的固定装置输送到冠状静脉窦远端或心大静脉后释放并固定,通过输送系统产生张力,环缩后瓣的瓣环。术中同步的超声心动图可以实时监测二尖瓣瓣口面积及反流程度的变化。在达到满意的效果后释放系统近端的固定装置,将其固定在冠状静脉窦近端。CarillonTM 系统减少反流的效果通过术中的心脏超声即可观察到。若装置植入位置不满意,还可以通过输送系统回撤"C"形环。MonarcTM 系统与 CarillonTM 系统主要的区别在于:"C"形环两端通过支架固定,近远端通过"桥"段连接。"桥"段是一个可伸缩的弹簧圈,植入时弹簧圈为伸展状态。通过弹簧圈上可吸收的缝线保持张力并维持伸展状态。随着缝线的吸收降解,弹簧圈逐渐收缩,施加压力于后瓣的瓣环上,进行性的缩小二尖瓣环。因此,MonarcTM 系统的疗效评估需在 1~2 个月弹簧圈完全回缩后进行。Viacor PTMATM 系统使用直接法。通过输送导管的中空管腔将镍合金的硬治疗杆送入冠状静脉或心大静脉,向前推动瓣环后壁,促进瓣叶的合拢来减轻反流程度。目前已有部分 PMVA 装置进行了小规模的临床研究。AMADEUS(Mitral Annuloplasty Device European Study)研究使用改良的 CarillonTMXE 系统,共纳入 48 例扩张型心肌病导致的 FMVR 患者,成功植入器械 30 例(62%)。随访 6 个月后发现,成功植入者二尖瓣反流程度较术前减少了 22%~32%,患者 6min 步行时间及生活质量均得到不同程度的改善。但应该注意到,该研究中有 3 例患者发生了心肌梗死。VOLUTION I (Clinical Evaluation of the Edwards Lifesciences Percutaneous Mitral Annuloplasty System for The Treatment of Mitral Regurgitation)研究是 MonarcTM 系统较大规模的临床应用研究。该研究共纳入反流程度 2 级以上的 FMVR 患者 72 例,成功植入 59 例(82%),其余 13 例因冠状静脉窦解剖结构不适合器械植入而失败。随访 1 年后发现,成功植入 MonarcTM 系统的患者,在 3 个月弹簧完全回缩后,二尖瓣反流均得到不同程度的缓解。术前反流程度越重的患者有效率越高,术前反流达 3 级及以上的患者,1 年有效率达 85.7%。该研究同时也发现,有 15 例患者经冠状动脉造影显示有不同程度的冠状动脉受压,有2例发生了心肌梗死。PMVA目前尚有一定的局限性。首先,相当一部分的患者冠状静脉窦离二尖瓣环较远,特别是当心腔明显扩大时,两者距离更远,而无法行PMVA。因而,术前冠状动静脉的成像对受试者的选择至关重要。其次,通过二尖瓣后瓣瓣环的环缩,可以拉近后瓣与前瓣的距离,但不能阻止前瓣瓣环的继续扩大,在实行PMVA后,患者的反流仍然可能会继续发展。一部分患者需要再手术或行外科瓣膜修复术。此外,无论是在动物实验还是在前期临床试验中,均有一部分受试对象在术后出现了冠状动脉对角支或回旋支的受压,甚至诱发心肌梗死。同时,在植入器械的过程中,由于术者经验和操作等原因,也有发生冠状静脉穿孔、血栓形成等严重不良事件的可能。

5.未来治疗靶点　目前自体肌原细胞移植到梗死区域已经用于实验模型,并且显示通过逆转局部左心室重塑减轻慢性缺血性IMR。

(六)预防、康复与展望

应采取积极的预防措施,包括:①对于老年人要注意劳逸结合,生活规律。定期体格检查并做超声心动图检查,早发现早治疗。②积极治疗与本病发病关系密切的相关疾病,如高血压、糖尿病、高脂血症、钙磷代谢异常性疾病及慢性肾功能不全等。③积极控制并发症如心力衰竭、心律失常,定期复查以延缓病程。

病情得到缓解后,康复应注意以下方面:在医师指导下适量活动,如散步、打太极拳、做体操等,避免过度体力活动;保持情绪乐观,合理休息,充足睡眠,不增加心脏负担;饮食要注意营养合理搭配,如患有高血压、高脂血症、糖尿病等,要坚持饮食治疗,保持均衡体重;注意避免气候、环境变化对机体的不良影响;要戒烟、限酒。

随着对老年钙化性心脏瓣膜病重视程度的提高,以及对发病机制的进一步研究,不久的将来一定能找到延缓本病的进展、预防和治疗本病的有效措施。有必要进一步探讨药物对瓣膜钙化的作用,尤其对早期病变的研究,以指导用药,益处包括延长疾病发展到严重病变而需要外科换瓣的时间。随着技术的发展,主动脉瓣经皮置换以及二尖瓣经皮修补术为瓣膜病介入治疗提供了新的发展方向,虽然这些技术在现在还处于早期研究阶段,但是前期的实践为将来的瓣膜病介入治疗发展提供了令人鼓舞的方向。相信,随着材料技术、影像技术以及心外科、影像科以及心脏科多科技术的合作,将会推动瓣膜病介入治疗技术的不断发展。

第八节　老年感染性心内膜炎

感染性心内膜炎(infective endocarditis,IE)指因细菌、真菌和其他微生物(如病毒、立克次体、衣原体、螺旋体等)直接感染而产生心瓣膜或心室壁内膜的炎症,有别于由于风湿热、类风湿、系统性红斑狼疮等所致的非感染性心内膜炎。老年感染性心内膜炎指年龄在60岁(西方65岁)及以上的罹患感染性心内膜炎的患者。从本质上来说,老年IE与其他人群IE并无不同之处,但老年IE在流行病学特点、病因分布和临床表现等许多方面具有其特殊性。

首先,在流行病学特点方面,感染性心内膜炎的年患病风险具有明显的年龄依赖性:80岁以上人群患该病的危险是普通人群的5倍;60岁以上患者的男女之比为8∶1,而一般人群患者的男女之比约为1.5∶1,提示老年男性患病率高。

其次,在病因分布方面,感染性心内膜炎多发于原有心脏病的基础之上。而老年人基础心脏疾病患病率高,其中老年男性以主动脉瓣钙化为主而老年女性则以二尖瓣环的病变为主。有研究结果表明,60 岁以上的 IE 约 50％发生在瓣膜退行性病变的基础上。因为有些瓣膜退行性病变较轻不易检出,所以老年人 IE 发生在"正常"心脏基础上的较多,可达 30％以上,不易早期预防。

第三,老年人 IE 的临床表现更为多变,明显的发热在老年人相对少见,而非特异性症状如疲乏、消瘦及中枢神经系统症状较为多见。另外,心脏杂音常被误认为老年退行性瓣膜病而忽视。人工心脏起搏器性心内膜炎更常见于老年人,容易误诊,且预后更差。

由于上述老年人群的特殊性,我们应重视老年人 IE 的特点,充分认识年龄对患病的影响以及诊治过程中的注意事项,减少漏诊、误诊的发生,这对于提高诊疗水平以及改善老年 IE 患者的生活质量有着重要意义。

一、流行病学资料

尽管卫生保健水平不断提高,但是感染性心内膜炎的发病率在过去的二三十年内没有明显的下降,似乎还有上升的趋势。近年来,随着人口老龄化,先天性和瓣膜性心脏病患者存活时间的延长,各种导管和人工装置体内植入不断增加导致发生院内感染的机会增加,老年人口中罹患 IE 的病例越来越多。在发达国家,每百万住院患者每年发生 10～50 例不等。近 30 年来,IE 患者年龄的中位数已从 30 岁升高到 50 岁。据 Harris 报道,目前大约有 1/4 IE 患者的年龄超过 60 岁。

二、病因

IE 的发生必需两个重要条件:首先是存在可黏附细菌的受损瓣膜或心内膜;其次是存在致病菌。

1. 存在可黏附细菌的受损瓣膜或心内膜是首要条件　老年人心脏本身往往有动脉粥样硬化斑块、二尖瓣环钙化及多种病变存在,易产生血流压力阶差并引起湍流或喷流,损伤低压腔局部内膜。内膜损伤后暴露内层胶原,使血小板在该处聚集和纤维蛋白沉积,形成无菌性血栓性心内膜炎。无菌性血栓性心内膜炎形成后,血流中的细菌可黏附其上。所以,老年人是发生 IE 的高危人群。老年男性以主动脉瓣钙化为主而老年女性则以二尖瓣环的病变为主。随着年龄的增长,50 岁以上人群瓣膜退行性病变增多。因为有些瓣膜退行性病变较轻不易检出,所以老年人 IE 发生在"正常"心脏基础上的较多,可达 30％以上。此外,肥厚梗阻型心肌病、膜型主动脉瓣瓣下狭窄及二尖瓣脱垂伴关闭不全,也可并发本病。

近年来,IE 发生于原无心脏病变者日益增多,尤其见于接受长时间经静脉治疗、静脉注射麻醉药成瘾、由药物或疾病引起免疫功能抑制的患者。静脉药瘾者、血管内人工假体者(如人工机械瓣膜置换者、伞片封堵和起搏器植入者)、院内感染者、血液透析患者是目前感染性心内膜炎的主要高危人群。

2. 血流中存在可黏附于瓣膜或心内膜的细菌并在其上繁殖　并非所有存在于血流中的

细菌均可黏附在瓣膜上。致病菌必须能结合葡聚糖,且能耐受血清内抗体的杀菌力,具有在瓣膜表面集落化的特征。黏附性与细菌产生葡萄糖的量成正比,最高的是金黄色葡萄球菌,其次是链球菌、表皮葡萄球菌,最低的是大肠杆菌、克雷伯肺炎杆菌。

在老年患者中,IE 的主要病原菌为葡萄球菌和链球菌。葡萄球菌包括金黄色葡萄球菌和表皮葡萄球菌,占老年人 IE 的 20%~30%。老年人住院机会较多,院内感染金黄色葡萄球菌的可能性相应增加。人工瓣膜感染性心内膜炎的致病菌早期为金黄色葡萄球菌、表皮葡萄球菌及革兰阴性杆菌,晚期以链球菌为主。链球菌的特殊菌种常随年龄增长而异。55 岁以上的致病菌以草绿色链球菌为主。粪链球菌所致的老年 IE 也多见,可能与泌尿生殖器检查或疾患有关。革兰阴性杆菌感染的 IE 在老年人群中也不少见,致病菌有嗜血杆菌、假单胞菌属、肠道克雷伯杆菌属以及沙雷菌属等,多与腹腔内感染有关。

近年来,由于普遍使用广谱抗生素,致病菌种已明显改变,几乎所有已知的致病微生物都可引起本病。且过去罕见的耐药微生物病例增加,两种细菌的混合感染时有发现。真菌尤为多见于心脏手术和静脉注射麻醉药物成瘾者中,长期应用抗生素或激素、免疫抑制剂、静脉导管输给高营养液等均可增加真菌感染的机会,其中以念珠菌属、曲霉菌属和组织胞浆菌较多见。

三、病理

本病的基本病理变化为在心瓣膜表面附着由血小板、纤维蛋白、红细胞、白细胞和感染病原体沉着而组成的赘生物,呈白色、红色或灰色,菜花样、息肉样和疣状结节,小者在 1.0cm 以下,大者甚至阻塞瓣膜口。当病变严重时,心瓣膜可形成深度溃疡,甚至发生穿孔。偶见乳头肌和腱索断裂。

本病的赘生物较风湿性心内膜炎所产生者大而脆,容易脱落而形成感染性栓子,随大循环血流播散到身体各部产生栓塞,尤以脑、脾、肾和肢体动脉为多,引起相应脏器的梗死或脓肿。本病常有微栓或免疫机制引起的小血管炎,如皮肤黏膜瘀点,指甲下线状出血,Osler 结和 Janeway 损害等。感染病原体和体内产生相应的抗体结合成免疫复合物,沉着于肾小球基膜上,引起局灶性肾小球肾炎或弥漫性或膜型增殖性肾小球肾炎,甚至可引起肾衰竭。

四、分类

近年来,IE 的流行病学特点发生了明显变化,风湿性心脏瓣膜病患者逐渐减少,人工瓣膜、老年退行性瓣膜病变和经静脉吸毒越来越多地成为 IE 的促发因素,器械相关性 IE 的发生率增高,这些都引起了人们的关注。欧洲心脏协会(ESC)最近公布了 2009 年新版的感染性心内膜炎预防、诊断与治疗指南。新指南摒弃了沿用多年的急性、亚急性和慢性心内膜炎分类方法,提出应按照感染部位及是否存在心内异物而将 IE 分成四类,并将区别早期及晚期人工瓣膜 IE 的时间由 60d 更改为 1 年。其分类如下:①左心自体瓣膜 IE。②左心人工瓣膜IE(瓣膜置换术后 1 年内发生者称为早期人工瓣膜 IE,1 年之后发生者称为晚期人工瓣膜 IE)。③右心 IE。④器械相关性 IE(包括发生在起搏器或除颤器导线上的 IE,可伴或不伴有

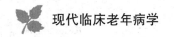

瓣膜受累)。

心内膜炎也可根据感染来源分成三类:①社区获得性 IE。②医疗相关性 IE(院内感染和非院内感染)。③经静脉吸毒者的 IE。

有以下一种情况者可认为属活动性 IE:①IE 患者持续发热且血培养多次阳性。②手术时发现活动性炎症病变。③患者仍在接受抗生素治疗。④有活动性 IE 的组织病理学证据。

IE 的再发有两种情况:①复发:指首次发病后 6 个月内由同一微生物引起 IE 再次发作。②再感染:是指不同微生物引起的感染,或在首次发病后超过 6 个月由同一微生物引起 IE 再次发作。

五、临床表现

1.典型表现　感染性心内膜炎多伴有发热、心脏杂音、贫血、栓塞、皮肤病损、脾大和血培养阳性等,但老年人症状常不典型。老年人 IE 有如下特点:①临床表现更为多变,明显的发热在老年人相对少见,而非特异性症状如疲乏、消瘦及中枢神经系统症状较为多见。②心脏杂音常被误认为老年退行性瓣膜病而忽视。③人工心脏起搏器性心内膜炎更常见于老年人,容易误诊,且预后更差。④感染途径,老年患者以消化道和泌尿道感染途径更常见。

2.症状及体征

(1)肺部感染在老年人常见,发热常被认为由肺部感染引起,反复运用多种抗生素而发热未被完全控制,致使多次血培养阴性。延误治疗,死亡率高。

(2)以各类中枢神经症状起病,定向障碍甚至昏迷。由脑内微血栓、弥漫性血栓性脑膜脑炎、菌性动脉瘤破裂、大脑中动脉栓塞引起。

(3)心脏杂音:80%~85%的自体瓣膜心内膜炎有心脏杂音,老年患者易出现杂音强度和性质的变化,或出现新杂音(尤以主动脉瓣关闭不全多见),腱索断裂或瓣膜穿孔是感染性心内膜炎出现新的杂音的重要原因,常提示预后不良。

(4)周围体征:周围表现如皮肤瘀点、线状出血、Roth 斑、Osler 结节、紫癜、Janeway 结节、杵状指(趾)等多为非特异性表现,由于抗生素的广泛应用,现已不多见。

(5)贫血:50%~70%的患者可出现进行性贫血,多表现为正常细胞、正常色素性贫血,无网织红细胞增生。多为轻中度贫血,后期可达重度贫血,主要由于感染抑制骨髓所致。

(6)脾大:见于 30%的病程超过 6 周的感染性心内膜炎患者,急性者少见,其质地柔软,一般为轻中度增大,可伴轻度压痛。发生脾栓塞时,则疼痛剧烈。脾大是感染性心内膜炎与风湿性心脏病鉴别诊断的重要依据之一。

(7)骨关节与肌肉疼痛:可出现骨骼及关节压痛,其特点是孤立的单关节疼痛和不对称性单侧肌肉痛,可出现于病程的早期,抗生素治疗后数周才渐消失。骨关节肌肉疼痛可由骨膜炎、关节炎或骨膜出血等引起,也可由局部血管栓塞所致。晚期可以出现杵状指(趾),占 10%~20%。

3.并发症

(1)心脏并发症:包括心力衰竭、心肌脓肿、急性心肌梗死、化脓性心包炎和心肌炎。

（2）动脉栓塞：常发生于病程晚期，也可为首发症状，或在感染控制后数周至数月发生。有效的抗生素治疗可迅速降低栓塞发生率。

（3）大多数患者有肾损害：包括肾动脉栓塞、肾梗死、免疫复合物所致继发性肾小球肾炎以及肾脓肿。

（4）神经系统损害：30％～40％的患者有神经系统受累的表现。脑栓塞常见，占其中50％，主要累及大脑中动脉及其分支。少见的有颅内出血、中毒性脑病、脑脓肿和化脓性脑膜炎。后三种情况主要见于急性患者，尤其是金黄色葡萄球菌性心内膜炎。

（5）细菌性动脉瘤：是一种细菌所致侵袭性动脉炎，多见于亚急性者，受累动脉依次为近端主动脉（包括主动脉窦）、脑、内脏和四肢，一般见于病程晚期。颅内动脉瘤易致脑出血。

（6）转移性脓肿：多发生于肝、脾、骨骼和神经系统。

六、辅助检查

1. 血培养检查　IE 患者中有 75％～85％血培养阳性。阳性血培养是诊断本病的最直接的证据。适当的抽血培养可使 80％～99％的患者得到细菌学诊断。在应用抗生素前 24～48h 内采集 3～4 个血标本。先前应用过抗生素的患者应至少每日抽取血培养共 3d，以期提高血培养的阳性率。取血时间以寒战或体温骤升时为佳，每次取血应更换静脉穿刺的部位，皮肤应严格消毒。常规应做需氧和厌氧菌培养，在人造瓣膜置换，较长时间留置静脉插管、导尿管或有药瘾者，应加做真菌培养。

2. 一般检验　红细胞计数和血红蛋白降低，偶可有溶血现象。白细胞计数在无并发症的患者可正常或轻度增高，有时可见到核左移。红细胞沉降率大多增快。50％以上患者可出现蛋白尿和镜下血尿。

3. 心电图检查　一般无特异性。在并发栓塞性心肌梗死、心包炎时可显示特征性改变。

4. 放射影像学检查　胸部 X 线检查仅对并发症如心力衰竭、肺梗死的诊断有帮助，当置换人造瓣膜患者发现瓣膜有异常摇动或移位时，提示可能合并感染性心内膜炎。CT 或螺旋CT 对怀疑有较大的主动脉瓣周脓肿时有一定的诊断作用。

5. 超声心动图检查　超声心动图有经胸检查（TTE）和经食管检查（TEE）两种途径，对于IE 的诊断、处理以及随访均有重大价值。TTE/TEE 的适应证包括：①一旦怀疑患者有 IE 可能，TTE 是首选的影像学技术，应尽早检查。②高度怀疑 IE 而 TTE 正常时，推荐 TEE 检查。③TTE/TEE 呈阴性结果但临床上仍高度怀疑 IE 的患者，应在 7～10d 后再行 TTE/TEE 检查。④IE 治疗过程中一旦怀疑出现新的并发症（新杂音、栓塞、持续发热、心力衰竭、脓肿、房室传导阻滞），应立即重复 TTE/TEE 检查。⑤抗生素治疗结束时，推荐 TTE 检查以评价心脏和瓣膜的形态学及功能。

超声心动图诊断 IE 的三项主要标准是：①赘生物。②脓肿。③人工瓣膜裂开。见图 3—7。

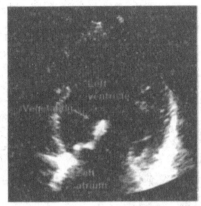

A. 二尖瓣前叶大的赘生物

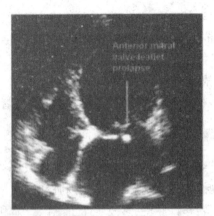

B. 可见二尖瓣脱垂

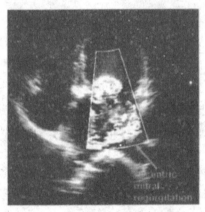

C. 严重的二尖瓣反流

图 3-7　感染性心内膜炎患者超声心动图检查图像(同一患者)

　　TTE 诊断 IE 的敏感度为 $40\%\sim63\%$,TEE 敏感度为 $90\%\sim100\%$,TEE 的敏感度和特异度均高于 TTE,特别有助于检出脓肿和准确测量赘生物的大小。因此,大多数怀疑 IE 的患者都可考虑 TEE 检查,包括 TTE 结果已经呈阳性的患者。但是,TTE/TEE 检查结果阴性不能完全排除 IE 诊断,因为在有严重瓣膜病变(二尖瓣脱垂、退行性钙化、人工瓣膜)、赘生物很小($<2mm$)、赘生物已脱落或未形成赘生物的患者中,超声不易或不能检出赘生物。超声心动图也可能误诊 IE,因为有多种疾病均显示类似赘生物的图像,包括风湿性瓣膜病、瓣膜黏液样变性、瓣膜血栓、腱索断裂、系统性红斑狼疮患者的利-萨病变(Libman-Sacks lesions,一种非细菌性心内膜炎,常累及二尖瓣)、心腔内小肿瘤(如纤维弹性组织瘤)等。此外,如何诊断局限于心腔内器械表面的 IE 以及如何早期准确检出小型脓肿尚未解决。

　　6. 心导管检查和心血管造影　除了对诊断原有的心脏病变尤其是合并有冠心病很有价值外,尚可评估瓣膜的功能。但心导管检查和心血管造影可能使赘生物脱落引起栓塞,或引起严重的心律失常,加重心力衰竭,须慎重考虑,严格掌握适应证。

　　7. 放射性核素^{67}Ga(稼)心脏扫描　对心内膜炎的炎症部位和心肌脓肿的诊断有帮助,但需 72h 后才能显示阳性,且敏感度和特异度明显不如二维超声心动图,且有较多的假阴性,故临床应用价值不大。

8.血清免疫学检查　机体体液免疫系统产生特异性及非特异性抗体,40%～50%的类风湿因子阳性,IgG 亦增加。约有 90% 患者的循环免疫复合物(CIC)阳性,且常在 $100\mu g/mL$ 以上,比无心内膜炎的败血症患者高,具有鉴别诊断的价值。亦适用于血培养阴性者。所有免疫学改变在病原菌被清除后才能恢复正常。

七、诊断及鉴别诊断

诊断标准:目前临床上多采用 1994 年新的诊断标准即所谓的 Duke 标准,它建立于微生物数据和心脏超声图像基础上。2000 年对 Duke 标准进行了重新修订,对血培养阴性的 IE 和金黄色葡萄球菌感染的 IE 的诊断作了进一步说明。凡发热患者有一种或多种感染性心内膜炎的主要表现:如存在基础的心脏病变或者是易患人群,新出现的杂音或杂音强度、性质有改变,贫血、血尿、脾大,白细胞增高,伴或不伴栓塞。阳性血培养和超声心动图检出赘生物对进一步明确诊断有重要价值。感染性心内膜炎诊断标准如下。

1.主要标准

(1)血培养阳性的依据

①两次分开的血培养有感染性心内膜炎的典型细菌:草绿色链球菌、牛链球菌组、HACEK[指一组革兰阴性杆菌:嗜血杆菌属(H)、放线菌属(A)、人心杆菌属(C)、啮蚀艾肯菌属(E)、金氏杆菌属(K)]或社团获得性金黄色葡萄球菌或肠球菌。

②持续的血培养阳性,与 IE 相一致,血培养抽取时间相隔 12h 以上,或所有三次、四次或四次以上的多数血培养阳性,首次与最后一次抽取时间至少相隔 1h。

(2)心内膜受累的依据

①超声心动图包括:a.在心瓣膜或瓣下结构,或反流血液冲击处,或在植入的人工瓣膜上见有摆动的心内团块,且不能以其他解剖学变化来解释。b.心内脓肿。c.新出现的人工瓣膜移位。

②新的瓣膜反流。

2.次要标准(存在下列基础疾病和易患人群)

(1)存在发生感染性心内膜炎的基础心脏疾病或静脉滥用药物者(如静脉吸毒)。

(2)发热,体温≥38℃。

(3)栓塞,主要动脉栓塞、化脓性肺栓塞、霉菌性动脉瘤、颅内出血、结膜出血、Janeway 结节。

(4)免疫学现象,肾小球肾炎、Osler 结节、Roth 斑、类风湿因子阳性。

(5)细菌学依据,血培养阳性但不符合上述主要标准,或与感染性心内膜炎一致的活动性细菌感染的血清学证据。

(6)超声心动图:有感染性心内膜炎的表现,但未达主要标准。

临床上凡有两项主要标准,或一项主要标准加三项次要标准,或五项次要标准即可诊断为 IE。凡有一项主要标准和一项次要标准,或三项次要标准则诊断为可能的 IE。

本病的临床表现涉及全身多脏器,既多样化,又缺乏特异性,需与急性风湿热、系统性红斑狼疮、左房黏液瘤、肺炎球菌和革兰阴性杆菌感染相鉴别。

本病以神经或精神症状为主要表现者,在老年人中应注意与脑动脉硬化所致脑血栓形成,脑溢血及精神改变相鉴别。

八、治疗

1.治疗原则　消除致病微生物,减少并发症,降低死亡率,防止复发。及早治疗可以提高治愈率,早期诊断和适当的治疗,包括手术治疗,可使老年患者的预后得到明显的改善。但在应用抗生素治疗前应抽取足够的血培养,根据病情的轻重推迟抗生素治疗几小时乃至1～2d,并不影响本病的治愈率和预后。而明确病原体,采用最有效的抗生素是治愈本病最根本的因素。随着IE危险因素的变化及抗生素的滥用,普通的抗微生物标准治疗对耐药菌和血培养阴性的IE多无效。

2.抗生素的应用

(1)选用杀菌剂,如青霉素、链霉素、头孢菌素、万古霉素等。

(2)维持较高的抗生素血清浓度:按体外杀菌浓度的4～8倍给药。

(3)疗程要够:目前认为,大多数病例经2～4周治疗可治愈,仅部分病例需治疗6周或更长时间。

(4)尽早治疗:在连续血培养4～6次后即开始经验性治疗,根据临床特点及可能的感染途径、致病菌可选用两种不同抗菌谱的抗生素联合应用。对各种类型致病菌所致IE的药物治疗分述如下。

草绿色链球菌引起者仍以青霉素G为首选,多数患者单独应用青霉素已足够。对青霉素敏感性差者宜加用氨基糖苷类抗生素,如庆大霉素(gentamycin)12万～24万U/d;妥布霉素(tobramycin)3～5mg/(kg·d)或阿米卡星(丁胺卡那霉素)1g/d。青霉素是细胞壁抑制剂类,和氨基糖苷类药物合用,可增进后者进入细胞内起作用。对青霉素过敏的患者可用红霉素、万古霉素或第一代头孢菌素。但要注意的是有青霉素严重过敏者,如过敏性休克,忌用头孢菌素类,因其与青霉素可出现交叉过敏反应(约1%)。

肠球菌性IE对青霉素G的敏感性较差,需用200万～4000万U/d,因而宜首选氨苄西林(ampicillin)6～12g/d或万古霉素和氨基糖苷类抗生素联合应用,疗程6周。对耐药菌株可选用奎诺酮类、舒巴坦－氨苄西林和碳青霉烯类等药物。

金黄色葡萄球菌性心内膜炎,若非耐青霉素的菌株,选用青霉素G 1000万～2000万U/d和庆大霉素联合应用。耐药菌株可选用第一代头孢菌素类、万古霉素、利福平(Riforpin)和各种耐青霉素酶的青霉素,如苯唑西林(oxacillin)等。表皮葡萄球菌侵袭力低,但对青霉素G效果欠佳,宜万古霉素、庆大霉素、利福平联合应用。

革兰阴性杆菌引起的心内膜炎病死率较高,但作为本病的病原菌较少见。一般以β—内酰胺类和氨基糖苷类药物联合应用。

铜绿假单胞菌引起者可选用第三代头孢菌素,其中以头孢他啶(ceftazidine)最优,也可选用哌拉西林(piperacillin)和氨基糖苷类合用或多糖菌素B(polymyxin B)。

沙雷菌属可用哌拉西林或氨苄西林加氨基糖苷类药物。厌氧菌感染可用 0.5％甲硝唑(metronidazole,灭滴灵),或头孢西丁(cefoxitin)。也可选用头孢哌酮(对厌氧菌属中的弱拟杆菌无效)。

真菌性心内膜炎死亡率高达 80％～100％,药物治愈极为罕见,应在抗真菌治疗期间早期手术切除受累的瓣膜组织,尤其是真菌性的 PVE,且术后继续抗真菌治疗才有可能提供治愈的机会。药物治疗仍以两性霉素 B(amphotericin B)为优,0.1mg/(kg·d)开始,逐步增加至 1mg/(kg·d),总剂量 1.5～3g。两性霉素 B 的毒性较大,可引起发热、头痛、显著胃肠道反应、局部的血栓性静脉炎和肾功能损害,并可引起神经系统和精神方面的改变。氟胞嘧啶(5－FC)是一种毒性较低的抗真菌药物,单独使用仅有抑菌作用,且易产生耐药性。5－FC 和两性霉素 B 合并应用,可增强杀真菌作用,减少两性霉素 B 的用量及减轻 5－FC 的耐药性。两性霉素 B 用量为 150mg/(kg·d)静脉滴注。

对临床高度怀疑本病,而血培养反复阴性者,可凭经验按肠球菌及金黄色葡萄球菌感染,选用大剂量青霉素和氨基糖苷类药物治疗 2 周,同时做血培养和血清学检查,除外真菌、支原体、立克次体引起的感染。若无效,改用其他杀菌剂药物,如万古霉素和头孢菌素。感染心内膜炎复发时,应再治疗,且疗程宜适当延长。

3. 预防性使用抗生素的原则　既往的指南和临床实践均倡导通过预防性使用抗生素来预防 IE,这种观点是在 20 世纪早期基于观察性研究得出的。这种做法的理论依据是医学操作过程中会发生一过性菌血症,后者可引起 IE,特别是对于有易患因素的患者。但是上述预防策略的有效性从未在临床试验中得到证实,因此不符合循证医学的要求。2009 版指南提出,一方面,继续认可易患 IE 的患者在接受医学操作时需要考虑预防性使用抗生素的原则,另一方面,应该将适应证严格限制在那些接受最高危操作的最高危患者。

接受高危操作时推荐使用抗生素预防 IE 的最高危患者为:

(1)人工瓣膜或心瓣膜修复采用人工材料的患者。

(2)既往有 IE 病史的患者。

(3)先天性心脏病患者:①发绀型先天性心脏病,未手术修复或有残留缺损、姑息性分流或通道。②先天性心脏病采用人工材料(经手术放置或经皮导管技术送入)完全修复后 6 个月内。③人工材料或装置的植入部位持续存在残留缺损。

抗生素预防只考虑用于发生危险最高的患者,其他瓣膜性或先天性心脏病患者不再推荐抗生素预防。最高危患者根据以下操作类型的危险程度推荐用抗生素预防 IE。

(1)牙科操作:仅在下列情况下考虑抗生素预防:涉及齿龈或牙根尖周围组织的手术或需要口腔黏膜穿孔的操作。以下情况不推荐抗生素预防:非感染组织的局部麻醉注射,拆线,牙的 X 线检查,放置或调整可移动的义齿修复或正牙的器具或支架。乳牙脱落或嘴唇及口腔黏膜损伤后也不推荐抗生素预防。

(2)呼吸道操作:抗生素预防不推荐用于呼吸道操作,包括支气管镜或喉镜检查,经鼻或气管内插管。

(3)胃肠或泌尿生殖器操作:抗生素预防不推荐用于胃镜、结肠镜、膀胱镜或经食管超声心动图检查。

（4）皮肤和软组织：抗生素预防不推荐用于任何皮肤或软组织操作。

4.手术治疗　近年来手术治疗的开展，使感染性心内膜炎的病死率有所降低，尤其在伴有明显心力衰竭者，死亡率降低得更为明显。老年人的手术风险与年轻患者相似。

下述情况需考虑手术治疗：①自体瓣膜心内膜炎的手术治疗主要是难治性心力衰竭；其他有药物不能控制的感染，尤其是真菌性和抗生素耐药的革兰阴性杆菌心内膜炎。②人工瓣膜置换术后感染，内科治疗不能控制。③并发细菌性动脉瘤破裂或多发性栓塞、化脓性并发症等。④先天性心脏病发生感染性心内膜炎，经系统治疗，仍不能控制时，手术应在加强支持疗法和抗生素控制下尽早进行。

人工瓣膜心内膜炎病死率较自体瓣膜心内膜炎为高。单用抗生素治疗的 PVE 死亡率为60%，采用抗生素和人造瓣再造手术方法可使死亡率降至 40% 左右。因此，一旦怀疑 PVE 宜数小时内至少抽取 3 次血培养后即使用至少两种抗生素治疗。早期 PVE 致病菌大多侵袭力强，一般主张早期手术。后期 PVE 大多为链球菌引起，宜内科治疗为主。真菌性 PVE 内科药物治疗仅作为外科紧急再换瓣术的辅助治疗，应早期做再换瓣术。耐药的革兰阴性杆菌PVE 亦宜早期手术治疗。为了降低手术后的残余感染率，术后应持续使用抗生素 4～6 周。

九、预后

住院的 IE 患者死亡率为 9.6%～26%。影响 IE 预后主要因素包括：患者的病情特征、是否有心脏和非心脏并发症、病原微生物种类、超声心动图征象。有心力衰竭、血管周围炎、金黄色葡萄球菌感染之一者，其死亡风险极大，如三者并存，风险达 79%，常需在 IE 急性期实施手术。1 型糖尿病、左室功能不全、脑卒中、持续感染、肾功能衰竭等，均为 IE 预后不良的重要因素。目前，约 50% 患者在住院期间接受外科手术。有外科指征而手术风险较高、无法实施手术者预后差。

第九节　老年心肌病

心肌病是指伴有心功能障碍的心肌疾病，其分类包括扩张型心肌病、肥厚型心肌病、限制型心肌病、致心律失常性右心室心肌病、不定型的心肌病。特异性心肌病是指伴有特异性心脏病或特异性系统性疾病的心肌疾病，其类型包括缺血性心肌病、代谢性心肌病、瓣膜性心肌病、围生期心肌病以及全身系统疾病、神经肌肉性疾病、肌萎缩、过敏性和中毒性反应心肌疾病等。

随着分子遗传学研究的进展以及对心肌病发病机制认识的不断深入，2007 年美国心脏病学会（AHA）以分子水平的发病机制作为分类基础，提出新的心肌病定义和分类的建议。新的心肌病定义是由各种病因引起的一组非均质的心肌疾病，包括心脏的机械活动异常和（或）电活动异常，通常表现为心室不适当肥厚或扩张，可单独局限于心脏，亦可为全身疾病的一部分，最终导致进行性心力衰竭或心源性死亡。心肌病分为原发性心肌病和继发性心肌病两大类。原发性心肌病指变仅局限于心肌疾病，又按遗传因素占致病原因的程度分为遗传型、混合型和获得型心肌病三类。继发性心肌病指心肌病变是全身多器官疾病的一部分，种类较多,如浸润性疾病、内分泌系统疾病、自身免疫性疾病、中毒性疾病、蓄积性疾病、营养缺乏性疾病、心内膜疾病、神经肌肉疾病、肿瘤化疗并发症、电解质紊乱、心面综合征等。该定义和分类方法较以往定义和分类方法有明显改变,对未来心肌病研究提出了一个崭新的架构,当然距离临床广泛应用尚需一定的时间与实践过程。

本节着重叙述老年人常见的原发性心肌病如扩张型心肌病以及特异性心肌病如缺血性心肌病、糖尿病心肌病、药物性心肌病。

一、原发性心肌病

(一)扩张型心肌病

扩张型心肌病(dilated cardiomyopathy,DCM)是原发性心肌病中最常见的类型,以左心室或右心室或双侧心室扩大并伴心肌肥厚、收缩功能障碍为特征,常表现为进行性心力衰竭、心律失常、血栓栓塞、猝死。任何年龄均可发病,以 30～50 岁较为多见。近十余年来,我国DCM 发病呈增长趋势,年发病率(5～10)/10 万,男性多于女性(2.5:1)。

1. 病因和发病机制 DCM 是一类既有遗传又有非遗传因素引起的心肌病,至今病因仍不完全清楚,目前认为,其发病可能与遗传、病毒感染、免疫因素、心肌缺血等因素有关。

(1)基因突变与遗传因素:基因突变与遗传因素是 DCM 的主要病因之一。DCM 中有20%～35%有基因突变和家族遗传背景,呈常染色体显性遗传、X－连锁隐性遗传和线粒体遗传。目前,在 DCM 家系中已定位 26 个染色体位点与此病相关,并已从中成功鉴定出 22 个致病基因。家族性 DCM 约占 DCM 的 35%,主要由编码心肌细胞的细胞骨架蛋白和肌小节蛋白基因突变引起。

(2)病毒感染与自身免疫:病毒感染与免疫介导心肌损害可能是重要病因与发病机制。研究表明,DCM 发病与肠道病毒、肝炎病毒、疱疹病毒、艾滋病病毒等感染有关。病毒对心肌细胞的直接损伤,或由其抗原启动免疫应答反应产生自身抗体,自身抗体介导的免疫过程引起分子水平上心肌细胞功能紊乱,主要影响细胞膜 $Na^+－K^+－ATP$ 酶活性,改变膜通透性等,可能是心肌病发病的重要机制。抗心肌抗体如抗腺嘌呤核苷易位酶抗体、抗 β_1 受体抗体、抗肌球蛋白重链抗体、抗胆碱－2 受体抗体等已被公认为 DCM 免疫标志物。

(3)心肌超微结构改变及微血管痉挛:心肌纤维的容积密度降低并与心肌细胞直径成反比关系,肌凝蛋白重链与 α－肌纤维蛋白的相关成分明显减少,因而 DCM 患者心肌纤维存在原发变性。微血管痉挛亦是 DCM 发病的一个原因。微血管痉挛和缺氧,使细胞膜通透性发生改变、钙负荷增加,诱发 DCM。

(4)多因素综合作用:氧化代谢缺陷和蛋白质异常,营养代谢障碍如 5－羟色胺摄入过多、钾、镁、硒的缺乏以及某些酶的异常,导致心肌代谢障碍,引起进行性心肌损伤,在劳累、感染等因素诱发下引起 DCM。

2. 病理及病理生理 DCM 的心脏各房室腔均扩大并有一定程度心肌肥厚,二尖瓣和三尖瓣瓣环增大,由于心肌和心内膜均有纤维化,心脏外观呈苍白色,心腔内有附壁血栓。显微镜下,心肌纤维常变性、坏死、纤维化、明显增粗,心肌细胞内肌原纤维含量减少,线粒体增多、增大,肌质网扩张,糖原增多。

DCM 因心肌病变、心脏收缩功能障碍,心排血量减少,左心室舒张末压升高,心腔被动扩张,肺循环和体循环淤血,产生顽固性心力衰竭表现。因心腔极度扩张,引起房室瓣环关闭不全而产生相应的收缩期杂音。久而久之,心室腔扩大,心肌肥厚,氧耗增多,致心肌相对缺血而发生心绞痛。心肌病变累及起搏、传导系统则可引起各种心律失常。血流迟缓促使附壁血栓形成,引起肺栓塞和体循环栓塞较为多见。在充血性心力衰竭阶段,神经内分泌系统的过度激活、心室重塑的进展导致心力衰竭进行性加重。

3.临床表现　起病缓慢,多数老年人在临床症状明显时才就诊,在出现充血性心力衰竭的症状和体征时才被诊断。心力衰竭多为渐进性,因肺淤血程度不同,逐渐出现夜间阵发性呼吸困难、端坐呼吸,出现右侧心力衰竭症状时常常已进入病情晚期。听诊心尖部可闻及收缩期杂音,75%的病例可闻及第三或第四心音奔马律,并随心功能改善减轻或消失。常合并各种类型的心律失常,以心房颤动多见。部分患者可发生栓塞或猝死。

Brandenburg 将 DCM 病程分为三个阶段:第一阶段为无症状阶段,该阶段做出正确诊断往往较为困难。X 线检查心脏可轻度增大,超声心动图检查显示左心室内径 5～6.5cm,射血分数(EF)值 0.4～0.5,心电图呈非特异性改变,有时能闻及第四心音。第二阶段超声心动图检查显示左心室内径 6.5～7.5cm,EF 值多数在 0.2～0.4,主要表现乏力、气促、心悸等症状,听诊往往可闻及第三心音、第四心音,亦可出现二尖瓣反流性杂音。第三阶段为病情晚期,病程长短不一,有些病情相对稳定、反复出现心力衰竭达数年至十余年之久,亦有心力衰竭进行性加重致短期内死亡,常出现各种类型心律失常,以心房颤动多见。部分患者可发生体循环栓塞、肺栓塞或猝死。

4.辅助检查

(1)X 线检查:心影明显增大,心胸比率>0.5,肺淤血较轻,与心脏增大不一致。

(2)心电图:可见心房颤动、传导阻滞等各种心律失常。可出现 ST－T 改变、R 波减低,少数可见病理性 Q 波,其出现 Q 波导联与冠状动脉解剖分布无对应关系,多为心肌广泛纤维化的结果,需与心肌梗死相鉴别。

(3)超声心动图:各房室腔均增大而以左心室为主,左心室流出道也扩大,可伴有心肌增厚或变薄,弥漫性室壁收缩运动减弱,EF 值下降。二尖瓣本身无变化,但左心室腔充盈压甚高致二尖瓣开放幅度变小,形成大心腔、二尖瓣舒张期小开口的图像,典型者呈钻石样图形,有助诊断。

(4)心导管检查和心血管造影:心导管检查可见左心室舒张末压、左房压和肺毛细血管楔压增高,心搏量、心脏指数减低。心室造影可见左心室扩大,弥漫性室壁运动减弱,EF 值降低,冠状动脉造影多无异常,有助于与冠心病鉴别。

(5)放射性核素检查:可明确心腔扩大的程度以及心室收缩功能减弱的程度,该检查简便、安全,适用于老年人。核素血池扫描可见舒张末期和收缩末期左心室容积大,心搏量降低;核素心肌显影表现为灶性散在性放射性减低。

(6)动态心电图监测:常出现各种类型心律失常如心房颤动、传导阻滞、多源性室性期前收缩、频发室性期前收缩或短阵室速,有持续性室速并心室晚电位阳性者猝死危险性极高。

(7)实验室检查:常有血沉增快,偶有血清心肌酶增高,肝淤血可引起球蛋白异常。

(8)心内膜心肌活检:可见心肌细胞肥大、变性、间质纤维化等,虽缺乏特异性,对 DCM 的诊断不能提供有价值的证据,但有助于排除心肌炎,有时可用于 DCM 病变程度及预后评价的参考。近年来,一些新技术如心肌细胞培养、单个心肌细胞分离、β受体定量等新技术的进展说明心内膜心肌活检具有广阔的应用前景。

5.诊断及鉴别诊断　本病缺乏特异性诊断指标,诊断的确立常需排除其他器质性心脏病。临床上对于老年人有心脏增大、伴或不伴有心力衰竭或心律失常而无明显病因可寻者,即应考虑本病的可能,需与以下心脏病鉴别。

(1)冠心病:①冠心病多有慢性长期心绞痛或心肌梗死病史,而 DCM 无典型心绞痛病史。②冠心病心电图多有与冠状动脉供血部位相一致的 ST－T 改变和异常 Q 波,而 DCM 的 ST－T 改变广泛,即使出现异常 Q 波亦与冠状动脉供血部位无相应关系。③冠心病左心室扩大程度不如 DCM。④超声心动图、放射性核素及心室造影显示冠心病为局限性室壁运动障碍,而 DCM 为弥漫性室壁运动减弱。⑤必要时可行冠状动脉造影检查以排除或肯定冠心病的诊断。

(2)心包积液:①心包积液时心尖搏动消失、心音遥远,而 DCM 的心尖搏动向左下移位,常可闻及二尖瓣或三尖瓣关闭不全的收缩期杂音。②超声心动图可清晰看到心包积液区并判断积液量以做出明确诊断,而 DCM 即使出现心包积液其量亦甚少,并具有大心腔二尖瓣小开口的特征。

(3)风湿性心瓣膜病:①风湿性心瓣膜病瓣膜有明显病理性改变,而 DCM 瓣膜无明显病理性改变但可见房室环明显扩张。②风湿性心瓣膜病的心脏杂音在心力衰竭控制后尤为明显,且常伴二尖瓣狭窄和(或)主动脉瓣杂音。而 DCM 的心脏杂音在心力衰竭时较响而心力衰竭控制后减轻或消失。

6.治疗　心肌病尚无特效治疗,强调早期诊断、早期治疗。目前,治疗原则主要是针对充血性心力衰竭和各种心律失常。

(1)一般治疗:包括休息、限制活动量,戒酒,预防和控制呼吸道感染。

(2)药物治疗:早期应针对病因和发病机制进行药物干预。中期出现充血性心力衰竭临床表现时,应按照中华医学会心血管病学分会慢性收缩性心力衰竭治疗建议治疗。晚期伴有顽固性心力衰竭时可在上述药物治疗的基础上短期应用环磷酸腺苷正性肌力药物,仍无改善则可考虑非药物治疗如心脏移植等。药物治疗应注意个体化、小剂量联合用药。

①β受体拮抗剂:如美托洛尔、比索洛尔、卡维地洛等。宜从小剂量开始,重度心力衰竭者禁用。用药期间应严密观察心率、血压和心功能状况,如心力衰竭加重和(或)静息心率低于55 次/min 或收缩压低于 90mmHg 者应及时减量或停药。美国多中心卡维地洛研究结果显示其能使心力衰竭患者的病死率显著降低,生活质量明显改善。

②洋地黄类药物:对心力衰竭伴心房颤动患者有良好疗效,即使是窦性心律亦有效。需注意 DCM 患者对洋地黄敏感性增加,易中毒,应在严密观察下采用小剂量、缓给法。

③利尿剂:心力衰竭症状缓解后,利尿剂应与洋地黄、血管紧张素转换酶抑制剂合用,并注意维持电解质平衡。

④血管紧张素转换酶抑制剂:是 20 世纪 80 年代心力衰竭治疗的一个重要进展,对难治

性心力衰竭有独特疗效,疗效持续时间较长。

⑤血管扩张剂:如硝酸甘油、硝普钠、硝酸异山梨酯等,应合理配伍,并注意其长期使用可激活交感神经系统而影响疗效。

⑥新型正性肌力药物:如磷酸二酯酶抑制剂(氨力农、米力农等)、环磷酸腺苷(环磷酸腺苷葡甲胺),晚期伴顽固性心力衰竭时可短期应用。

⑦心肌代谢药物:如 1,6-二磷酸果糖、泛癸利酮(辅酶 Q_{10})等。

⑧抗心律失常治疗:消除心律失常的诱因,加强心力衰竭的治疗。使用抗心律失常药物应慎重,对于无症状频发室性早搏、非持续性室速,一般不主张急于用药,有症状非持续性室速以及持续性室速可应用胺碘酮、普罗帕酮等药物。

⑨抗凝治疗:无禁忌证者可加用抗凝药物,对病情有益。

(3)非药物治疗:包括心脏再同步化治疗、左心室减积成形术、心肌成形术、心脏移植等。心脏再同步化治疗是心力衰竭治疗的新途径,2005 年 ACC/AHA 已将其作为心力衰竭患者符合条件治疗的 Ⅰa 类适应证,能改善心功能,提高患者的运动耐量和生活质量。心脏移植技术已日趋成熟,是晚期 DCM 患者的有效治疗方法之一,但存在费用高、缺乏供体和术后排斥反应等问题。其他新的治疗方法如针对 DCM 患者自身抗体的免疫调节及免疫吸附亦是很有前景的疗法,通过自体骨髓干细胞移植以修复丧失的心肌细胞,但均需大规模、随机、对照临床观察以进一步证实其疗效。而基因治疗目前仍在动物实验阶段。

7.预后　本病病程长短不等,一般认为,症状出现后 5 年的存活率在 40%,10 年存活率约为 22%。如能早期诊断和治疗,预后可明显改善。一旦出现心力衰竭,预后差。

(二)肥厚型心肌病

肥厚型心肌病(hypertrophic cardiomyopathy,HCM)以左心室和(或)右心室肥厚、心室腔变小为特征,常为非对称性肥厚并累及室间隔,典型者左心室容量正常或下降,常有收缩期压力阶差、舒张期顺应性下降。典型的形态学变化包括心肌细胞肥大和排列紊乱,周围区域疏松结缔组织增多。常发生心律失常和早发猝死。本病常为青年猝死的原因,在老年人中发病率较低,本节不做详细叙述。

(三)限制型心肌病

限制型心肌病(restrictive cardiomyopathy,RCM)是以心内膜和心内膜下心肌纤维化引起单侧或双侧心室舒张期充盈受限、心脏舒张功能严重受损,而收缩功能和室壁厚度正常或接近正常的心肌病。此病多见于青少年和成年人,远较扩张型心肌病和肥厚型心肌病少见,本节不做详细叙述。

(四)致心律失常性右心室心肌病

致心律失常性右心室心肌病(arrhythmogenic right ventricular cardiomyopathy,ARVC)是右心室正常心肌逐渐进行性被纤维脂肪组织替代,早期呈典型的区域性,晚期可累及整个右心室甚至部分左心室,而室间隔相对较少受累。临床常表现为右心室扩张、右心功能衰竭、心律失常和猝死。该病好发于年轻人,亦可见于儿童和老年人,本节不做详细叙述。

二、特异性心肌病

特异性心肌病是由已知原因引起的心肌疾病或伴随其他系统疾病的心肌病。本节重点叙述老年人较为常见的特异性心肌病如缺血性心肌病、糖尿病心肌病、药物性心肌病。至于其他器官系统疾病所致心肌病，详见其他器官系统疾病的心血管表现。

（一）缺血性心肌病

首先由 Burch 于 1970 年提出，1996 年 WHO/ISFC 有关缺血性心肌病（ischemic cardiomyopathy，ICM）的定义为：表现类似扩张型心肌病，伴收缩功能受损，但不能用冠状动脉病变或缺血损伤的程度来解释。广义的 ICM 是指由于心肌缺血引起的以纤维化为主的心肌病，老年人常见，并多见于男性。

1.病因和病理　　基本病因是冠心病，常有多次和（或）多发性心肌梗死史，或由于心肌慢性缺血、营养障碍导致散在或弥漫性心肌纤维化和心肌间质胶原沉积增加，室壁张力和室壁僵硬度增加，心功能尤其是左心室功能持续处于低下状态。其病理特征是冠状动脉常为多支病变且常有弥漫而严重的粥样硬化致管腔狭窄和血栓形成。因心肌梗死或长期缺血、缺氧，导致心肌变性、坏死、纤维瘢痕形成，左心室常肥厚、扩大，亦可累及右心室，结果心肌收缩力及心室顺应性下降，出现心功能不全，并随病情进展心脏常呈普遍性扩大，酷似扩张型心肌病改变。少数可类似限制型肌病改变。

2.临床表现

（1）有明确的冠心病史，且绝大多数有一次以上心肌梗死史。多数有心绞痛发作，但常随病情进展、心力衰竭加重，心绞痛反而减轻甚至消失。

（2）心力衰竭：75%以上的患者表现为左心功能不全，如咳嗽、呼吸困难、夜间阵发性呼吸困难或端坐呼吸。约 1/3 可出现右心功能不全如颈静脉充盈、肝大、下肢水肿等。心脏普遍性扩大但多以左心室扩大为主，因左心室扩大可有相对性二尖瓣关闭不全。此外，本病可合并乳头肌功能不全，故在心尖区常可闻二尖瓣反流性收缩期杂音。两肺底可闻及湿性啰音，可闻及第三心音或第四心音奔马律。

（3）心律失常：以室性期前收缩、心房颤动、左束支传导阻滞较为多见。

（4）血栓性栓塞：多见于并发房颤且心腔明显扩大者。

3.辅助检查

（1）X 线检查：心脏呈普遍性扩大并以左心室为主，有肺淤血征象。

（2）超声心动图：心脏普遍性增大并常以左心室扩大为主，室壁运动常呈现多节段性减弱、消失或室壁僵硬，有别于扩张型心肌病。有时可见心腔内附壁血栓形成。EF 值常小于0.35。

（3）放射性核素检查：可显示心腔扩大、多节段心肌放射性核素灌注缺损区。

（4）心导管检查：左心室舒张末压、左房压和肺动脉楔嵌压增高，多节段、多区域室壁运动障碍。

（5）冠状动脉造影：常有多支冠状动脉病变。

（6）心电图：可有缺血性 ST-T 改变、病理性 Q 波，常有心律失常如频发多源性室性期前收缩、心房颤动、房室传导阻滞等。

4.诊断及鉴别诊断　　诊断本病必须具备三项肯定条件和两项否定条件，肯定条件为：①明确的冠心病史，至少有一次或以上心肌梗死（Q 波或非 Q 波心肌梗死）。②心脏明显扩大。

③心功能不全征象和(或)实验室依据。否定条件为:①排除冠心病的并发症如室壁瘤、室间隔穿孔、乳头肌功能不全所致者。②除外其他心脏病或其他原因所致的心脏扩大和心力衰竭。

临床上本病主要应与扩张型心肌病相鉴别。①缺血性心肌病多见于老年人,有明确的冠心病史,多数有心绞痛发作,且绝大多数有一次以上心肌梗死史。而扩张型心肌病多见于中青年,无明确冠心病史,即使有心绞痛和病理性 Q 波,其发生率亦远较缺血性心肌病为低。②超声心动图检查显示,缺血性心肌病室壁运动常呈节段性减弱、消失或室壁僵硬,而扩张型心肌病室壁运动常呈普遍性减弱。③核素心肌显像,缺血性心肌病呈节段性或区域性灌注缺损,而扩张型心肌病常呈普遍性灌注降低。④冠状动脉造影,缺血性心肌病常有多支冠状动脉病变,而扩张型心肌病无明显冠状动脉狭窄等可资鉴别。

5. 治疗

(1)控制冠心病的危险因素如高血压、高脂血症等,戒烟酒,减轻体重。

(2)药物治疗:本病以内科治疗为主,药物治疗同扩张型心肌病。需要指出的是,β 受体拮抗剂虽能降低心肌梗死后猝死率,但因其负性肌力作用应谨慎使用,遵循个体化原则,小剂量起始、逐渐加量、视心功能情况调整用法、用量。血管扩张剂以选择硝酸酯类、血管紧张素转换酶抑制剂较佳。有栓塞史或有心腔内附壁血栓者,如无禁忌证,可考虑应用华法林或肝素。心律失常的治疗则按其类型作相应处理。

(3)非药物治疗:由于冠状动脉常有多支病变,心功能较差,所以较难施行冠状动脉旁路移植及经皮冠状动脉成形术。近年已开展经心内膜或心外膜激光打孔术,心脏移植技术日趋成熟。

6. 预后　在 EF 中等下降的患者,三支血管病变较单支和双支血管病变预后相对差。

(二)糖尿病心肌病

糖尿病心肌病(diabetic cardiomyopathy)是糖尿病的一种重要并发症,是一种特异性心肌病。1972 年 Rubler 等在无明显冠状动脉粥样硬化的糖尿病患者中观察到一种特异性心肌病,1974 年 Hamby 等通过进一步研究首次提出糖尿病心肌病的概念。糖尿病心肌病是一种独立的疾病,其发病不依赖于高血压、冠状动脉疾病以及其他心脏疾病,是糖尿病引起心脏微血管病变和心肌代谢紊乱所致的心肌广泛局灶性坏死,早期常表现为舒张功能不全,晚期以收缩功能不全为主。

1. 发病机制　目前研究认为,糖尿病心肌病的发生发展是由高血糖、胰岛素抵抗与高胰岛素血症或胰岛素缺乏对心肌细胞的直接毒性或通过引发代谢紊乱、氧化应激、钙调控机制异常、神经内分泌系统异常激活、非酶促糖基化产物堆积等,引起一系列级联反应所致,各机制间相互影响,共同推动疾病的进展,确切发病机制仍不清楚,尚有待进一步研究探讨。

(1)心肌细胞代谢障碍:糖尿病糖代谢紊乱和脂代谢紊乱是加速糖尿病心肌病变发生发展的重要原因。由于心肌组织中葡萄糖有氧氧化和无氧酵解过程发生障碍,心肌细胞糖代谢低下,引起心脏功能障碍;脂肪组织脂解明显增加,以致心脏组织非酯化脂肪酸水平增高而损伤心脏的收缩和舒张功能。

(2)氧化应激:糖尿病引起氧化应激的机制包括活性氧、活性氮过度产生以及抗氧化能力损伤。氧化应激可通过其下游效应如核酶多聚 ADP 核糖聚合酶依赖的血管活性因子内皮素 1 及细胞外基质蛋白纤连蛋白上调促进心脏肥大、损害心功能。

(3)钙调控机制异常:细胞质 Ca^{2+} 浓度的改变是启动心肌兴奋－收缩和复极－舒张偶联的枢纽,心肌中主要依赖肌质/内质网 Ca^{2+}－ATP 酶和细胞膜 Ca^{2+}－ATP 酶调节钙浓度。心肌细胞 Ca^{2+} 超载是糖尿病心肌病心肌功能受损的直接原因。糖尿病时由于 Ca^{2+} 泵活性降低、肌纤维膜上 Na^+－Ca^{2+} 交换减少、电压依赖的 Ca^{2+} 通道磷酸化时间延长引起胞质钙超载,激活肌动蛋白,导致心肌细胞舒缩功能减退。

(4)心脏自主神经病变与心脏局部肾素－血管紧张素系统(renin－angiotensin system, RAS):糖尿病时心肌局部交感神经活性增强,可致心肌弥漫性小灶性坏死和纤维化,心脏局部 RAS 激活,以自分泌或旁分泌的方式发挥多效性作用,导致心肌细胞增生、心肌肥厚、纤维化,影响心脏功能。副交感神经病变也可导致心功能异常。

(5)蛋白激酶 C 代谢异常:可能是糖尿病心肌病最重要的致病因素,蛋白激酶 C 代谢异常通过引起 Ca^{2+} 超载、心肌肌钙蛋白磷酸化、血管紧张素转换酶活性增强等影响心肌超微结构,促使心肌肥大、纤维化、心肌重塑,影响心肌收缩和舒张功能。

(6)心肌细胞凋亡:糖尿病心肌病变过程中心肌细胞凋亡随心脏功能的降低呈加速趋势,心肌细胞数目不断减少,并被胶原纤维等细胞外基质代替,导致心肌修复性纤维化,加快心力衰竭形成。

(7)其他:细胞外基质增生及心肌间质纤维化在糖尿病心肌病发生发展中亦起重要作用。高血糖时通过葡萄糖自动氧化和非酶糖化产生的糖基化产物可对组织细胞产生各种损伤效应,引起冠状动脉微血管病变,导致心肌组织物质转运和代谢异常。

2.病理 糖尿病心肌病病理表现主要为心肌肥大,心脏重量指数(心室重量/体重比)增加,细胞外基质沉积,心肌纤维化。超微结构显示肌原纤维排列稀疏、不规则,细胞间质胶原增生,毛细血管内皮细胞肿胀,基膜增厚,闰盘处黏合膜增宽,细胞质内指状突起增多,核周肌质网扩张,线粒体肿胀、空泡样变,嵴部分消失。

3.临床表现 临床常表现为不同程度的左心室收缩和舒张功能不全,主要以心室舒张功能不全为主,舒张功能不全常出现于收缩功能受损之前。糖尿病心肌病早期可无心功能不全的临床表现,但超声心动图检查等提示舒张功能不全。之后逐渐出现舒张功能不全的临床表现如劳力性呼吸困难等而体检可无明显阳性体征,在同时合并高血压时舒张功能不全更为明显。随病情进展出现收缩功能不全的临床表现如疲乏、呼吸困难、端坐呼吸等,体检可有颈静脉充盈、下肢水肿、肝大等。

4.辅助检查

(1)X 线检查:早期无心腔大小改变,晚期心脏明显扩大,有肺淤血征象。

(2)超声心动图:早期无心腔扩大和室壁运动减弱,E/A 比值<1。晚期心室腔明显扩大,室壁运动减弱,EF 值<0.5。Valsalva 动作可降低左心房充盈压,在 Valsalva 动作后测定 E/A 比值和等容舒张时间,有助发现潜在的舒张功能受损。

(3)放射性核素检查:有助于早期发现糖尿病心肌病。

(4)心导管检查:对诊断帮助不大,主要用于排除冠心病。

(5)心电图:可有 ST－T 改变,常见心律失常有室性期前收缩、心房颤动、房室传导阻滞等。

(6)实验室检查:如血糖、糖化血红蛋白、胰岛素分泌水平及 C 肽水平等的测定。

5.诊断及鉴别诊断　诊断依据糖尿病病史、临床表现及影像学检查等,可参考以下几点:①糖尿病病史。②临床表现:主要以心室舒张功能不全为主,随病情进展出现收缩功能不全。早期主要是舒张功能不全的表现如劳力性呼吸困难等,随病情进展出现收缩功能不全的临床表现如疲乏、呼吸困难、端坐呼吸等,体检可有颈静脉充盈、下肢水肿、肝大等。③超声心动图:早期无心腔大小改变,晚期心室腔明显扩大,室壁运动减弱,收缩功能降低。④X 线检查:晚期心脏明显扩大,有肺淤血征象。⑤放射性核素检查:有助于早期发现糖尿病心肌病。⑥心导管检查:对诊断帮助不大,主要用于排除冠心病。

根据糖尿病病史以鉴别糖尿病心肌病与其他类型心肌病。

6.治疗

(1)控制饮食,加强锻炼,减轻体重。早期发现、及时纠正血糖、血脂代谢紊乱,改善胰岛素敏感性。

(2)治疗心力衰竭,糖尿病心肌病与其他原因引起的心力衰竭治疗原则相同,见相关章节。

(3)治疗并存的高血压、冠心病、肾脏损害等疾病状态,分别见相关章节。

(4)药物治疗方面,特别指出β受体拮抗剂、血管紧张素转换酶抑制剂和血管紧张素Ⅲ受体拮抗剂临床疗效确定。

(5)高压氧治疗,通过改善局部组织缺血缺氧状态从而增加血流和氧含量。

(三)药物性心肌病

药物性心肌病(drug－induced cardiomyopathy)是指接受某些药物治疗的患者,因药物对心脏的毒性作用引起心肌损害,临床表现类似扩张型心肌病和非梗阻性肥厚型心肌病的心肌疾病。近年来,药物性心肌病日益增多,临床常表现为心律失常如室内传导阻滞等、ST－T 改变、慢性心功能不全等。临床常见对心脏有毒性作用的药物有抗肿瘤药物、三环类抗抑郁药物、抗精神病药物、抗心律失常药、β受体拮抗剂、钙通道阻滞剂以及非类固醇类消炎镇痛药和麻醉药等。

1.临床常见有心脏毒性作用的药物　主要有以下几类。

(1)抗肿瘤药物

①阿霉素:通过增加心肌细胞线粒体乙酰化的细胞色素 C 的分解和心肌三磷腺苷的消耗,以及引起心肌细胞内 Ca^{2+} 超载,使心肌受损、心能量耗竭,引起心功能不全。表现为在用药过程中或后出现各种心律失常,亦可出现类似扩张型心肌病的临床表现。

②环磷酰胺:多在用药 2 周以后发生心肌损害如冠状动脉内皮损伤、心肌细胞损害、间质水肿,且多数呈可逆性,少数可引起继发性心肌病。

③柔红霉素:通过干扰线粒体能量代谢,使氧自由基产生增加、心肌细胞内钙离子超载而损伤心肌,使心肌收缩力下降,还可引起各种心律失常包括室性和室上性心律失常,甚至猝死。该作用有时可持续数年甚至十余年,如与其他抗肿瘤药物合用,则毒性增加。

④紫杉醇:可引起心肌收缩力下降、心动过缓,多为一过性,常无明显临床症状。

(2)三环类抗抑郁药物:其心血管不良反应有直立性低血压、心肌抑制作用、房室传导阻滞、窦性心动过速等,因该类药物可抑制细胞色素 P450,故在与其他药物合用时可能影响其他药物的代谢或加重心血管不良反应。

(3)抗精神病药物:吩噻嗪类药物对中枢神经系统有特殊的抑制作用,且有 α 受体拮抗作用,可引起低血压,甚至持续性低血压、休克。氯丙嗪可引起各种心律失常包括房室传导阻滞、室性期前收缩、扭转型室速等,甚至猝死。可能与其降低心肌儿茶酚胺浓度,使心肌收缩力下降,中枢神经过度抑制,不可逆性休克有关。

(4)抗心律失常药:各种抗心律失常药物均有不同程度的负性肌力作用,对原有心脏病的患者可诱发心力衰竭。且抗心律失常药有致心律失常作用,如使用不当可能诱发致命性心律失常。

(5)β 受体拮抗剂:通过抑制心脏 β 受体具有负性肌力、减慢心率作用,在心力衰竭常规治疗的基础上,合理使用 β 受体拮抗剂如美托洛尔、比索洛尔、卡维地洛等可降低病死率,如应用不当可加重心功能不全。

(6)钙通道阻滞剂:通过抑制 Ca^{2+} 内流而有一定的负性肌力作用,尤其是非二氢吡啶类如维拉帕米可引起心动过缓,可能加重心功能不全。而二氢吡啶类尤其是短效二氢吡啶类如硝苯地平可增加心率,反射性引起交感神经兴奋。

(7)其他:麻醉药对心肌均有一定抑制作用。非类固醇类消炎镇痛药通过抑制环氧化酶,使前列腺素合成减少而引起水、钠潴留,对已有心脏病的患者可加重心力衰竭。

2.诊断　诊断主要依据曾应用某些药物如上述抗肿瘤药物或三环类抗抑郁药物等,用药前无心脏病证据,用药后出现心脏扩大、心律失常、心功能不全等征象而又不能用其他心脏病解释者。

3.治疗

(1)严格掌握用药适应证是本病防治的关键,用药期间定期体检或用泛癸利酮预防发病,做到早期诊治。

(2)停用有关有心脏毒性作用的药物。

(3)泛癸利酮每次 20mg,3 次/d,口服;或每次 10mg,1～2 次/d,肌内注射。

(4)治疗心律失常。

(5)治疗心功能不全。

(6)应用肌代谢药物,如 1,6－二磷酸果糖、ATP、维生素 B_1、维生素 B_6 等。

第十节　老年心包疾病

心包是由壁层与脏层构成的心脏外面的囊腔,脏层包裹在心脏与邻近心脏大血管外面,系一层间质内皮细胞组成的透明膜,壁层由多层胶原纤维伴稀疏的弹力纤维组成,表面覆盖着一层间皮细胞,胶原纤维在青年人呈波浪状,随着年龄老化逐渐变直,弹力纤维无明显变化,或分布密度较稀疏,老年人心包伸展度变低。健康成人心包腔内含 15～50mL 浆液,起润滑作用。有多种疾病可以引起心包腔积液,多数最初表现为急性心包炎,伴渗出形成心包积液。当心包积液迅速增加且量大时可发生心脏压塞。某些急性心包炎可最终发展成心包狭窄。与青年人对比,老年人胶原性心包疾病较少,心包转移瘤、心脏损伤后综合征相对多见,继发性心包疾病多于原发,且临床型较常见。老年人常有多系统疾病,感觉迟钝、表达力差,易被其他系统疾病或原发病所掩盖,造成漏诊或误诊。

一、老年急性心包炎

急性心包炎是一种以心包膜急性炎症病变为特点的临床综合征。

(一)流行病学资料

根据国内各地临床分析,心包炎占成人心脏病的 1‰~5.9‰,国外一组 15363 例尸检资料,心包炎检出率为 9.2%,但是在一个综合医院 143115 例住院病例中仅占 0.07%(Silver MD,1983)。日本浴风会医院老年人尸检 1000 例调查,心包粘连占 1.9%,急性心包炎占 0.2%,因心肌梗死心脏破裂或主动脉夹层向心包腔穿破所致心脏压塞占 1.3%。临床与尸检检出率之所以有较大差异,可能与多数心包炎病例临床表现一过性,许多心包疾病不过是全身疾病表现的一部分或并发症,不少系亚临床性有关。

(二)病因与分类

老年人心包炎的常见病因有:心包恶性肿瘤、急性非特异性心包炎、抗凝血治疗后、介入治疗或心脏外科手术后、细菌感染(结核性、病毒性、真菌性等)、尿毒症、主动脉夹层、外伤等。老年人心包炎常见的临床类型可分为:

1.急性非特异性心包炎。

2.感染性心包炎 ①结核性心包炎。②病毒性心包炎。③化脓性心包炎。④霉菌性心包炎。

3.非感染性心包炎 ①尿毒症性心包炎。②代谢性心包炎。③心包切开后综合征(PCS)和心肌梗死后心包炎(PMIS,又名 Dressler 综合征)。④反射性心包炎。

(三)临床表现

1.症状 前驱症状可有发热、乏力等,但是老年人常无发热。急性心包炎典型表现为进展性、严重的持续达数小时的刺痛或刀割样的胸骨后、心前区特疼痛。可向颈部放射,也可向臂与背部甚至向左肩放射。卧位时加重,咳嗽、活动后吞咽时亦可使胸痛加重,前倾坐位可使症状减轻。

2.体征

(1)心包摩擦音:是纤维蛋白性心包炎的重要体征,呈抓刮样音调,粗糙,以胸骨左缘第 3、第 4 肋间及剑突下最显著,前倾坐位较易听到。心包摩擦音是一种由心房、心室收缩和心室舒张早期三个成分组成的三相摩擦音。心包渗液增多时消失,但如心包两层之间仍有摩擦,则仍可闻及摩擦音。

(2)心包积液引起的相应体征:心包积液在 300mL 以上者心浊音界向两侧扩大,且随体位而改变。平卧时心底浊音区增宽,坐位时下界增宽,心尖搏动减弱或消失,或位于心浊音界左缘之内侧,心音遥远,心率快。大量心包积液可压迫左肺引起左肺不张,于左肩胛下叩诊浊音,并可听到气管呼吸音,即左肺受压征(Ewart 征)。如积液迅速积聚,可发生急性心脏压塞。患者气促加剧,面色苍白,发绀,心排出量显著下降,产生休克。若不及时解除心脏压塞,可迅速致死;如积液形成缓慢,可形成慢性心脏压塞,表现为发绀、颈静脉怒张、肝大、腹腔积液、皮下水肿、脉压变小,常有奇脉。

（四）辅助检查

1.心电图检查　对于急性心包炎的诊断有重要价值,60%～80%的患者有心电图改变。多数在胸痛后数小时或数日出现,主要是多导联 ST 段抬高,T 波可直立、低平或倒置。P－R 段可压低,与心房炎症有关。QRS 波群振幅可降低,不出现 Q 波。

2.超声心动图检查　可明确诊断心包积液的量及心包厚度,并可明确伴随的心脏结构与功能改变。

3.胸部 X 线检查　可见心影增大,心腰平直或消失,如大量心包积液,心型呈烧瓶样,透视下可见心脏搏动减弱或近消失。而肺野清晰,与心力衰竭、淤血成明显对比。

4.CT 或 MRI 检查　可显示心包积液量及心包厚度,并对有无分隔等有诊断意义,很少需要心血管造影明确诊断。

5.实验室检查　可有白细胞计数增高,CRP 与血沉增高。cTnI 与 cTnT 及心肌酶学检查与急性心肌梗死有鉴别意义,但如合并心脏炎时也可增高,并同时伴有第三心音及心电图 ST－T 改变,确诊常需心肌活检。

6.特殊的诊断试验　如结核菌素试验、风湿因子、抗核抗体、病毒实验、心包穿刺液检查、培养及脱落细胞学检查等。

（五）鉴别诊断

1.急性心肌梗死　老年患者心包炎有时临床症状不典型,无发热,白细胞计数及血沉升高不明显。急性心肌梗死常在发病后 48～72h 出现体温、白细胞计数、血沉升高。此外,心包炎时多数导联 ST 段抬高,且弓背向下,无对应导联 ST 段压低,ST 段恢复等电位线后 T 波才开始倒置,无病理性 Q 波,心肌酶谱仅轻度升高且持续时间较长。

2.心脏扩大　心包积液与心脏扩大的鉴别诊断见表 3－9。

表 3－9　心包积液与心脏扩大的鉴别

项目	心包积液	心脏扩大
心尖搏动	不明显或于心浊音内侧	与心浊音界一致
奇脉	常有	无
心音及杂音	第一心音远,一般无杂音(风湿性除外)	心音清晰,常有杂音或奔马律
X 线检查	心影呈三角形,肺野清晰	心影呈球形,肺野淤血
心电图	QT 间期多正常或缩短或有电交替	QT 间期延长,心肌病变者常伴有室内阻滞,左室肥大,心律失常多见
超声心动图	有心包积液征象,心腔大小正常	无心包积液征象,心腔多扩大
放射性核素扫描	心腔扫描大小正常,而 X 线片心影大	心腔大小与 X 线片心影大小大体一致
心包穿刺	见心包积液	不宜心包穿刺

3.早期复极综合征　本综合征心电图中抬高的 ST 段与急性心包炎早期的心电图改变容易混淆,前者属于正常变异。以下有助于鉴别:早期复极综合征时 ST 段抬高很少超过 2mm,在 aVR 及 V_1 导联中 ST 段常不压低,运动后抬高的 ST 段转为正常,在观察过程中不伴有 T 波演变。

(六)治疗

对于多数急性心包炎患者需住院处理,便于查找病因和观察有无心脏压塞。通常可以选择口服非甾体消炎药(NSAIDs)及秋水仙碱,但是吲哚美辛降低冠状动脉血流应避免使用。严重胸痛者可以使用麻醉药,对于 NSAIDs 和秋水仙碱无效者可以应用一周的皮质激素,但是尽量避免使用,除非是尿毒症性心包炎或结缔组织疾病。心包内直接给予类固醇不仅有效,而且减少药物的不良反应。胸痛反复者可以合用 NSAIDs 和激素,非甾体类药物或硫唑嘌呤可以避免长期应用激素,激素疗效不佳时可以选用硫唑嘌呤或环磷酰胺,当非手术治疗失败,特别是有类固醇引起的并发症时,可以考虑进行心包切除术。

二、老年心脏压塞

心脏压塞(Cardiac tamponade)是指心包腔积液增多,心包内压增高,心脏舒张充盈受到限制引起的血流动力学障碍。除积液量外,心包内压升高幅度还和积液产生的速度、心包顺应性有关。

(一)病因与分类

心脏压塞可根据心包积液的快慢分为急性心脏压塞和慢性心脏压塞。

1.急性心脏压塞

(1)急性心包炎:细菌及结核分枝杆菌感染、尿毒症、结缔组织病。

(2)急性心包积血,急性心肌梗死室壁破裂,PCI 治疗时因导管或导丝使冠状动脉穿孔或心脏起搏器安装时导管穿破右室,主动脉瘤及主动脉夹层破入心包,胸壁穿透性或非穿透性创伤,癌转移。

2.慢性心脏压塞

(1)感染性:结核分枝杆菌、寄生虫感染。

(2)非感染性:心肌梗死后综合征,心包切开术后综合征,尿毒症,恶性肿瘤,黏液性水肿,心力衰竭。

(二)临床表现

本病的病因各异,故其临床表现亦各有不同。心脏压塞有大量心包积液或积血者有明显心包积液的症状和体征,慢性者常无明显症状。

1.症状　患者主要症状是呼吸困难,皮肤湿冷、苍白,晕厥,尿少等心排血量不足的表现,感染所致者还有发热、不适等。心包腔内大量积血所致者可有贫血表现。由于静脉压增高,可有肝大、腹水、水肿等表现。

2.体征　心尖搏动减弱或消失,或在扩大的心浊音界内侧。心率明显增快,心音低钝、遥远,吸气时第二心音分裂明显(主要是由于吸气时左室充盈减少,射血时间缩短,主动脉关闭提前)。少数病例可触及心包摩擦音。颈静脉充盈或怒张,多数患者在吸气时平均静脉压下降,但也有少数出现 Kussmaul 征(即在吸气时,颈静脉充盈更明显,静脉压增高)。患者动脉血压下降,且由于心排血量减少而会导致动脉压缩小,约 50% 患者脉压<30mmHg。本证较为特征性的体征是奇脉,即吸气时脉搏减弱,或吸气时动脉收缩压下降 10~12mmHg。奇脉是由于心脏充盈受限,吸气时肺循环容量增大,而体循环静脉回流不能相应增加,致使左心室的回心血量减少,心排血量下降。奇脉除见于心脏压塞综合征以外,还可以见于缩窄性心包炎、阻塞性肺疾病及右心室心肌梗死等。可有局部压迫症状,由于大量心包积液,可压迫气管引起呼吸困难,压迫食管引起吞咽困难,压迫喉返神经引起声音嘶哑,压迫膈神经引起呃逆,刺激膈肌引起呕吐。

(三)辅助检查

1.ECG　可正常或非特异性改变(ST-T 波)、电交替(QRS 波少、少数为 T 波)、心动过缓(终末期)、电机械分离(濒死状态)。

2.胸部 X 线　心影增大但肺野清晰。

3.M 型/B 型超声心动图　舒张期 RV 前游离壁塌陷,RA 塌陷,LA 以及极少数情况下 LV 塌陷,LV 舒张末室壁增厚为"假性肥厚",IVC 扩张(吸气时无塌陷),"摇摆心"。可根据超声确定积液量:①小量,左室舒张期超声消失<10mm。②中等量,≥10mm。③大量,≥20mm。超声亦可对积液中纤维束、凝块、肿物、空气、钙化的存在及积液的性质判断。

4.多普勒　吸气时三尖瓣血流增加而二尖瓣血流降低(吸气时相反),吸气时体循环静脉血流收缩期和舒张期均降低,心房收缩时的逆向血流增加。

5.M 型彩色多普勒　二尖瓣/三尖瓣血流随呼吸出现大的波动。

6.心脏导管　确定诊断,量化血流动力学异常。RA 压升高(收缩期 X 降支明显而舒张期 Y 降支缺失或减小)心包内压力亦上升,最终与 RA 内压力相同(压力均于吸气时降低)。RV 舒张中期压力升高至与 RA 和心包压力相同(无早期下陷晚期高原图形)。肺动脉舒张压轻度升高,和 RV 压对应。肺毛细血管楔压亦升高,几乎与心包及 RA 压力相同。LV 收缩压和主动脉舒张压可正常或降低。

7.冠状动脉造影　舒张期冠状动脉压缩。

8.CT　沿双心室的心外膜下无脂肪组织显影,其呈管样形状分布在心耳的前方。

(四)诊断及鉴别诊断

1.诊断　患者具有以低血压、颈静脉怒张和小而安静的心脏为表现的 Beck 三联征,常提示急性心脏压塞,结合其他症状、体征和实验室检查即可诊断,亚急性者往往伴有奇脉。

2.鉴别诊断　应与缩窄性心包炎、限制性心肌病、心内膜弹力纤维增生症、急性肺源性心脏病、肺动脉栓塞、右室心肌梗死及腔静脉阻塞综合征等相鉴别。病因诊断需结合病因类型特征,以及心包穿刺、心包活检等来确定。

(五)治疗

患者病情多较危重,尤其是老年患者抵抗力差,同时多伴有多系统疾病,宜进行积极的治疗,主要包括以下两个方面。

1.心包穿刺减压　是主要治疗方法。主张在超声定位下,在剑突下进行心包穿刺,可对心包液进行检查,明确病因。对心包大量积液及血流动力学障碍者进行抽液减压,但每次抽液不宜大于 800mL,以免因抽液后腔静脉血流大量涌入右室,造成右室负荷过重,而致右室急性扩张。对外伤性、心室壁瘤破裂、主动脉夹层破裂不宜行心包穿刺。临床上抽吸 100～200mL 液体症状即可缓解。若系心包腔内大量出血,常需做心包切开引流。对心包穿刺抽液引流失败、心房后积液、大量慢性积液或穿刺不能解除压塞者,应进行心包开窗引流或心包切除。

2.病因治疗 应同时进行病因治疗。心脏压塞系感染所致者,宜选用合适的抗生素治疗。若系心脏外伤或心肌梗死、心脏破裂、主动脉夹层撕裂者,则应进行紧急手术。

三、老年缩窄性心包炎

缩窄性心包炎(CP)是指心脏与大血管根部被致密增厚显微组织所包裹或肿瘤浸润压迫心脏使心室舒张充盈受限所产生的一系列循环障碍。老年人较常见,病情常较重,预后不良。

(一)病因

目前结核仍然是缩窄性心包炎的主要病因。非特异性心包炎、需要血液透析治疗的尿毒症性心包炎、化脓性心包炎、肿瘤性心包炎、放射治疗(胸部总照射剂量超过 40Gy 时)、外伤、胶原组织疾病均可引起心包缩窄。但是往往也有病因不清者。

(二)临床表现

1.起病隐匿,常于急性心包炎数月至数年发生心包缩窄。

2.有不同程度的呼吸困难、腹胀、乏力、肝区疼痛。

3.体征有肝大、颈静脉怒张、腹腔积液及下肢水肿,有 Kussmaul 征(即吸气时颈静脉更为怒张)。

4.心脏体征包括心尖搏动无法触及,心浊音界正常,心音减低,可以听到心包叩击音,心率一般为窦性,晚期患者可以出现心房颤动,动脉压减低,脉压变小,奇脉不明显。

(三)辅助检查

1.X 线检查 心影大小正常,可呈三角形,左右心缘变直,上腔静脉扩张,有时可见心包钙化。

2.心电图 QRS 波群低电压,T 波低平或倒置。

3.超声心动图 虽可见心包增厚,但并不可靠,有时可见心脏容量变小,室间隔矛盾运动,左室壁活动减弱等。

4.右心导管检查 示右心房、右心室、肺毛细血管楔压升高水平相等;右心房压力曲线示 M 型或 W 型,由增高的 a、v 波和加深的 Y 波、正常的 X 波形成;右心室收缩压轻度升高并呈下陷一高原波形。

(四)鉴别诊断

1.肝硬化 肝硬化可有腹壁和食管静脉曲张,但无颈静脉怒张等上腔静脉压升高的表现。心尖搏动不减弱,无心包撞击音,X 线、心电图、超声心动图检查无异常心导管检查无心房、心室的压力异常变化。

2.限制性心肌病 限制性心肌病的临床表现和血流动力学改变与本病很相似,难以鉴别。必要时需做心内膜心肌活检或探查性胸腔切开术来进行鉴别。近年有报道介绍,用多普勒超声技术有助于鉴别，尤其是经食管超声心动图方法。鉴别见表 3-10。

表 3-10　缩窄性心包炎与限制性心肌病的鉴别

鉴别要点	缩窄性心包炎	限制性心肌病
病史	有急性心包炎、心包积液病史	不明显
病程进展	较缓慢	较迅速
额外心音	可听到心包叩击音	可听到奔马律
二尖瓣或二尖瓣闭锁不全杂音	无	较常听到
X 线检查	心影正常或轻度增大，50%～70%可见心包钙化	心脏常明显增大，无心包钙化
心电图	低电压，伴 T 波改变，50%有心房颤动	多无低电压，有 T 波变化，有时常见病理性 Q 波，除心房颤动外，常有其他心律失常，如房室传导阻滞、室内阻滞，可见心室肥厚或劳损
超声心动图	心包增厚钙化心腔大小正常	心包无异常，有时可见心内膜增厚
超声多普勒舒张早期心肌速度(Em)	>8cm/s	<8cm/s

（五）治疗

1. 一般内科治疗只能在减轻淤血症状方面起到一定作用，主要包括休息、限制钠盐摄入及适量使用利尿剂等。

2. 有效的治疗则是早期实行心包切除术，以避免发展到心源性恶病质、严重肝功能不全、心肌萎缩，术后约 75% 的患者可获得持久血流动力学和临床症状一定程度的改善。疑有结核病者，术前应给予抗结核药治疗 4 周，并在术后继续用药 1 年。缩窄性心包炎经外科治疗后，预后可大致改善，多数患者术后可逐步恢复正常的活动，若失去手术机会，则预后差，病情逐渐恶化，患者渐趋衰弱，多在几个月至 2 年之间因心力衰竭或并发感染而死亡。

3. 约 15% 的急性渗出性心包炎患者存在短暂性心包缩窄表现，因此在进行心包切除术前应考虑通过内科治疗可以逆转心包缩窄的可能。部分缩窄性心包炎患者可以自愈，或通过联合使用 NSAIDs、类固醇类及抗生素可以治愈，对于禁忌心包切除术的患者可以应用利尿剂和地高辛来改善症状。

四、老年心包肿瘤

心包肿瘤指恶性肿瘤心包转移或原发性心包肿瘤，如间皮瘤所引起。有文献报道肺癌、乳腺癌、白血病、霍奇金病和非霍奇金淋巴瘤占 80%。近年来，肿瘤性心包炎有增多趋势，特别是老年人，肿瘤已经成为心包积液的主要原因。

（一）病因

1. 原发性肿瘤　主要是间皮细胞瘤和血管肉瘤。

2. 心包转移肿瘤　最常见向心包转移的恶性肿瘤有肺癌、乳腺癌、恶性黑色素瘤、淋巴瘤、白血病等。恶性肿瘤的心包转移较常见,恶性肿瘤的尸体解剖中15%～30%有心包转移,心包活检中有4%心包转移。可通过血行播散或邻近心脏的恶性肿瘤(如肺、纵隔)直接浸润。

（二）临床表现

心包肿瘤的心包积液量可为少量,亦可为大量引起心脏压塞,亦可引起心包缩窄,亦可作为恶性肿瘤的始发表现。因积液量差异较大,临床表现不一。大多数恶性肿瘤转移性心包炎无症状,心包积液量逐渐增加时,部分病例有呼吸困难、咳嗽、胸痛、心动过速等。当心包积液量>500mL时可见颈静脉扩张、端坐呼吸、吞咽困难、心悸、晕厥、心包摩擦音、心音遥远、胸腔积液、肝大、尿少、低血压甚至休克。

（三）辅助检查

胸部X线、B超、CT与MRI检查出现纵隔增宽、肺门肿块、心包、胸膜渗出液检查及心包、胸膜活检,心包腔镜检查均对原发肿瘤的诊断有意义。恶性肿瘤心包积液的特点是放液后又迅速增加,需反复放液,且积液增加有越来越迅速的倾向,此时需要反复心包液细胞学检查并积极寻找原发灶,以明确病因。

（四）诊断

凡快速增长的血性积液伴心脏压塞,尤其伴心电图电交替者,应高度怀疑肿瘤性心包炎可能。心包积液中寻找肿瘤细胞可明确诊断,心包液细菌学检查,有85%患者可检测到身体其他部位转移而来的癌细胞或原发性心脏肿瘤细胞,如间皮瘤细胞。

（五）治疗

治疗包括除原发病外,心包穿刺或切开以解除心脏压塞或心包内注射抗肿瘤药物等。肿瘤性心包积液根据患者具体情况而定,如有无心脏压塞的临床表现,有无特异性有效的治疗和恶性肿瘤病程的阶段。终末期衰竭患者,通过治疗改变预后是无希望的,在这种情况下,诊断顺序要简化,治疗目的是减轻症状,改善最后数日或数周的生活质量。90%～100%肿瘤性心包炎心脏压塞者,采用心包穿刺留置导管方法抽取心包积液,能有效地缓解相关症状,出现并发症风险较低(<2%)。若心脏压塞复发,可在局部麻醉下行剑突下心包切开术,缓解症状成功率高,并发症发生率低。左侧开胸部分心包切开术(开窗术)与剑突下心包切开术相比,无更多的优点,现已少用。新近有一种经皮球囊心包切开术,对恶性肿瘤心包积液处理是一种有前途的新技术。

第十一节　老年周围血管病

周围血管病包括周围血管闭塞、血管炎、静脉血栓及功能不全、淋巴管疾病等。

一、周围动脉病

周围动脉病(PAD)主要指由于粥样硬化病变导致周围动脉狭窄甚至闭塞,下肢或上肢血供受阻。广义还包括其他原因引起的动脉阻塞,也可发生严重肢体缺血,如血管炎、血栓闭塞性脉管炎、结缔组织病、血管痉挛等,动脉粥样栓塞和由血栓形成或栓塞导致的急性动脉阻塞。另外,急性痛风关节炎、创伤、糖尿病、腰骶神经根病和反射交感性营养不良引起的感觉神经病也可引起肢体缺血性疼痛。

（一）发病机制

致冠状动脉粥样硬化的危险因素有助于周围循环动脉粥样硬化的形成。如吸烟、糖尿病、血脂异常、高血压和高同型半胱氨酸血症等，增加 PAD 发生的危险。

几项观察研究（包括 Edinburgh 动脉研究、Framingham 心脏研究、心血管健康研究等）显示，吸烟者发生 PAD 的危险增加 2~5 倍。糖尿病患者发生 PAD 危险性增加 2~4 倍。PAD 患者中有糖尿病较无糖尿病者更易截肢。

血脂代谢异常与 PAD 患病率增加有关。高甘油三酯血症是 PAD 独立预测危险因素。脂蛋白 a 水平升高发生 PAD 的危险增加两倍，高水平脂蛋白 a 使发生严重肢体缺血的危险性增加。

Framingham 等研究发现，高血压增加跛行危险，且这种危险与高血压严重度呈正比。高同型半胱氨酸血症增加动脉粥样硬化形成的危险性。纤维蛋白原也与 PAD 相关。Edinburgh 动脉研究中发现，纤维蛋白原每升高 0.70g/L，5 年后发生 PAD 的危险增加 35%。PAD 患者的系统性炎症血清标志物－C 反应蛋白水平也升高。在内科医师健康研究中发现，C 反应蛋白位于最高四分位值时，男性发生 PAD 相对危险性是 2.5。

（二）病理及病理生理

1.病理 动脉粥样硬化往往侵犯循环系统特定部位。粥样斑块往往在血流分流处和血管分叉部位易形成，通常在静脉很少发生。位于不同血管床的血管具有独特的形态学、生理学和药理学特征，表明这些血管具有内在的异质性。近年来的研究进展，有助于认识到血管有不同的生物基础。动脉疾病临床征象的形成机制随循环血管床（如冠状动脉循环）和不同动脉（如颈动脉、主动脉或股动脉）而变化。

血管功能在不同循环区域不同，可用心脏治疗中常用的许多血管活性药物选择性作用于血管床而产生的效应证明。硝酸盐可同时扩张动脉和静脉，而血管扩张剂（如肼屈嗪）只作为动脉扩张剂。隐静脉和内乳动脉作为旁路移植物可产生不同临床疗效。内乳动脉较隐静脉释放较多的一氧化氮，而隐静脉则产生更多的缩血管物质、内皮源性环氧合酶。这些差异是自内乳动脉较自体静脉移植物有较好的临床疗效引起的。另外，血管或来自于不同循环区域的血管细胞有时候相差也很大。如缺氧时肺动脉收缩，而系统动脉扩张；脑动脉与系统动脉循环对一氧化碳不同反应等。

2.肢体缺血病理生理 PAD 导致循环营养物供给骨骼肌和骨骼肌需要氧以及营养的平衡破坏。血管舒缩反应性异常可干扰血流，而且周围动脉粥样硬化的患者传输和阻力血管的扩张能力也下降。正常情况下，动脉对药理和生物化学刺激（如乙酰胆碱、5－羟色胺、凝血酶或缓激肽以及血流增加时形成的切应力）产生扩张效应。内皮释放生物活性物质，尤其是一氧化氮，可引起血管扩张。运动产生的血流刺激使健康人的传输血管松弛，有利于血流运输到运动的肌肉。但是 PAD 患者的股动脉和非阻力血管发生动脉粥样硬化后，使血流或药理刺激产生的内皮依赖的血管扩张功能受损。内源性缩血管物质，如类前列腺素、其他脂质介质、凝血酶、5－羟色胺、血管紧张素Ⅱ、内皮素和去甲肾上腺素可干扰血管扩张。

电生理和组织病理学检查发现，PAD 患者腿部骨骼肌发生部分轴突去神经化。PAD 患者的骨骼肌有Ⅰ型氧化慢收缩纤维,缺乏Ⅱ型糖酵解的快收缩纤维。Ⅱ型纤维的缺失与肌肉力量和运动能力的下降有关。PAD患者远端的骨骼肌在运动时较早发生无氧代谢,停止运动后可持续较长时间。有跛行症状的患者在运动时乳酸释放和酰基卡尼汀堆积增加,提示无效氧化代谢。而且,P磁共振波谱法测定PAD患者亚极量运动后腓肠肌线粒体呼吸活性、磷酸肌苷和三磷腺苷恢复时间缩短。

微循环障碍是肢体严重缺血的病理生理。严重肢体缺血的患者皮肤毛细血管的数量减少。导致毛细血管灌注下降的其他可能原因包括红细胞变形能力下降、白细胞黏附增加、血小板聚集、纤维蛋白原、微血栓形成、过度血管收缩和间质水肿。由于局部血管代谢产物释放使毛细血管前小动脉扩张,血管内压也下降。

(三)临床表现

1. 主要症状　间歇性跛行和静息痛。

(1)间歇性跛行:指受累肌群在运动时,尤其行走时出现疼痛、疲乏感或其他不适,静息时可缓解。在用力时骨骼肌氧需求超过氧供给,乳酸或其他代谢产物激活局部感觉受体,因此发生跛行。

症状定位常与大多数近端狭窄位置有关:①主动脉和髂动脉阻塞患者典型地出现臀和大腿跛行。②腓肠肌跛行发生在股动脉和腘动脉狭窄。腓肠肌在行走时消耗氧较腿部其他肌群多,所以患者最常提及该症状。③踝或足跛行见于胫动脉和腓动脉病变。

静息时腓肠肌和大腿疼痛,如夜间痉挛,不能与跛行相混,这不是PAD的症状。采集患者叙述跛行的病史时,应注意可促使跛行发生的行走距离、速度和坡度。基础测定评价致残,为以后评判病情是否稳定、改善还是恶化提供早期依据。跛行以外的症状也能限制活动能力。PAD患者较无PAD患者行走更慢,且耐受力低。

间歇性跛行应与几种非血管因素引起的劳累性腿疼相鉴别。因去神经关节病引起的腰骶神经根病、脊柱狭窄、椎间盘突出可引起行走时臀部、股部、腓肠肌和(或)足疼痛,常常在行走很短距离后,或者甚至站立时发生。腰骶脊柱病和PAD都易发生在老年人,所以在同一个体可能同时存在。髋和膝关节炎也可引起行走时腿疼。典型时,疼痛定位于受累的关节,并可通过触诊和运动范围的体格检查发现。骨骼肌疾病如肌炎很少引起劳累性腿疼。肌肉触痛、异常的神经肌肉检查结果、骨骼肌酶水平升高和正常的脉搏检查可区分肌炎和PAD。骨骼肌磷酸化酶缺陷的McArdle综合征可引起类似PAD的跛行症状。慢性静脉功能不全的患者有时出现劳累性腿部不适,称为静脉跛行。运动时静脉压增高可导致受累肢体的动脉阻力增加,限制血流供应。以静脉功能不全为例,由于间质水肿而致血管外压力增高可进一步减少毛细血管灌注。体格检查显示周围水肿、静脉淤滞性色素沉着和偶尔静脉曲张可区分异常原因引起的劳累性腿疼。

(2)静息痛:发生在严重肢体缺血,是血供不能满足静息时组织代谢的需要。典型症状是受累时足或趾疼痛或感觉异常。腿抬高症状可加重,相反则改善,可能为灌注压的重力作用。皮肤裂痕、溃疡或坏死处疼痛可能特别剧烈。皮肤常常非常敏感,即使床单那样轻的力量也可诱发疼痛。患者可以坐在床沿边,摇晃双腿以减轻症状。缺血性或糖尿病肾病患者尽管有严重缺血,但疼痛轻微或无疼痛症状。

2.体格检查 详细的血管检查包括脉搏的触诊和动脉杂音的听诊。健康人上肢的肱动脉、桡动脉和尺动脉以及下肢的股动脉、腘动脉、足背动脉和胫骨后动脉可触及脉搏搏动。在瘦弱的患者还可触及主动脉搏动。脉搏减弱或消失可提供动脉狭窄的部位。血管杂音经常提示狭窄处血流速度增加和血流紊乱。慢性主髂动脉病患者的腿可出现肌肉萎缩。慢性低程度缺血的其他症状包括脱发、趾甲增厚和变脆。皮肤光滑和变亮、指(趾)垫的皮下脂肪萎缩。严重肢体缺血患者的皮温低,也可以表现瘀点、持续性青紫或苍白、皮肤发红、足部水肿、皮肤裂开、溃疡或坏疽。动脉溃疡典型地表现为苍白的基底部、不规则的边界,通常累及趾头或足跟或受压处。溃疡大小不一,可小到3～5mm。

3.分类 根据症状严重程度和体格检查异常发现,对 PAD 患者进行分类。Fontaine 描述了一种广为使用的分类方法,将患者分为无症状到肢体严重缺血的1～4个阶段。一些专业血管学会采用了一种更为描述性的分类,包括无症状患者、跛行三级、严重肢体缺血三级(从只有静息痛到次要和主要组织缺失)。

(四)诊断

1.节段压力测定和踝-臂指数 测量一侧肢体节段的收缩压是最有用和最简单的评价外周动脉狭窄存在和严重度的非侵入性测试。

2.踝-臂指数(ABI) 测量可简化床边测量腿节段的收缩压。该指数是指踝部收缩压与肱动脉收缩压比值。由于血压测量有变异性,ABI 低于0.9认为异常,经动脉造影证实的周围动脉狭窄有95%敏感度。ABI 常用于评价 PAD 的严重度。有跛行症状的患者,其 ABI 常在0.5～0.8,严重肢体缺血患者的 ABI 低于0.5。ABI 与行走距离和速度成反比。40%以下 ABI 低于0.4的患者能完成6min 行走。踝部压低于55mmHg 且有皮肤溃疡的患者,溃疡愈合差。

3.平板运动试验 用于评价外周动脉狭窄的临床意义以及提供患者行走能力的客观依据。最初的跛行距离定义为第一次出现跛行症状的距离,绝对跛行距离是指由于严重腿部不适使患者不能再继续行走的距离。这种标准化和更为客观地评价行走能力的方法补充了患者的病史,从而定量评价患者活动能力的丧失,也可作为监测干预治疗的尺度。

平板运动采用装有马达的活动平板,可设置固定或循序变化的速度和倾斜的角度。固定负荷试验通常保持12%恒定级别和0.75～1km/h 的速度。负荷呈循序变化的平板一般一个级别维持1km/h 的恒定速度,每隔2～3min 逐一增加级别,负荷随之增加2%。负荷呈循序变化的平板试验结果较固定负荷平板试验重复性好。

4.双重超声影像 是提供评价外周动脉的解剖特征和动脉狭窄的功能特性的一种直接和非侵入性手段。该方法包括灰阶 B 型超声显像、脉搏多普勒速度测量和多普勒移位信息的彩色编码。

双重彩色超声影像是定位外周动脉狭窄的有效方法。正常动脉有层流,管腔中央流速最快,相对应的彩色图像通常均一,伴相对恒定色彩和强度。动脉发生狭窄时,流经狭窄管腔的流速增快。随着流速增加,彩色显像逐步失饱和,狭窄远端的血流紊乱引起色彩变化。沿着动脉长度,尤其彩色图像提示血流异常的区域可测量脉搏多普勒速度。动脉粥样斑块处峰收缩期流速增加2倍或以上,提示管腔直径狭窄50%以上;流速增加3倍,提示狭窄75%以上;

阻塞的动脉无多普勒信号。以对比血管造影作为判别标准,双重超声影像判别动脉狭窄部位的特异度约为 95%,敏感度为 80%~90%。

5.磁共振血管造影(MRA) 无创性显示主动脉和外周动脉。增强的 MRA 对血管解剖的分辨率与传统的对比数字减影造影相当。对比研究报道,MRA 显示主动脉、髂动脉、股腘动脉和胫腓动脉的敏感度为 93%~100%,特异度为 96%~100%。对评价需要决定血管内和手术干预治疗的患者,或者行对比血管造影有肾脏损害、过敏或其他并发症危险的有症状患者,MRA 是目前有最强的应用指征。

6.计算机体层血管造影(CTA) 使用单个探头技术 CTA 显示狭窄敏感度和特异度分别为 94%~100% 和 98%~100%。狭窄大于 75% 时,敏感度为 73%~88% 和特异度为 94%~100%。新一代多探头扫描仪应用可提高准确性。

虽然 CTA 具有需要放射造影剂和离子放射的缺点,但与 MRA 相比较,其优越在于可使用于装有支架、金属夹和起搏器的患者。

7.对比血管造影 血管造影术是在动脉内注入造影剂提高分辨率后使用数字减影技术。一般采用经股动脉逆向插管评价主动脉和周围动脉。放射对比造影剂注入主动脉可使主动脉和髂动脉显影,注入髂股动脉段可使股动脉、腘动脉、胫动脉和腓动脉显影。主动脉阻塞患者,可通过肱动脉或腋动脉插管,或者直接经腰途径可使主动脉显影。

(五)治疗

治疗目标包括降低心血管病发病率和死亡率,减少跛行症状以提高生活质量,消除静息痛以及保持肢体的活力。

1.改变危险因素 美国国家胆固醇教育计划成人治疗专家组将 PAD 指定为"冠心病等危症",提高了 PAD 患者目前治疗的建议等级,包括戒烟、调脂、治疗糖尿病、控制血压、抗血小板治疗等。

2.药物治疗 针对 PAD 症状的药物治疗已经远落后于冠心病的药物治疗,目前还没有有确切疗效的药物问世。

3.运动康复 监督下的运动康复锻炼可改善 PAD 患者跛行的症状。运动至少每周 3 次,持续 6 个月,每次运动时间至少 30min 以上有最大获益,步行作为运动康复的标准模式。通过康复锻炼改善跛行的可能机制,包括侧支血管的形成、内皮依赖性的血管扩张、血流动力学、肌肉代谢以及步行效率的改善等。运动锻炼可以改善 PAD 患者内皮依赖性的血管扩张,也可对冠状动脉粥样硬化患者以及充血性心力衰竭患者的外周循环产生此类作用。PAD 患者通过运动训练获得的益处可能是骨骼肌功能改变的结果,例如骨骼肌线粒体酶活性增加、ATP 产生速率加快和乳酸生成增加。在 PAD 患者,随着运动能力的提高,血浆和骨骼肌短链酰卡尼汀浓度下降,这提示有氧代谢能力有了提高从而增加了峰值氧耗量。锻炼也可能增强生化反应,使患者消耗能量更少而步行效率更高。

二、静脉血栓症

肢体静脉可以分为浅静脉与深静脉。下肢浅静脉包括大隐静脉、小隐静脉及其分支;下肢深静脉与大动脉伴行。深、浅静脉间有多处穿支静脉连接。两叶状静脉瓣分布在整个静脉系统内,以控制血流单向流回心脏。

静脉血栓症由血栓性静脉炎和静脉血栓形成。下肢静脉疾病以静脉血栓最具临床意义。

(一)老年深静脉血栓形成

1.病因与发病机制　深静脉血栓形成是血液在深静脉腔内不正常凝结,导致阻塞和静脉回流障碍。

早在1856年,Virchow就归纳了促发静脉血栓形成的因素,包括血流淤滞及高凝状态和静脉内膜损伤,以血流缓慢为首要原因。老年人活动少、心功能差、下肢静脉易曲张、静脉老化及凝血亢进等,均导致易发下肢静脉血栓形成。其他如手术或外伤损伤血管内膜;肿瘤、药物等导致高凝状态;抗凝物质缺乏、骨髓增生性疾病、异常纤维蛋白血症和弥散性血管内凝血等;静脉炎等也是老年人常见的发病原因。

2.病理　深静脉血栓形成主要是由于血液淤滞及高凝状态所引起,发病初期静脉内形成(红)血栓,血栓部位继发性质较弱炎症,所以血栓与血管壁仅有轻度粘连,容易脱落成为栓子导致肺栓塞。深静脉血栓形成使血液回流受到明显影响,导致远端组织水肿及缺氧,形成慢性静脉功能不全综合征。

3.临床表现　深静脉血栓形成可有以下局部症状,但临床上有些患者可以毫无局部症状,而以肺栓塞为首发症状,系严重的致死性并发症。

(1)髂、股深静脉血栓形成:症状明显,常为单侧,患肢肿胀发热,沿静脉走向(髂窝、鼠鼷部、股三角)可压痛,并可触及索状改变,浅静脉扩张并可见到明显静脉侧支循环。有些病例皮肤呈紫蓝色,系静脉内淤积的还原血红蛋白所致,称之为蓝色炎性疼痛症。有时腿部明显水肿使组织内压超过微血管灌注压而导致局部皮肤发白,称之为白色炎性疼痛症。并可伴有全身症状,又称中央型深静脉血栓形成。

(2)小腿深静脉血栓形成:因有较丰富的侧支循环可无临床症状,偶有腓肠肌局部疼痛及压痛、发热、肿胀等,又称周围型深静脉血栓形成。

由于锁骨下静脉穿刺及置管操作日益增多,上肢静脉血栓形成病例也日渐增多,波及上肢的症状体征与下肢者相同。

4.诊断　诊断一般不困难,可应用以下诊断方法。

(1)静脉压测定:患肢静脉压升高,提示测压处近心端静脉有阻塞。

(2)超声:二维超声显像可直接见到大静脉内的血栓,配合多普勒测算静脉内血流速度,并观察对呼吸和压迫动作的正常反应是否存在。此种检查对近端深静脉血栓形成的诊断阳性率可达95%;而对远端者诊断敏感度仅为50%～70%,但特异度可达95%。

(3)放射性核素检查:^{125}I纤维蛋白原扫描偶用于本病的诊断。与超声检查相反,本检查对腓肠肌内的深静脉血栓形成的检出率可高达90%,而对近端深静脉血栓诊断的特异度较差。本检查的主要缺点是注入放射性核素后需要滞后48～72h方能显示结果。

(4)阻抗容积描记法(IPG)和静脉血流描记法(PRG):IPG应用皮肤电极,PRG采用充气袖带测量在生理变化条件下静脉容积的改变。当静脉阻塞时,随呼吸或袖带充、放气而起伏的容积波幅度小。这种试验对近端深静脉血栓形成诊断的阳性率可达90%,对远端者诊断敏感度明显降低。

(5)深静脉造影:从足部浅静脉内注入造影剂,在近心端使用压脉带,很容易使造影剂直接进入深静脉系统,如果出现静脉充盈缺损,即可做出定性及定位诊断。

5.治疗　治疗深静脉血栓形成主要是预防肺栓塞,特别是病程早期,血栓松软与血管壁粘连不紧,极易脱落,应采取积极的治疗措施。

(1)卧床:抬高患肢超过心脏水平,直至水肿及压痛消失。

(2)抗凝:防止血栓增大,并可启动内源性溶栓过程。

①肝素5000～10000U一次静脉注射,以后以1000～1500U/h持续静脉滴注,其滴速以激活的部分凝血活酶时间(APTT)2倍于对照值为调整指标。随后肝素间断静脉注射或低分子肝素皮下注射均可。用药时间一般不超过10d。

②华法林:在用肝素后1周内开始或与肝素同时开始使用,与肝素重叠用药4～5d。调整华法林剂量的指标为INR(国际标准化凝血酶原时间比值)为2.0～3.0。

急性近端深静脉血栓形成抗凝治疗至少持续6～12个月以防复发。对复发性病例或恶性肿瘤等高凝状态不能消除的病例,抗凝治疗的持续时间可无限制。

孤立的腓肠肌部位的深静脉血栓形成发生肺栓塞的机会甚少,可暂不用抗凝治疗,密切观察。如有向上发展趋势再考虑用药。

(3)溶栓治疗:对血栓形成早期尿激酶等也有一定的效果,虽不能证明在预防肺栓塞方面优于抗凝治疗,但如早期应用,可促使尚未机化的血栓溶解,有利于保护静脉瓣,减少后遗的静脉功能不全。

(4)如因出血体质而不宜用抗凝治疗者,或深静脉血栓进展迅速已达膝关节以上者,预防肺栓塞可用经皮穿刺做下腔静脉滤器放置术。

6.预防　为避免肺栓塞的严重威胁,对所有易发生深静脉血栓形成的高危患者均应提前进行预防。股骨头骨折、较大的骨科或盆腔手术,中老年人如有血黏度增高等危险因素者,在接受超过1h的手术前大多采用小剂量肝素预防。术前2h皮下注射肝素5000U,以后每8～12h 1次,直至患者起床活动。急性心肌梗死用肝素治疗也同时对预防静脉血栓形成有利。华法林和其他同类药物也可选用。

阿司匹林等抗血小板药物无预防作用,对于有明显抗凝禁忌者,可采用保守预防方式,包括早期起床活动,穿弹力长裤。定时充气压迫腓肠肌有较好的预防效果,但患者多难以接受。

(二)老年浅静脉血栓形成

本症不会造成肺栓塞和慢性静脉功能不全,在临床上远不如深静脉血栓形成重要。

1.诱因　多发生于持久、反复静脉输液,尤其是输入刺激性较大的药物时。由于静脉壁有不同程度的炎性病变,腔内血栓常与管壁粘连,不易脱落。有文献报道本病约有11%其血栓可蔓延,导致深静脉血栓。

游走性浅静脉血栓往往是恶性肿瘤征象,也可见于脉管炎如闭塞性血栓性脉管炎。

2.诊断　沿静脉走向部位疼痛、发红,局部有条索样或结节状压痛区。

3.治疗　多采取保守支持疗法:

(1)去除促发病因:如停止输注刺激性液体,去除局部静脉置管的感染因素。

(2)休息、患肢抬高、热敷。

（3）止痛：可用非甾体消炎药。

（4）由于本病易复发，宜穿循序减压弹力袜。对大隐静脉血栓患者应严密观察，应用多普勒超声监测；若血栓发展至股隐静脉连接处时，应使用低分子肝素抗凝或做大隐静脉剥脱术或隐股静脉结合点结扎术，以防深静脉血栓形成。

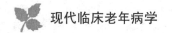

第四章 老年呼吸系统疾病

老年人呼吸疾病发病率高。呼吸疾病是老年人最易发的原发病,也是老年人各种急性、慢性疾病过程中最常见的,甚至可致死的继发病和并发病,常常还是老年人各系统疾病的诱发原因。老年人常见的呼吸疾病主要有支气管－肺感染、肺部肿瘤、慢性阻塞性肺疾病(COPD)等。老年人重症呼吸疾病易导致急、慢性呼吸衰竭,其他系统疾病如心力衰竭、创伤、败血症等危重症也可导致老年人呼吸衰竭。本章重点讨论老年人常见的呼吸系统疾病。

第一节 老年肺炎

随着年龄增长,鼻、咽喉、气管、支气管至肺组织的解剖结构逐渐发生退行性改变。老年人呼吸系统最主要的生理改变是:①鼻黏膜变薄,腺体萎缩,鼻道增宽,鼻腔干燥,对气流加温与湿化作用减弱。②咽喉部肌肉及弹性组织逐渐萎缩,软组织松弛,腔道塌陷,咽喉黏膜变薄,感觉钝化,加之声门保护性反射退化及咳嗽与喉反射减弱,易发生误吸而引起肺部感染。③唾液流率、吞咽功能下降,使口腔清理功能下降和气道黏膜纤毛清理功能下降,是上气道细菌定植和肺部感染的常见原因。④肺脏弹性回缩力下降、胸壁顺应性和呼吸肌力下降。胸间质发生重构,弹性蛋白和胶原蛋白逆转。远端肺泡管、肺泡毛细血管数目下降,肺泡气体交换面积下降。小气道直径下降,呼气流速下降,而功能残气量增加。由于老年人呼吸系统生理性退行性改变,一旦发生肺部感染易致氧合功能下降,呼吸肌疲劳和呼吸循环衰竭。

肺炎(pneumonia)指累及肺小叶、肺泡及其周围组织的感染性肺实质病变。虽然肺炎可发生于任何年龄,但老年人(≥60 岁)是肺炎的主要易感人群。细菌感染是导致肺炎的最常见原因。与年轻人相比,老年人罹患肺炎病情往往比较严重,常缺乏明显的呼吸系统症状,而以自身基础疾病或肺外表现为首发症状,体征多不典型,病情进展快,易致重症肺炎。基础疾病与严重并发症及合并症多是老年人肺炎死亡率高的主要原因。

由于老年人肺炎临床表现不典型,易致误诊,贻误治疗时机。因此,临床医师应对老年人肺炎予以足够重视,以早期发现、早期治疗,改善其预后。

一、流行病学资料

老年人肺炎发病率高,病死率亦高。无论发达国家还是发展中国家,至今仍是老年人感染性疾病导致死亡的首位原因。2010 年世界卫组织的报告指出:"在全球引起发病和造成死亡的疾病中,以肺炎为主的下呼吸道感染疾病被列为第 3 位高危害疾病。"中国每年约有 300 万肺炎患者,近 15 万人死于肺炎,病死率占各种死亡原因的第 5 位,占感染性疾病死亡原因的第 1 位,在年龄≥65 岁老年人死亡病因中居首位。

二、病因与分类

引起肺炎常见病因有病原微生物感染、理化因素、免疫损伤、过敏因素和药物等,其中以病原微生物感染引起细菌性肺炎最常见。

老年人肺炎以感染最常见,根据发病场所不同分为社区获得性肺炎、医院获得性肺炎和养老院获得性肺炎。老年人也常见误吸导致吸入性细菌性肺炎。

1. 社区获得性肺炎(community acquired pneumonia,CAP) 指在医院外罹患的感染性肺实质炎症,包括具有明确潜伏期的病原体感染而在入院后平均潜伏期内发病的肺炎。

临床诊断依据是:①新出现咳嗽、咳痰,或原有呼吸道疾病症状加重,并出现脓性痰,伴或不伴胸痛。②发热。③肺实变体征和(或)湿性啰音。④白细胞计数$>10×10^9/L$ 或$<40×10^9/L$,伴或不伴核左移。⑤胸部 X 线检查显示斑点、斑片状浸润性阴影或间质性改变,伴或不伴胸腔积液。以上 1～4 项中任何一项加第 5 项,并除外肺结核、肺部肿瘤、非感染性肺间质疾病、肺水肿、肺不张、肺栓塞、肺嗜酸性粒细胞浸润症、肺血管炎等,可建立诊断。

2. 医院获得性肺炎(hospital acquired pneumonia,HAP)指患者入院时不存在、也不处于感染潜伏期,而于入院 48h 后在医院内发生的肺炎。

临床诊断依据与 CAP 相同。HAP 的另一特殊类型—呼吸机相关性肺炎(ventilator-associated pneumonia,VAP):是指气管内插管后至少 48～72h 发生的肺炎。即在机械通气后出现的肺部感染,常属难治性肺炎。住院期间的老年人发生 HAP 明显高于年轻人,发病率达 0.5%～15%。

3. 养老院获得性肺炎(nursing home acquired pneumonia,NHAP) 指在养老院中发生的肺炎。其发病率、严重程度和预后等各方面介于 CAP 和 HAP 之间,但更接近 HAP。

4. 吸入性肺炎(aspiration pneumonia,AP) 指由于误吸(吸入)而引起的肺实质的炎性病变。"吸入"指口腔、咽腔中的液体、分泌物或胃内容物反流吸入喉和下呼吸道的过程。吸入后发生何种病症取决于所吸入物量、吸入物性质、吸入次数及宿主对吸入物的反应。老年人吸入性肺炎以吸入性化学性物和吸入性细菌而导致肺炎常见。

(1)吸入性化学性肺炎:老年人多因吸入胃内容物导致。当胃内容物吸入气道后,胃酸刺激支气管引起强烈支气管痉挛,并引起支气管上皮急性炎性反应和支气管周围炎症浸润。胃液若进入肺泡迅速向周围肺组织扩散,肺泡上皮细胞破坏、变性、肺泡水肿并累及毛细血管壁,血管壁通透性增加和肺泡毛细血管壁破坏,形成间质性肺水肿,逐渐有透明膜形成。许多老年人反复隐性误吸,久而久之引起肺间质炎症、肺纤维化。吸入同时可将咽部寄居菌带入肺内,产生以厌氧菌为主的继发性细菌感染,并可形成肺脓肿。肺水肿使肺组织弹性减弱,顺应性降低,肺容量减少,加之肺泡Ⅱ型细胞的破坏,肺泡表面活性物质减少,使小气道闭合,肺泡萎缩引起肺不张。肺泡量通气不足、通气/血流比值降低、静动脉分流增加,导致氧合功能下降,低氧血症甚至急性呼吸窘迫综合征(acute respiratory distress syndrome,ARDS)。化学性吸入性肺炎病理改变严重程度与吸入胃液中酸浓度、吸入量以及在肺内分布情况有关,吸入胃酸 pH<2.5 可严重损伤肺组织,吸入液体低至 50mL 即能引起损害。

(2)吸入性细菌性肺炎(aspiration pneumonia):老年人口咽部定植菌是吸入性肺炎的重要感染因素。当机体免疫功能低下时,口咽部部位寄居菌群改变及菌群失调,在特定条件下吸入下呼吸道引起机会性感染。机会性感染致病菌为条件致病菌,经气管入侵后,引起细支气管,终末细支气管及肺泡炎症。气管、支气管黏膜上皮变性坏死脱落,形成溃疡和增生,细支气管壁有弥漫性淋巴细胞浸润、充血、水肿,向细支气管和肺泡及肺间质蔓延,肺泡内充满红细胞、单核细胞、巨噬细胞和纤维素,产生肺间质水肿,呼吸道内分泌物潴留,引起肺泡萎陷,形成肺不张或阻塞性肺炎及肺脓肿。机会性感染的致病菌主要以革兰阴性杆菌为主(铜绿假单胞菌、肺炎克雷伯菌和大肠埃希菌等),兼有厌氧菌和革兰阳性球菌,如肺炎链球菌、金黄色葡萄球菌以及真菌等混合性感染。中国成人 CAP 致病原流行病学调查显示以细菌合并非典型病原体最常见。

(3)其他吸入综合征:可见于气道阻塞、肺脓肿、外源性类脂质肺炎、慢性肺间质纤维化和偶发分枝杆菌肺炎。

三、危险因素

1. 老年人肺炎的危险因素

(1)吸烟或 COPD 导致肺损伤。

(2)近期发生轻度肺部感染,如感冒,特别是流行性感冒。

(3)咳嗽反射不敏感或咳嗽无力,如外科手术后疼痛导致。

(4)抵抗力低下,如营养不良、中重度贫血等。

(5)服用某些药物,如类固醇激素、免疫抑制剂等。

(6)患未控制疾病,如心力衰竭或糖尿病、呼吸疾病或恶性肿瘤等。

(7)瘫痪,昏迷、长期卧床。

2. 老年人易患吸入性肺炎的原因

(1)老年人吞咽困难:老年人喉黏膜萎缩,喉的感觉减退,口咽/食管功能紊乱,如口咽部骨骼肌强度和咀嚼功能下降、舌对实物团块的控制作用减弱、上食管括约肌压力减弱、咽收缩压和咽食管蠕动波速率增加、吞咽起始感觉阈值增加和吞咽后远端食管同步收缩显著增多均为引吞咽障碍的常见原因。

(2)咳嗽反射随年龄增长逐渐减退:老年人气道上皮咳嗽反射受体敏感性降低,耗竭神经末梢神经肽物质,使气道黏膜增厚,咳嗽反射进一步减弱。由于生理功能减退,正常老人也存在隐性误吸。Kikuchi 等报道,10%老年人可发生误吸;71%患肺炎的老年人可发生误吸;神经功能受损的老年患者,如卒中或脑梗死假性延髓性麻痹致吞咽障碍,引起误吸问题则更严重。

(3)口咽部细菌定植:相当多老年人口腔黏膜和牙齿卫生状况不佳,促进了口咽部细菌的定植。同时,因老年人唾液分泌过少,口咽黏膜干燥,自洁过程不行,也是细菌定植的易感因素。口咽部寄植菌成为吸入性肺炎的条件致病菌,如革兰阴性需氧杆菌(如肺炎克雷伯菌和大肠埃希菌等)、金黄色葡萄球菌和厌氧菌。

(4)鼻饲:临床长期将鼻饲作为避免误吸的方法。近期文献报道,鼻饲最具危险性的并发症是误吸。原因是鼻饲管损伤了吞咽功能,导致口咽部分泌物滞留和食管下括约肌张力降低。机械通气患者使用鼻饲初期至少会发生 1 次误吸。其患吸入性肺炎的概率较未用鼻饲者增加 4 倍。44%鼻饲的卒中患者发生吸入性肺炎。尽管如此,目前鼻饲仍为不能自主进食者肠内营养治疗的主要方法。

(5)胃食管反流病:是老年人常见的胃食管动力性疾病。病因是食管下括约肌松弛导致胃内容物反流,可误吸致肺炎。如果存在机械通气、食管裂孔疝、肥胖、饮酒、高脂饮食、留置胃管等因素,使患胃食管反流病的机会增加。

(6)高龄和自身防御机制下降:老年人,尤其高龄老人和患慢性疾病(如 COPD、慢性心功能不全、胃食管反流病等)的老年人,以及长期吸烟的老年人,更易患吸入性肺炎。

(7)药物影响:如麻醉药、镇静药可使患者意识状态改变,保护性咳嗽反射减弱,胃内容物反流,常导致吸入性肺炎。抗精神病药物或抗焦虑药物也有类似不良影响。利尿剂和抗胆碱能药物可引起口腔干燥而促进细菌在口咽部定植。H_2受体拮抗药及质子泵抑制剂可改变胃内酸性环境。

四、临床表现

1.老年人肺炎的临床特点

(1)起病隐袭。

(2)多在原发疾病基础上出现肺部感染。如 COPD、慢性肺心病、冠心病、糖尿病、脑血管病、肿瘤等合并肺炎。临床常表现为难以解释的基础疾病症状加重或恶化,或仅表现呼吸频率加快,而可无咳嗽、咳痰等。

(3)常表现心动过速或食欲减退、精神萎靡等。多无发热。高龄患者可嗜睡、意识障碍甚至昏迷、大小便失禁等,所谓老年病五联征(尿失禁、精神恍惚、不想活动、跌倒、丧失生活能力)。

(4)重症者低氧血症或进展为呼吸衰竭较常见,甚至导致多器官功能障碍综合征。

(5)菌血症多见,血培养可获得致病菌;痰检阳性率不高,为 30%～50%。

(6)病程较长,肺炎吸收缓慢,可延续 1～2 个月。吸收不完全可导致机化性肺炎。继发于支气管肺癌的阻塞性肺炎,常在同一部位反复感染。

(7)常为多种病原混合感染,如病毒并细菌、细菌并真菌、需氧菌并厌氧菌感染等。

2.老年吸入性肺炎临床表现

(1)常有误吸史及相关基础疾病危险因素。

（2）起病隐袭，可慢性、持续、隐蔽而无明显诱因的反复发生。

（3）一次性大量吸入者呛咳或痉挛性咳嗽、咳浆液性泡沫状痰或血丝痰，气急、心悸。1～2h后可突然发生呼吸困难、发绀，两肺闻及湿性啰音、痰鸣音及哮鸣音，并可迅速出现ARDS。

（4）老年人重症肺炎常合并呼吸衰竭、心力衰竭、休克、胸膜炎、化脓性胸膜炎等多种并发症，严重影响预后。

3. 重症肺炎　老年人因各器官功能衰退，机体免疫力低下，多种疾病同时并存，与中青年相比更容易发生重症肺炎。

重症肺炎诊断标准：①意识障碍。②呼吸频率＞30次/min。③PaO_2＜60mmHg、氧合指数（PaO_2/FiO_2）＜300，需行机械通气治疗。④血压＜90/60mmHg。⑤胸部X线片显示双侧或多肺叶受累，或入院48h内，病变扩大＞50％。⑥少尿，尿量＜20mL/h或＜80mL/4h，或急性肾衰竭，需透析治疗。以上六项中任何一项可诊断为重症肺炎，需积极救治，有条件者收住重症监护治疗病房（ICU）治疗。

2007年美国感染病学会/美国胸科学会（IDSA/ATS）发表成人CAP共识诊治指南提出，对于需要气管插管机械通气和（或）出现感染性休克需要血管收缩药物的患者，肯定符合重症肺炎标准，需要在ICU救治。此外，符合下述重症肺炎次要标准三项以上，也需要在ICU救治：呼吸频率＞30次/min；氧合指数（PaO_2/FiO_2）＜250；多叶、段性肺炎；意识障碍/定向力障碍；血尿素氮（BUN）＞7.1mmol/L；感染引起的白细胞减少（＜4×10^9/L）；血小板减少（＜100×10^9/L）；体温过低（中心体温＜36℃）；需要积极液体复苏的低血压。

五、辅助检查

（一）实验室检查

1. 白细胞计数　临床研究显示，细菌性肺炎老年患者的白细胞总数常不升高，而以粒细胞百分比升高为主。粒细胞百分比升高对老年人肺炎的诊断意义更大。

2. C反应蛋白　是一种机体对感染或非感染性炎症刺激的急性期蛋白，由肝合成。它是细菌性感染很敏感的生物反应标志物，感染后数小时即见升高，是提示急性感染的敏感指标，提示感染严重程度。病毒性肺炎患者的C反应蛋白通常不高。

CRP在老年CAP与HCAP患者均升高，较急性支气管炎和COPD急性加重（AECOPD）的升高更为显著。细菌性肺炎患者经抗菌药物治疗后CPR多迅速下降，如持续高水平或继续升高，提示抗菌治疗失败或出现感染性并发症（如静脉炎、二重感染、肺炎旁渗液等）。

3. 病原学诊断及常见致病菌

（1）痰细菌培养与痰涂片：老年人肺炎痰中病原学检测阳性率不到50％，主要与痰标本留置方法及留置时间相关。由于老年人常不能正确留痰，所留置的痰液标本常不能代表下呼吸道的状况，因此除做痰培养之外，可同时做痰涂片检查。

正确、规范地留置痰液标本的方法是：①痰液标本采集：尽量在抗生素治疗前采集标本。嘱患者先行漱口，并指导或辅助其深咳嗽，留取脓性痰送检。无痰患者检查分枝杆菌和肺孢子菌可用高渗盐水雾化吸入导痰。真菌和分枝杆菌检查应收集3次清晨痰标本；实验室对于通常细菌,要先将标本进行细胞学筛选。对于厌氧菌、肺孢子菌,采用支气管肺泡灌洗液(BALF)标本进行检查的阳性率可能更高。②送检时间:尽快送检,不得超过 2h。延迟送检或待处理标本置于 4℃保存(疑为肺炎链球菌感染不在此列),保存的标本应在 24h 内处理。

合格痰标本结果分析:①痰标本培养优势菌中度以上生长。②合格痰标本细菌少量生长,但与涂片镜检结果一致(肺炎链球菌、流感嗜血杆菌、卡他莫拉菌)。③3 日内多次培养到相同细菌则提示有意义。④涂片油镜检查见到典型形态肺炎链球菌或流感嗜血杆菌有诊断价值。

(2)常见致病菌:虽然不同国家、不同区域及环境差异使得痰检阳性率和致病菌有所差异,但国内外 CAP 最常见致病菌仍为肺炎链球菌。我国流行病学调查显示,成人 CAP 的致病原以细菌合并非典型病原体(如支原体、病毒等)最常见,细菌仍以肺炎链球菌常见。老年 HAP 最主要的致病菌是革兰阴性肠杆菌类,占 60%～70%,其中以肺炎克雷伯杆菌、铜绿假单胞菌、大肠埃希菌及变形杆菌多见。肺部感染患者气管内刷取的分泌物,经分离培养,厌氧菌占 39.3%,厌氧菌＋需氧菌混合感染占 58.5%。其中有 COPD、支气管肺炎、支气管扩张、支气管肺癌等基础疾病的老年患者,合并厌氧菌感染的检出率尤高。长期使用抗生素的老年人易合并真菌感染及多重耐药菌产生。

2007 年 IDSA/ATS 成人 CAP 诊治指南指出,CAP 最常见致病原是肺炎链球菌,但在门诊、住院部和 ICU 这三个不同治疗场所患者肺炎的病原有所不同:门诊依次是肺炎链球菌、肺炎支原体、嗜血流感杆菌、肺炎衣原体、呼吸道病毒(流感病毒、腺病毒、呼吸道合胞病毒和副流感病毒);住院依次为肺炎链球菌、肺炎衣原体、军团菌、吸入性细菌;ICU 则为肺炎链球菌、金黄色葡萄球菌、革兰阴性杆菌和嗜血流感菌。住院及 ICU 患者中的军团菌感染不容忽视。CAP 各种耐药菌也是 ICU 患者常见的致病原,罹患这些致病菌感染的患者多同时合并某些慢性疾病,或存在免疫抑制状态,或长期应用皮质激素,或反复应用抗生素,或存在肺结构破坏性疾病如支气管扩张症等。老年 CAP 与特殊病原菌感染相关的流行病学情况和危险因素密切相关(表 4-1)。

表 4-1　社区获得性肺炎与特殊病原菌感染和危险因素

患者情况	常见病原体
酗酒	肺炎链球菌、口腔厌氧菌、肺炎克雷伯杆菌、不动杆菌属、结核分枝杆菌
COPD 伴(或)吸烟	流感嗜血杆菌、铜绿假单胞菌、军团菌属、肺炎链球菌、卡他莫拉菌、肺炎衣原体
误吸	革兰阴性肠道病原菌、口腔厌氧菌
肺脓肿	社区获得性耐甲氧西林金黄色葡萄球菌、口腔厌氧菌、地方性真菌性肺炎、结核分枝杆菌、非典型分枝杆菌
病前 2 周住宿宾馆或游船史	军团菌属
居住地发生流行性感冒	流行性感冒、肺炎链球菌、金黄色葡萄球菌、流感嗜血杆菌
结构性肺病(如支气管扩张)	铜绿假单胞菌、洋葱伯克霍尔德菌、金黄色葡萄球菌
静脉吸毒	金黄色葡萄球菌、厌氧菌、结核分枝杆菌、肺炎链球菌
支气管内阻塞	厌氧菌、肺炎链球菌、流感嗜血杆菌、金黄色葡萄球菌

老年人无论是 CAP 还是 HAP，厌氧菌都很常见，尤其在高龄、衰弱、意识障碍和吞咽障碍患者。综合国外近年报道，厌氧菌检出率在吸入性肺炎为 63%～100%，肺脓肿为 85%～100%。也有报道厌氧菌检出率在吸性肺炎、肺脓肿、支气管肺癌并感染组分别为 82.4%、100%和 46.25%。

老年人肺炎易并发菌血症，凡发热老年患者均应及时进行血培养检查。合并胸腔积液并有穿刺指征者，应进行诊断性胸腔穿刺，抽取胸腔积液行胸腔积液的常规、生化及病原学检查。

病原学诊断方法的选择可参考：①门诊治疗的轻、中度患者，原则在初始经验性治疗无效时才需进行病原学检查。②住院患者常规应同时进行血培养和呼吸道标本的病原学检查。

4.动脉血气分析和氧合指数检测　老年人肺炎常规应行动脉血气分析和氧合指数检测，检查有助于分析判断肺的氧合功能状况及呼吸衰竭、ARDS、酸碱失衡的诊断、病情评估、及时救治及疗效观察。

（二）影像学检查

老年人肺炎影像学表现特点与中青年大致相同。

胸部 X 线片按病变解剖分布表现为：①大叶性肺炎：多表现肺段和肺叶性密度均匀增高阴影。②支气管肺炎（小叶性肺炎）：有 COPD 基础疾病的老年患者支气管肺炎比大叶性肺炎更多见，约占 80%，多为沿支气管及周围间质炎性病变，肺纹理增粗、紊乱、沿肺纹理分布点片状或小片状模糊、密度不均阴影，多累及两下肺野。③间质性肺炎：病变主要累及肺的结缔组织支架如支气管壁和小叶间隔。病灶多位于双侧中下肺野，呈条索状、网状阴影，可合并融合性斑点状阴影，反复感染可形成慢性间质性纤维化。

老年人肺炎发病初期有时不能及时发现，或因未予重视未及时检查，或因病情严重或意识障碍者，难以摄出满意吸气相胸片。肺部 CT 分辨率高，有利于早期诊断，对疑有肺炎的老年患者，特别疑有阻塞性肺炎，应及时做肺部 CT 检查。

六、诊断及鉴别诊断

肺炎诊断依据指南判定 CAP 或 HAP 并不困难。但老年人肺炎发热不明显、呼吸道症状、体征不典型，易被基础疾病所掩盖，应及时做肺部 CT 检查，明确诊断。病原微生物检查可明确病原学诊断。

吸入性肺炎诊断，可根据老年患者基础疾病史、误吸史、引起肺炎的临床表现和影像学的特征进行诊断及鉴别诊断。荧光显像吞钡试验是诊断吸入性肺炎的重要指标，纤维咽喉镜直视下的吞咽试验是评价患者吞咽困难的准确方法之一。

鉴别诊断：应与心力衰竭、肺栓塞、肺结核和肺癌并肺部感染相鉴别。

七、治疗

1.一般治疗　老年人肺炎可视为重症肺炎，一旦确诊，应住院治疗。

（1）纠正缺氧：一般采用鼻导管或面罩给氧。对于通气量基本正常的低氧血症患者，可一定时间内予较高浓度（40%～60%）氧，使 PaO_2 提高至≥60mmHg 或 SaO_2≥90%；对伴有明显 CO_2 潴留的慢性呼吸衰竭，如 COPD、慢性肺源性心脏病等基础疾病者，应予低浓度（<

35％)、低流量(1～2L/min)、持续吸氧,并监测血气,使其 $PaO_2 \geqslant 60mmHg$ 或 $SaO_2 \geqslant 90\%$ 。如发生痰液堵塞的紧急情况,立即给予高浓度氧吸入及吸痰。

(2)促进排痰:鼓励患者咳痰,痰液黏稠者可给予扩张支气管药物以平喘和化痰药物,结合局部给药雾化吸入,助以湿化痰液排痰。警惕老年人因咳嗽无力、排痰困难引起痰堵窒息而危及生命。

有助排痰的方法:①适当多饮水。②定时翻身叩背或体位引流。③使用祛痰剂、超声雾化等促进排痰。注意避免应用强效镇咳剂、镇静安眠药,以防痰液不能有效咳出,导致气道阻塞和感染加重。④痰液堆集在气管或咽喉部无力咳出时,及时用吸痰器吸痰。⑤痰堵窒息应立即用手绢或纱布包住示指伸向患者咽部,掏出痰液。必要时应用纤维支气管镜或气管插管将痰液吸出。

2.抗菌治疗　根据肺炎不同发病场所和患者一般情况予经验性抗菌治疗,待痰培养结果再调整。无论经验性治疗,还是针对性病原菌治疗,都应根据国际、国内相关指南正确选择抗生素。我国 2006 年《社区获得性肺炎诊断和治疗指南》关于老年人 CAP 和需住院治疗的初始经验性抗感染治疗建议如表 4-2。

表 4-2　老年人 CAP 和需住院治疗的初始经验性抗感染治疗建议

常见病原体	初始经验性治疗的抗菌药物选择
老年人或有基础疾病者	
肺炎链球菌、流感嗜血杆菌、需氧革兰阴性杆菌、金黄色葡萄球菌、卡他莫拉菌等	①第二代头孢菌素(头孢呋辛、头孢丙烯、头孢克洛等)单用或联用大环内酯类 ②β-内酰胺类作/β-内酰胺酶抑制剂(如阿莫西林/克拉维酸、氨苄西林/舒巴坦)单用或联用大环内酯类 ③作用于呼吸道感染的喹诺酮类
一般需入院者	
肺炎链球菌、流感嗜血杆菌、混合感染(包括厌氧菌)、需氧革兰阴性杆菌、金黄色葡萄球菌、肺炎支原体、肺炎衣原体、呼吸道病毒等	①静脉注射第二代头孢菌素单用或联用静脉注射大环内酯类 ②静脉注射喹诺酮类静脉注射 β-内酰胺类/β-内酰胺酶抑制剂(如阿莫西林/克拉维酸、氨苄西林/舒巴坦)单用或联用注射大环内酯类 头孢噻肟、头孢曲松单用或联用注射大环内酯类
需入 ICU 重症者	
A 组:无铜绿假单胞菌感染危险因素:肺炎链球菌、需氧革兰阴性杆菌、嗜肺军团菌、肺炎支原体、流感嗜血杆菌、金黄色葡萄球菌等	①头孢曲松或头孢噻肟联合静脉注射大环内酯类 ②静脉注射喹诺酮类联合氨基糖苷类 ③静脉注射 β-内酰胺类/β-内酰胺酶抑制剂(如阿莫西林/克拉维酸、氨苄西林/舒巴坦联合静脉注射大环内酯类 ④厄他培南联合静脉注射大环内酯类
B 组:有铜绿假单胞菌感染危险因素 A 组常见病原体＋铜绿假单胞菌	①有抗假单胞活性 β-内酰胺类抗生素(如头孢他啶、头孢吡肟、哌拉西林/他唑巴坦、头孢哌酮/舒巴坦、亚胺培南、美罗培南等)联合静脉注射大环内酯类,必要时还可同时联用氨基糖苷类 ②抗假单胞菌活性 β-内酰胺类抗生素联合静脉注射喹诺酮类 ③静脉注射环丙沙星或氧氟沙星联合氨基糖苷类

抗菌药物选择应特别注意,老年人因血浆白蛋白减少,肾功能减退,肝脏酶活力下降,用药后血药浓度较青年人高,半衰期延长,易发生不良反应,需尽量避免或减少药物不良反应。

老年肺炎抗菌治疗原则如下。

(1)熟悉抗生素药物的适应证、抗微生物活性、药动学、药效学和不良反应。

(2)遵循我国《抗菌药物临床应用指导原则》:老年患者,尤其高龄患者接受主要自肾排出的抗菌药物时,应按轻度肾功能减退情况减量给药,可用正常治疗量 $1/2 \sim 2/3$。青霉素类、头孢菌素类和其他 β—内酰胺类的大多数品种即属此类情况。老年患者宜选用毒性低并具杀菌作用的抗菌药物,青霉素类、头孢菌素类等 β—内酰胺类为常用药物,毒性大的氨基糖苷类、万古霉素、去甲万古霉素等药物应尽可能避免应用。有明确应用指征时在严密观察下慎用,同时应进行血药浓度监测,据此调整剂量,使给药方案个体化,以达到用药安全、有效的目的。

(3)掌握给药方案及疗程。中、重症感染患者,宜采用静脉给药为宜,病情好转后改口服。

(4)及早确认病原体感染类型,根据致病菌及药物敏感测定,选择用药。

(5)治疗中应严密观察不良反应及防治菌群失调、假膜性肠炎、二重感染等。

(6)熟悉药物间相互作用,避免增加不良反应,发挥协同作用。

(7)抗菌治疗尽早开始,首剂抗生素治疗争取诊断 CAP 后 4h 内使用。

(8)抗菌治疗的有效评价在抗菌药物使用 $48 \sim 72h$ 进行。

有效表现为:①体温下降。②症状改善。③白细胞计数逐渐下降或恢复正常。

用药 72h 后症状无改善,原因可能为:①药物未能覆盖致病菌,或细菌耐药。②特殊病原体感染如结核分枝杆菌、真菌、病毒等。③出现并发症或存在影响疗效的宿主因素(如免疫抑制)。④非感染性疾病误诊为肺炎。⑤药物热,或静脉导管相关性感染。伴有基础疾病的老年患者,病情往往更复杂,需仔细分析,做必要的检查,进行相应处理。

(9)不以胸部 X 线片表现作为停药指征。老年人由于肺组织弹性差、支气管张力低、肺通气不足、淋巴回流障碍等原因,致使炎性病灶消散吸收缓慢,多需 $4 \sim 6$ 周才能完全吸收,吸收不完全可演变为机化性肺炎。

3.呼吸支持　老年肺炎患者如发生呼吸衰竭,符合机械通气适应证时,应予机械通气、呼吸支持治疗。根据患者严重程度选择无创或有创呼吸机通气治疗。

4.防止误吸　①加强口腔护理。②指导患者或亲属正确选择营养方式,如调配固体食物进食。③改变睡眠不良习惯和睡姿,如吃饭时入睡,或饭后立即睡眠。卧位宜上身抬高,平卧位时头部抬高 $60°$,侧卧时抬高头部 $15°$。④假性延髓性麻痹所致吞咽障碍、全身衰竭的患者,仍应插胃管鼻饲和定期翻身叩背。⑤物理治疗,如使用吞咽模式训练仪行康复训练。

5.对症和支持治疗　及时补液,纠正酸碱平衡失调及电解质紊乱;发热老年患者慎用退热剂,防止虚脱、休克;罹患肺炎同时,原有慢性疾病(并存病)可恶化,应重视并发症和并存病的及时处理。

八、预防

老年人肺炎重在预防。具体措施:①接种肺炎疫苗:中华预防医学会制定的《肺炎链球菌性疾病相关疫苗应用技术指南(2012 版)》推荐年龄≥65 岁的人群和伴有高危并发症者应使用肺炎球菌多糖疫苗。②戒烟:烟草依赖被定性为慢性疾病。吸烟的肺炎患者应把戒烟作为治疗目标。不愿戒烟的老年人也应进行肺炎球菌和流感疫苗接种。③避免交叉感染:咳嗽患者应配戴口罩等措施,减少呼吸系统交叉感染和传播。④加强营养,适量运动,增强体质,提高免疫力和抗感染能力。

第二节　老年慢性阻塞性肺疾病

慢性阻塞性肺疾病(chronic obstructive pulmonary disease,COPD)是一种具有持续存在气流受限为特征的慢性呼吸系统疾病,气流受限呈进行性发展,伴有气道和肺对有害颗粒或气体所致慢性炎症反应增加。其反复急性加重及其并发症影响整体疾病的严重程度。COPD是老年人的常见病、多发病。随着社会进入老年化,可以预测在未来数年内其患病率及病死率将会进一步上升。

一、流行病学资料

不同国家和地区 COPD 发病率存在差异。据统计,当前 COPD 在全球人群中发病率约为 10%,欧洲 40～69 岁人群 COPD 发病率约为 9.1%,英国、法国、波兰约为 10%成年人有慢性咳嗽、咳痰并伴气流阻塞征象,导致了 COPD 的高发病率。亚洲地区日本 2001 年 40 岁以上人群中 COPD 发病率为 6.7%。菲律宾为 6.3%,新加坡为 3.5%。在中国预计有 2500 万例 COPD 患者。有报道 60 岁以上人群 COPD 发病率上海城区为 11.9%,农村地区为 15.2%,广州市区为 7.49%,韶关农村为 12%。

二、病因

COPD 确切病因尚不清楚,所有与慢性支气管炎和阻塞性肺气肿发生有关的因素都可能参与 COPD 的发病。已发现的危险因素大致分为内因(个体易患因素)与外因(环境因素),两者相互影响。

(一)个体因素

1.遗传因素　流行病学研究结果提示,COPD 易患性与基因有关,但 COPD 肯定不是一种单基因疾病,其易患性涉及多个基因。目前唯一比较肯定的是不同程度的 α_1 抗胰蛋白酶缺乏。其他如谷胱甘肽 S 转移酶基因、基质金属蛋白酶组织抑制物 2 基因、血红素氧合酶 1 基因、肿瘤坏死因子 α 基因、白细胞介素(IL)－13 基因、IL－10 基因等可能与 COPD 发病也有一定关系。

2.气道高反应性　支气管哮喘和气道高反应性是 COPD 的危险因素,气道高反应性可能在接触吸烟或某些环境的损伤因素后产生。

3.肺的发育　肺的发育与妊娠过程中的发育进程,出生时体重和儿童期接触的环境因素有关,儿时肺功能值明显减低者,其发展为 COPD 的危险性增高。

(二)环境因素

1.吸烟　为 COPD 重要的发病因素,吸烟开始的年龄越早,吸烟时间越长,每日吸烟量越多,患病率越高。吸烟能使支气管黏膜鳞状上皮化生,纤毛变短、不规则,纤毛运动发生障碍,降低局部抵抗力,削弱肺泡吞噬细胞的灭菌能力,易引起支气管感染。吸烟者肺功能异常率增高,第一秒用力呼气容积(FEV_1)的年下降率较快,死于 COPD 的人数较非吸烟者多。被动吸烟增加了肺的总吸入颗粒,增加肺的负担,也可加重呼吸道症状,促进 COPD 的发生。在妊娠期吸烟影响子宫内胎儿肺的生长发育并有可能影响胎儿的免疫系统。

2.职业性粉尘和化学物质 当职业性粉尘及化学物质(过敏原、刺激雾和烟雾、工业废气及室内空气污染等),接触足够强度和时间时,可单独引起 COPD。如接触某些特殊物质、刺激性物质、有机粉尘及过敏原可引起气道的高反应性,尤其在已经有气道损伤时更明显。

3.空气污染 空气中的有害气体如氯、氧化氮、二氧化硫、臭氧等对支气管黏膜有刺激和细胞毒性作用。空气中的烟尘或二氧化硫明显增加时,COPD 急性发作显著增多。空气中污染物质,可对支气管黏膜造成损伤,纤毛清除功能下降,导致呼吸道防御功能减弱,易引发感染。烹调时产生的大量油烟和燃料产生的烟尘也是 COPD 的危险因素。

4.呼吸道感染 是 COPD 发生、发展的一个重要因素,肺炎链球菌和流血嗜血杆菌可能是 COPD 急性发作的主要病原菌。病毒(如鼻病毒、腺病毒和呼吸道合胞病毒)也对 COPD 的发生和发展起重要作用。肺炎支原体和肺炎衣原体与 COPD 发病的直接关系仍需进一步阐明。有报道称,在 COPD 的急性加重期,肺炎支原体抗体增加。儿童期严重的呼吸系统感染与成年期的肺功能下降及呼吸系统症状发生有关。

5.社会经济地位 COPD 发病与患者社会经济地位成负相关。这也许与室内外空气污染的程度不同、营养状态及社会经济地位差异等有一定的相关性。

三、临床表现

1.病史 老年 COPD 患者病史有以下特征。

(1)吸烟史:多有长期大量吸烟史。

(2)有害物质接触史,如较长期粉尘、烟雾、有害颗粒或有害气体接触史。

(3)家庭史,COPD 有家庭聚集倾向。

(4)多在中年以后发病,症状好发于秋冬寒冷季节,常有反复呼吸道感染及急性加重史。随着疾病进展,急性加重变得频繁。COPD 后期发生低氧血症和(或)高碳酸血症,并可发生肺源性心脏病。

2.症状

(1)慢性咳嗽:通常是 COPD 的首发症状,初起咳嗽呈间歇性,晨起加重,以后早晚或整日均有咳嗽,但夜间咳嗽并不显著。有少数患者可无咳嗽症状而出现明显的气流受限。

(2)咳痰:咳白色黏液性痰,合并感染时咳脓痰,痰量增多。任何形式的慢性咳痰均提示 COPD。

(3)气短或呼吸困难:是 COPD 的标志性症状和大多数患者就医的原因,也是引起患者生活自理能力下降及对疾病产生焦虑心理的主要原因。症状逐渐加重,随时间增加而呈持续性,以致日常活动甚至休息时也感气短,患者诉:"呼吸费力""沉重""缺乏空气"或"憋气"。运动及呼吸道感染时症状加重。

（4）喘息和胸闷：部分患者特别是重度患者有喘息，胸部紧闷感通常在劳力后发生，与呼吸费力、肋间肌等容性收缩有关。

（5）全身性症状：晚期患者常有体重下降、食欲减退、营养不良，外周肌肉萎缩和功能障碍，精神抑郁和（或）焦虑等，合并感染时可咳血痰或咯血。

3.体征 早期COPD体征可不明显，随着病情的发展可出现桶状胸。

（1）视诊及触诊：胸廓形态异常、胸部过度膨胀、前后径增大、剑突下胸骨下角（腹上角）增宽及腹部膨凸等；常见呼吸变浅，频率增快，辅助呼吸肌，如斜角肌及胸锁乳突肌参加呼吸运动，触觉语颤减弱或消失。重症可见胸腹矛盾运动；患者呼吸时常采用缩唇呼吸，以增加呼出气量；呼吸困难加重时，常采取前倾坐位；低氧血症者可出现黏膜及皮肤发绀，伴右心力衰竭者可见下肢水肿、肝大。

（2）叩诊：肺叩诊可呈过清音，心浊音界缩小或不易叩出肺下界，肝浊音界下移。

（3）听诊：两肺呼吸音可减低，呼气延长、心音遥远，并发感染时肺部可有干、湿性啰音。如剑突下出现心脏搏动及心音较心尖部明显增强时，提示并发肺源性心脏病。

四、辅助检查

1.肺功能检查 是判断气流受限最好的客观指标，其重复性好，对COPD诊断、严重度评价、疾病进展、预后及诊疗等均有重要意义。为早期做出诊断，凡有慢性咳嗽、咳痰和危险因素接触史的患者，即使无呼吸困难，均应进行肺功能检查。

肺功能检查主要指标应包括用力肺活量（FVC）和第一秒用力呼气容积（FEV_1）以及这两种指标的比率即1秒率（FEV_1/FVC）。肺功能检查中，FVC及FEV_1取三次测量的最大值，并且要求三次测量中的最大值及最小值差异小于5%或150mL。使用支气管舒张剂后，$FEV_1<80\%$预计值，且FEV_1/FVC小于70%者，可确定为气流受限。

支气管舒张试验对诊断和预后、治疗有一定的价值：可获知患者能达到最佳肺功能检查状态；与预后有更好的相关性；可预测患者对支气管舒张剂和吸入皮质激素的治疗反应。

2.胸部X线检查 对确定肺部并发症以及与其他疾病（如肺间质纤维化、肺结核）鉴别有重要意义。

胸部X线检查早期COPD可无明显变化，以后可出现肺纹理增加、紊乱等非特征性改变。主要X线征为：肺过度充气，肺容积增大，胸腔前后径增长，肋骨走向变平，肺野透亮度增加，横膈位置降低；心脏悬垂狭长，肺门血管纹理呈残根状，肺野外周血管纹理纤细稀少等，有时可见肺大疱形成。并发肺动脉高压和肺心病者，除右心增大的X线征象外，还可见肺动脉圆锥膨隆，肺门血管影扩大及右下肺动脉增宽等。

3.胸部CT检查 对诊断有疑问时有助于鉴别诊断，同时高分辨CT对辨别小叶中央型或全小叶型肺气肿及确定肺大疱的大小和数量，有很高的敏感性和特异性，对预计肺大疱切除或外科减容手术等的效果有一定价值。

4.血气检查 对晚期患者十分重要。$FEV_1<40\%$预计值者，具有呼吸衰竭或右心功能不全临床征象者，均应做血气检查，异常者首先表现为轻、中度的低氧血症，随疾病进展，低氧血症逐渐加重，并出现高碳酸血症。

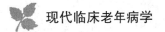

呼吸衰竭血气诊断标准为:在海平面,呼吸空气的条件下,动脉血氧分压降低(PaO_2<60mmHg),伴或不伴动脉血二氧化碳分压增高($PaCO_2$≥50mmHg)。Ⅰ型呼吸衰竭缺氧为主PaO_2<60mmHg,$PaCO_2$正常。Ⅱ型呼吸衰竭有CO_2潴留,PaO_2<C60mmHg,$PaCO_2$≥50mmHg。

5.其他检查 长期低氧血症时,血红蛋白及红细胞可增高。血细胞比容>55%可诊断为继发性红细胞增多症;并发感染时,痰涂片可见大量中性白细胞,痰培养可检出各种病原菌,常见者为肺炎链球菌、流感嗜血杆菌和肺炎克雷伯杆菌等。

五、诊断及鉴别诊断

1.诊断要点 根据病史、危险因素接触史,体征及实验室检查综合分析,COPD的诊断很容易确定。存在气流受限是诊断COPD的必备条件。肺功能检查是诊断COPD的金标准。

慢性支气管炎和肺气肿患者,无呼气气流受限,则不能诊断为COPD。但应将具有咳嗽、咳痰症状的慢性支气管炎视为COPD的高危期。

2.鉴别诊断

(1)支气管哮喘:与COPD鉴别有时存在一定困难;哮喘常在儿童期发病,每日症状变化大,夜间或凌晨症状明显,常伴有过敏体质,过敏性鼻炎和(或)湿疹。部分有哮喘家族史,表现为可逆性气流受限。而COPD多于中年后起病,症状缓慢进行,逐渐加重,多有长期吸烟史或有害气体、颗粒等接触史,活动后气促明显,主要为不可逆性气流受限。必要时做支气管激发试验、支气管舒张试验和(或)呼气流量峰值(peak expiratory flow,PEF)昼夜变异率来进行鉴别,在少部分患者中,两种疾病可重叠存在。

(2)支气管扩张症:具有反复发作咳嗽、咳痰的特点,合并感染时有大量脓痰;或有反复和多少不等的咯血史;肺部以湿性啰音为主,多固定在一侧的下肺;可有杵状指(趾);胸部X线多见肺纹理粗乱。支气管造影或肺CT可以与COPD鉴别。

(3)肺结核:各种年龄均可发病,多有局部症状或结核中毒症状,如发热、乏力、盗汗、消瘦、咯血等;胸部X线表现为肺部浸润或结节样病灶;部分痰结核菌阳性,可确诊。

(4)闭塞性毛细支气管炎:青年起病,多为非吸烟患者,可能有风湿关节炎病史或是烟雾接触史,主要是小气管腔内肉芽组织阻塞造成的疾病,肺功能多为限制性改变。做肺CT检查及肺组织活检病理有助于确诊。

(5)弥漫性泛细支气管炎:肺功能有阻塞性损害,发病率为11.1/10万,男女之比为1.4∶1。各年龄组均可发病,与吸烟无密切关系,几乎均有慢性鼻窦炎。胸部X线片和高分辨率CT显示弥漫性小叶中心性的小结节影和肺过度充气。

(6)充血性心力衰竭:有高血压、冠心病等心脏病史,双肺底可闻及湿性啰音;胸部X线显示心脏扩大、肺水肿;肺功能检查提示容量受限,无气流受限。

六、严重程度评估与病程分期

(一)严重度分级

根据临床症状、呼气气流受限程度、急性加重的风险、是否存在并发症(呼吸衰竭、心力衰竭)等四方面进行严重程度评估,以指导个体化治疗。

1.呼气气流受限分级和临床主要症状见表4-3。

表4-3　COPD严重度分级(吸入支气管舒张药后值)

严重度分级	肺功能测定		症状
	FEV_1/FVC	FEV_1/FEV_1预计值	
Ⅰ级(轻度)	<70%	≥80%	有或无慢性症状(咳嗽、咳痰)
Ⅱ级(中度)	<70%	<80%	有慢性症状(咳嗽、咳痰、活动气喘)
Ⅲ级(中度)	<70%	<50%	有慢性症状(咳嗽、咳痰、气喘加重)
Ⅳ级(极重度)	<70%	50%~30%	慢性呼吸衰竭,反复加重

Ⅰ级(轻度COPD):有轻度气流受限。通常可伴有或不伴有咳嗽、咳痰。此时患者本人可能还没有认识到自己的肺功能异常。

Ⅱ级(中度COPD):气流受限进一步恶化,症状通常逐渐加重,伴有典型活动后气促,由于呼吸困难或疾病加重,患者常去就医。

Ⅲ级(重度COPD):气流受限明显加重,气短加剧,并反复出现急性加重,影响患者生活质量,必须恰当处理。

Ⅳ级(极重度COPD):重度气流受限,伴有呼吸衰竭或右侧心力衰竭的临床征象。在这一级别中,患者生活质量明显下降,如出现急性加重可能威胁生命。

2.慢性肺功能受损　患者可不同程度的呼吸困难。表4-4是临床应用的问卷评估。

表4-4　临床COPD问卷(CCQ)

请回想你在过去7d里感受如何? 并根据实际情况在相应数字上画圈

	从没有	几乎没有	偶尔有	有一些	经常有	极经常	几乎所有时间
·在过去7d,平均大约多少时间感到							
1.在休息时气短	0	1	2	3	4	5	6
2.在干体力活时气短	0	1	2	3	4	5	6
3.担心得感冒或呼吸情况越来越差	0	1	2	3	4	5	6
4.因呼吸症状而抑郁	0	1	2	3	4	5	6
·一般来说,你大约有多少时候							
5.有咳嗽	0	1	2	3	4	5	6
6.有痰	0	1	2	3	4	5	6
·在过去7d,平均说,因你的呼吸问题,做下列活动时受限程度如何							
7.强体力活动(如爬楼梯、匆忙行动、体育活动)	0	1	2	3	4	5	6
8.中等程度体育活动(如走路、做家务、提东西)	0	1	2	3	4	5	6
9.家里日常活动(如穿衣服、洗澡)	0	1	2	3	4	5	6
10.社会活动(如谈话、与孩子在一起、探亲访友)	0	1	2	3	4	5	6

注:CCQ 0~1分患者症状较轻;>1分患者症状较重

3. 危险度评估　急性加重风险,在过去一年中≥1次需要住院治疗的急性加重,归为高危组,如图 4-1。

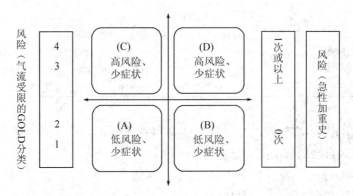

图 4-1　COPD 总体评估

(* A、B、C、D 分组如表 4-4,CCQ 问卷)

4. 是否存在并发症　有无呼吸衰竭、心力衰竭等。

(二)病程分期

COPD 病程分为急性加重期和稳定期。

1. 急性加重期　指在疾病过程中,患者短期内咳嗽、咳痰、呼吸困难加重,痰液颜色或黏度改变,呈脓性或黏液脓性,可伴有发热,意识改变,发甜或原有发绀加重,外周水肿,右心功能不全等表现。

2. 稳定期　指患者咳嗽、咳痰、呼吸困难等症状稳定或症状轻微。

七、治疗

包括疾病的评价和监测,减少危险因素,稳定期的治疗,急性加重期的治疗。

(一)COPD 治疗目标

1. 减轻症状,防止病情发展。

2. 缓解或阻止肺功能下降。

3. 改善运动能力,提高生活质量。

4. 预防和治疗并发症。

5. 防治急性加重,降低死亡率。

(二)稳定期治疗

原则是根据病情严重程度不同选择治疗方法。

1. 教育和管理　对稳定期 COPD 治疗总体原则是根据疾病严重程度进行分级治疗。通过教育与管理提高患者及有关护理人员对 COPD 的认识水平和患者自身处理疾病的能力,更好地配合治疗和加强预防措施,减少反复发作的次数,维持病情稳定,提高生活质量。主要内容有:①教育和督促患者戒烟。②使患者了解 COPD 的病理生理与临床基础知识。③掌握一般和某些特殊的治疗方法。④学会自我控制病情的技巧,如腹式呼吸及缩唇呼吸锻炼等。⑤了解赴医院就诊的时机。⑥社区医师定期随访和疾病管理。

2.控制职业性或环境污染,避免或防止粉尘、烟雾及有害气体吸入。

3.药物治疗　改善和预防症状,减少发作频率和严重程度,提高运动耐力和生活质量。药物起始治疗管理参考表 4-5。

表 4-5　COPD 的分级治疗方案(起始药物管理)

患者	首选	次选	其他选择
A	短效 β_2 受体激动剂(必要时),或短效胆碱能药(必要时)	短效 β_2 受体激动剂和短效胆碱能药,或长效 β_2 受体激动剂或长效胆碱能药	茶碱
B	长效 β_2 受体激动剂或长效胆碱能药	长效 β_2 受体激动剂和长效胆碱能药	茶碱 短效 β_2 受体激动剂或(和)长效 β_2 受体激动剂
C	吸入糖皮质激素+长效 β_2 受体激动剂或长效胆碱能药	长效 β_2 受体激动剂和长效胆碱能药,或长效胆碱能药和磷酸二酯酶抑制剂,或长效 β_2 受体激动剂和磷酸二酯酶抑制剂	茶碱 短效短效 β_2 受体激动剂或(和)短效胆碱能药
D	吸入糖皮质激素+长效 β_2 受体激动剂或(和)长效胆碱能药	吸入糖皮质激素+长效 β_2 受体激动剂,或吸入糖皮质激素+长效 β_2 受体激动剂和磷酸二酯酶抑制剂,或吸入糖皮质激素+长效胆碱能药和磷酸二酯酶抑制剂	茶碱 短效短效 β_2 受体激动剂或(和)短效胆碱能药羧甲基半胱氨酸

(1)支气管舒张剂:松弛支气管平滑肌使支气管舒张,缓解气流受限,是控制 COPD 症状的主要治疗措施,短期按需应用可缓解症状,长期规划应用可预防和减轻症状,增加运动耐力,但不能使所有患者的 FEV_1 得到改善。主要的支气管舒张剂有 β_2 受体激动剂,抗胆碱能药物甲基黄嘌呤类。

① β_2 受体激动剂:已知气道平滑肌和肥大细胞具有 β_2 受体,应用高选择性的 β_2 受体激动剂可减少的血管的不良反应,尤其是吸入性的 β_2 受体激动剂作为首选。短效 β_2 受体激动剂的雾化吸入剂有沙丁胺醇、特布他林等:吸入后数分钟开始起效,15~30min 达到峰值,持续疗效 4~5h,每次剂量 100~200μg(每喷 100μg)24h 不超过 8~12 喷。主要用于缓解症状,按需使用。长效 β_2 受体激动剂的雾化吸入剂有沙美特罗与福英特罗等,作用持续 12h 以上,有利于缓解夜间与清晨症状。

②抗胆碱能药物:是一种抗 M 胆碱类平喘药,可以阻断节后迷走神经通路,降低迷走神经兴奋性。抗胆碱能药物可阻止乙酰胆碱和支气管平滑肌上的毒蕈碱受体相互作用引起的细胞内环鸟苷酸的增高,使支气管舒张。吸入性抗胆碱能药物如:异丙托溴铵(溴化异丙托品),吸入后其作用只局限于肺部而扩张支气管并不作用全身,同 β_2 受体激动剂联合吸入治疗加强支气管舒张作用且持久。用法:间歇期长期治疗,爱全乐气雾剂(每喷 20μg),每次 2 喷,

每日数次(平均 3~4 次),最好每隔 4h 吸 1 次。发作期治疗,需 2~3 喷,2h 后可再吸 1 次。噻托溴铵为长效抗胆碱能药吸入剂,作用长达 24h 以上,吸入剂量为 $18\mu g$,每日 1 次。对阿托品类药品过敏者禁用。前房角狭窄的青光眼,或患前列腺肥大而尿道梗阻的患者慎用。

③茶碱类药物:能抑制磷酸二酯酶提高平滑肌细胞内的 CAMP 浓度,可解除气道平滑肌痉挛,改善心搏血量、扩张全身和肺血管,增加水盐排出,兴奋中枢神经系统,同时具有腺苷受体的拮抗作用,刺激肾上腺分泌肾上腺素,增加呼吸肌的收缩,增强气道纤毛清除功能和抗炎作用。缓释片或控释片每日 1 次或 2 次口服可达稳定的血浆浓度,对 COPD 有一定效果。血茶碱浓度>5mg/L,即有治疗作用;当血茶碱浓度>15mg/L 时不良反应明显增加,应注意监测血药浓度。吸烟可加速其在体内的清除,充血性心力衰竭、感染、发热可减慢此药在体内的清除。H_1 受体拮抗药、大环内酯类药物、氟喹诺酮类药物和口服避孕药等可使茶碱血浓度增加。

三类支气管扩张剂,要根据患者个体情况决定使用短效或是长效。短效剂型价格便宜,但不如长效制剂方便,不同作用机制的药物联合用药可增强支气管舒张作用,用量小,可减少不良反应。短效 β_2 受体激动剂与抗胆碱能药异丙托溴铵联合应用比各自单用使 FEV_1 获得较大与较持久的改善;β_2 受体激动剂、抗胆碱能药物和(或)茶碱联合应用,肺功能与健康状况可获进一步改善。

(2)糖皮质激素:长期吸入性糖皮质激素并不能阻止 COPD 患者 FEV_1 的降低,长期吸入糖皮质激素仅适用于有症状的 COPD 且治疗后肺功能有改善者,对 FEV_1<50%预计值(Ⅱ级中度或Ⅲ级重度)的 COPD 患者及反复加重要求抗生素或口服糖皮质激素者可考虑使用,可进行 6 周至 3 个月激素吸入试验治疗。老年患者长期应用吸入性激素可增加患肺炎的风险,同时可增加骨折的风险,应严格掌握适应证,根据治疗效果确定是否继续激素吸入治疗。对 COPD 患者,不推荐长期口服糖皮质激素治疗。

(3)其他药物

①祛痰药(黏液溶解剂):常用的有盐酸氨溴索、乙酰半胱氨酸,对一部分痰液黏稠的患者有效。

②抗氧化剂:N-乙酰半胱氨酸可降低疾病反复加重的频率。

③免疫调节剂:对降低 COPD 急性加重程度可能具有一定的作用,但尚未得到确证,不推荐常规使用。

④疫苗:流感疫苗可每年秋季给予一次,或秋、冬季各给一次,减少 COPD 患者的严重发作和死亡。

⑤增强 α_1 抗胰蛋白酶治疗,仅用于严重的遗传性 α_1 抗胰蛋白酶缺乏的肺气肿患者。

4.氧疗　COPD 稳定期进行长期家庭氧疗对慢性呼吸衰竭患者可提高其生存率。长期氧疗对血流动力学、血液学的特性、运动能力、肺生理和精神状态都会产生有益的影响。

Ⅲ级患者有以下指征应长期家庭氧疗:

①PaO_2≤55mmHg,或 SaO_2≤88%伴或不伴高碳酸血症。②PaO_2 55~60mmHg 或 SaO_2<89%,且伴肺动脉高压、心力衰竭、水肿,或红细胞增多症(血细胞比容>55%)。

长期氧疗的目标是使基础 PaO_2 增加至≥60mmHg 和(或)SaO_2>90%,这样可维持重要器官的功能,保证周围组织氧供。家庭氧疗可经鼻导管吸入氧气,流量为 $1.0\sim2.0L/min$,每日吸氧持续时间$>15h$。

5.康复治疗　主要目标是减轻症状,改善生活质量以及增加体力和积极投入日常活动。康复治疗包括呼吸生理治疗、肌肉训练、营养支持、精神治疗与教育等多方面措施。例如,协助拍背或改变体位,以促进患者排痰;指导患者正确的呼吸锻炼,包括用力呼气及避免快速浅表的呼吸、缩唇呼气和腹式呼吸等,以减轻患者 CO_2 潴留,减轻其呼吸困难症状。指导患者适合的运动(如步行、登楼梯、踏车等)与呼吸肌锻炼等。推荐患者适当的营养支持,达到营养均衡、热量适当,以维持理想的体重和体力等。

6.外科治疗　有肺大疱切除术、肺减容术、肺移植术等,要根据患者胸部 CT、动脉血气、肺功能、耐受性、伴随症等全面分析,选择恰当的手术指征。

(三)加重期的治疗

治疗目标:使当前急性加重的危害最小化。

1.确定 COPD 急性加重(AECPD)的原因　引起 AECOPD 常见原因是气道感染和空气污染,主要是细菌、病毒感染,但有 1/3 找不到原因。肺炎、充血性心力衰竭、气胸、胸腔积液、肺栓塞、心律失常等可以引起与 AECOPD 相似的症状,需加以鉴别。

2.诊断和严重性的评估

(1)气促加重是 AECOPD 的主要表现,常伴有喘息、胸闷咳嗽加剧、痰量增多,痰的颜色和黏度发生改变以及发热等。同时亦可出现身体不适、失眠、嗜睡、疲乏、抑郁以及意识模糊。运动耐受力下降,发热和(或)胸部 X 线表现异常时可能为 AECOPD 的征兆,痰量增加及出现脓性痰常提示细菌感染。

(2)评价 AECOPD 病情的严重度:将患者病情加重前的病史、症状、体征、肺功能测定、动脉血气分析以及其他实验室检查结果,同目前加重期的指标相比较。因为这些指标的急性改变值比绝对值更重要。对于严重 COPD 患者,患者意识的改变是病情恶化的重要指标,一旦出现需及时送医院诊治。

(3)肺功能检查:AECOPD 患者,肺功能检查难以配合完成。$FEV_1<1.0L$ 提示严重发作。

(4)动脉血气分析:对评价 AECOPD 严重程度很有必要,当 $PaO_2<60mmHg$ 和(或)$SaO_2<90\%$,提示呼吸衰竭;$PaO_2<50mmHg$、$PaCO_2>70mmHg$ 以及 $pH<7.3$ 提示病情危重,需严密监护或转 ICU 行有创或无创机械通气治疗。

(5)心电图检查:有助于诊断右心室肥厚、心律失常以及心肌缺血。

(6)胸肺影像检查:X 线胸片有助于 COPD 加重同肺部疾病的鉴别。肺螺旋 CT 扫描和血管造影是诊断 COPD 合并肺栓塞的主要手段。

(7)实验室检查:血红蛋白测定可排除红细胞增多症或贫血;白细胞计数及分类,在部分患者并感染时可有中性粒细胞核左移。COPD 加重并出现脓痰在经验抗菌治疗的同时做痰菌培养和细菌药敏试验,以指导临床抗生素治疗。血生化检查可了解肝肾功能和排除电解质紊乱(低钠、低钾、低氧等)、血糖异常、低白蛋白血症以及酸碱平衡失调等等。测定血浆 D-二聚体是诊断 COPD 合并肺栓塞的重要指标。

3.AECOPD 的主要治疗　分为院外治疗及住院治疗,措施如下。

（1）控制性氧疗：氧疗是 AECOPD 的基础治疗，在无严重并发症的 AECOPD 患者氧疗后较容易达到 $PaO_2>60mmHg$ 或 $SaO_2>90\%$，但有可能发生潜在的 CO_2 潴留。因此，开始氧疗 30min 后应查动脉血气分析，确保氧疗有效而无 CO_2 潴留或酸中毒的增加。

（2）抗生素：当患者呼吸困难和咳嗽加重，伴有痰量增多及脓痰时，应根据患者所在地常见病原菌类型及药物敏感性情况积极选用抗生素。由于多数 AECOPD 由细菌感染诱发，因而抗感染治疗很重要，但因 COPD 易反复发作，反复应用抗生素，老年人的机体免疫力低下，广谱抗生素的应用及糖皮质激素的应用及易继发真菌感染，造成二重感染，需要采取预防和抗真菌治疗措施，同时要考虑老年人的各器官功能低下，注意各脏器的保护，防止多器损伤及衰竭。

（3）支气管舒张剂治疗：在 AECOPD 通常选用短效吸入性 β_2 受体激动剂治疗，如疗效不显著则可加用抗胆碱能药物。对于较为严重的 AECOPD 者，可考虑静脉滴注茶碱类药物；监测血茶碱浓度对估计疗效和不良反应有一定意义。

（4）糖皮质激素：AECOPD 住院患者，宜在应用支气管舒张剂基础上加服或静脉使用糖皮质激素，但要权衡其疗效及安全性。建议口服泼尼松每日 30~40mg，连续 10~14d，也可静脉给予甲泼尼龙。应注意，延长激素用药时间不能增加疗效，相反使不良反应增加。

（5）机械通气 AECOPD 患者可应用无创正压通气（non－invasive positive pressure ventilation，NIPPV），以降低 $PaCO_2$，减轻呼吸困难，降低疾病的病死率。但在积极药物和无创性机械通气治疗后，患者呼吸衰竭仍进行性恶化，出现危及生命的酸碱平衡失调和（或）意识改变时，应及时，适时采用有创机械通气以挽救生命。

（6）其他治疗措施：注意出入水量及电解质的平衡，营养支持治疗（肠内或静脉高营养）；对于卧床、红细胞增多症或脱水患者，注意防止血栓形成，可给予低分子肝素治疗；积极排痰治疗（如刺激咳嗽、叩击胸部、体位引流等方法）；老年人尤其要注意伴随疾病，如糖尿病、冠心病、高血压治疗及并发症（如休克，弥散性血管内凝血，上消化道出血，肝、肾功能不全等）的治疗。

（7）COPD 末期患者姑息治疗和临终关怀：对晚期 COPD 患者非常重要。需考虑 COPD 患者的独特性，让患者及其家属知道疾病最严重的后果，临终时接受的监护以及由此带来的经济花销等。同时，让医护人员和家属充分了解患者意愿，目的是减少患者的痛楚，有尊严地走完人生最后道路。

第三节　老年慢性肺源性心脏病

肺源性心脏病简称肺心病，是指支气管肺组织、肺血管或胸部病变导致肺循环阻力增高，进而引起右心室结构或功能异常改变的心脏病。临床除有呼吸系统原发疾病的各种表现外，还有右心室增大和右侧心力衰竭的各种表现。根据起病缓急和病程长短，可分为急性肺心病和慢性肺心病两类。急性肺心病的发病率远较慢性肺心病低。临床肺心病多指慢性肺心病（chronic pulmonary heart disease），是由于胸廓、肺组织或肺血管的慢性病变所致的肺循环阻力增高、肺动脉高压，进而使右心肥厚、扩张，伴或不伴右侧心力衰竭的心脏病。

一、流行病学

我国肺心病患病率约为 4‰，15 岁以上人群患病率约为 7‰。肺心病患病率存在地区差异：北方高于南方，农村高于城市，高原地区高于平原地区，寒冷地区高于温暖地区。患病率吸烟者高于不吸烟者；男性高于女性；且随年龄增长，患病率亦增加，老年多于中青年。冬、春季节和气候骤然变化时，易出现慢性肺心病的急性发作。肺心病占住院心脏病患者的38.5%～46.0%，治疗效果差，严重危害人民的身体健康。

二、病因

1. 支气管、肺疾病　各种慢性支气管肺疾病，晚期均可导致本病，最多见为COPD，占80%～90%。其他还包括支气管哮喘、支气管扩张症、严重肺结核，以及各种原因所致的间质性肺疾病等。

2. 胸廓疾病　严重的脊柱后、侧弯及强直性脊柱炎引起的胸廓畸形，胸廓手术后，胸膜纤维化，神经肌肉疾病如脊髓灰质炎、肌营养不良等引起通气功能障碍，造成缺氧，导致肺动脉高压。

3. 肺血管疾病　少见，原发性肺动脉高压、肺动脉炎，累及肺动脉的过敏性肉芽肿，反复发作的肺小栓塞等。

4. 其他　睡眠呼吸暂停综合征，过度肥胖肺泡通气障碍，先天性口咽畸形等均可产生低氧血症。

三、发病机制

缺氧，肺动脉血管阻力增加导致肺动脉高压的形成是关键。白三烯、5-羟色胺（5-HT）、血管紧张素Ⅱ、血小板活化因子、多肽生长因子等参与缺氧时引起肺血管收缩。慢性缺氧可导致小动脉痉挛及肺血管结构重建，内膜增生，中层平滑肌增生肥大，非肌性微动脉肌化，使血管壁增厚硬化，管腔狭窄。

反复发作的慢性支气管炎，炎症波及细支气管伴行的小动脉，引起肺小动脉炎，使小动脉壁增厚、狭窄、纤维化。肺气肿肺泡内压增高，压迫肺泡毛细血管，肺泡壁破裂造成毛细血管网毁损。以上功能性和解剖性因素导致肺循环阻力增高、肺动脉高压，慢性缺氧造成血容量增多，血液黏稠度增加，也可加重肺动脉高压。肺动脉高压早期，右心室还能代偿，随着病情逐渐进展、加重，可使右心室扩大和右侧心力衰竭。有部分患者在急性加重期肺动脉压增高、缓解期肺动脉压降至正常。这可能是肺心病发展的不同阶段和临床表现。

四、临床表现

1. 功能代偿期　主要表现为慢性呼吸道症状，如咳嗽、咳痰、气喘，活动时感到心悸、呼吸困难，乏力和劳动耐力下降。体格检查可有明显的肺气肿体征。胸部叩诊可闻及干、湿性啰音，肺动脉瓣区第二心音亢进，三尖瓣区可出现收缩期杂音或剑突下可见心脏搏动，提示有右心室肥大。

2. 功能失代偿期（包括急性加重期）　主要为严重缺氧表现，可有发热、咳嗽、痰不易咳出或咳脓痰，气喘明显，呼吸困难加重，发绀、心悸和胸闷等。同时二氧化碳潴留可引起精神及神经系统症状，称为肺性脑病，表现为头痛、头昏、意识恍惚或嗜睡，淡漠或兴奋、多语，语言障碍、幻觉、精神错乱，或昏迷、抽搐等。体积检查可有颈静脉怒张，心尖搏动移至剑突下，心音

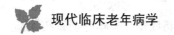

此处最响,三尖瓣收缩期杂音,肝大,肝颈静脉反流征阳性,下肢浮肿,甚至出现腹水。

五、辅助检查

1.X线检查　见X线诊断标准。

2.心电图检查　见心电图诊断标准。

3.超声心动图检查　见超声心动图诊断标准。

4.心电向量图检查　见心电向量图诊断标准。

5.肺阻抗检查　当肺心病时肺阻抗血流图的波幅降低,Q−B间期(相当于右室射血前期)延长,B−Y间期(相当于右室射血期)缩短,Q−B/B−Y比值增大,对诊断肺心病有参考价值。

肺心病的肺阻抗血流图诊断标准(全国第四次肺心病会议修订):①波幅明显降低或≤0.15Ω。②上升时间≤0.15s或明显延长。③Q−B时间≥0.14s或明显延长。④B−Y时间≤0.26s或明显缩短。⑤Q−B指数≥0.18s或明显增大。⑥B−Y指数≤0.25s或明显减少。⑦Q−B/B−Y比值≥0.43或明显增大。

凡有慢性支气管炎、肺气肿或慢性肺胸疾病者,排除先天性心脏病及左心疾病、心肌炎者,如同时有三项条件符合,可诊断为肺心病;如有两项符合,可提示肺心病,应结合其他条件确诊。由于肺阻抗血流图一些参数(特别是血流图波幅高Ω者Q−B/B−Y比值)与肺动脉压有一定相关性,目前,根据肺血流图参数制定了计算肺动脉压的回归议程,但其准确性需做更多观察和验证。

6.动脉血气分析　肺心病患者肺功能代偿期可出现低氧血症或合并高碳酸血症。当肺心病并发呼吸衰竭时$PaO_2 < 60nimHg$,$PaCO_2 > 50mmHg$。

7.血液检查　部分患者红细胞计数和血红蛋白增高,血液黏度和血小板计数增高。当合并感染时白细胞总数及中性粒细胞增加。部分患者可有肝、肾功能的改变,并可出现电解质的紊乱。

8.其他　肺功能检查有助于了解肺心病的病因,了解阻塞性或限制性通气功能障碍。对缓解疾病的治疗有意义。痰细菌学检查对急性加重期肺心病的抗生素选择有指导作用。

六、诊断

(一)慢性肺心病

慢性肺心病是慢性支气管炎、肺气肿、其他胸疾病或肺血管病变引起的心脏病,有肺动脉高压、右心室增大或右心功能不全。其诊断主要根据:

1.有慢性肺、胸疾病或肺血管病变病史。

2.检查有肺动脉高压、右心室增大或右心功能不全体征。

(1)肺动脉高压,右心室增大的诊断依据:①体征:剑突下出现收缩期搏动,肺动脉瓣区第二音亢进,三尖瓣区心音较心尖部明显增强或出现收缩期杂音。②X线诊断。③心电图诊断。④超声心动图诊断。⑤心电向量图诊断。⑥放射性核素:肺灌注扫描肺上部血流增加,下部减少,即表示可能有肺动脉高压。

注:④～⑥项,有条件的单位可作诊断参考,本标准在高原地区仅供参考。

（2）右心功能不全主要表现：颈静脉怒张、肝大压痛、肝颈静脉反流征阳性、下肢浮肿及静脉压增高等。

（二）肺心病辅助检查诊断标准

1.肺心病的 X 线诊断标准

（1）右肺下动脉干扩张：横径≥15mm，或右肺下动脉横径与气管比值≥1.07，或经动态观察较原右肺下动脉干增宽 2mm 以上。

（2）肺动脉段中度凸出或其高度≥3mm。

（3）中心肺动脉扩张和外围分支纤细，两者形成鲜明对比。

（4）圆锥部显著凸出（右前斜位 45°）或"锥高"≥7mm。

（5）右心室增大（结合不同体位判断）。

具有上述（1）～（4）中一项可提示，两项或以上可诊断，具有（5）一项者则可诊断。

2.肺心病的心电图诊断标准

（1）主要条件：①额面平均电轴≥＋90％。②V_1 R/S≥1。③重度顺时针转位（V_5 R/S≤1）。④RV_1＋SV_5＞1.05mV。⑤aVR R/S 或 R/Q≥1。⑥$V_{1\sim3}$呈 QS、Qr、qr（需除外心肌梗死）。⑦肺型 P 波：P 电压≥0.2mV，或电压≥0.2mV 呈尖峰型，结合 P 电轴＞＋80°，或 QRS 低电压时，P 波电压＞1/2R，呈尖峰型，结合电轴＞＋80°。

（2）次要条件：①肢导联低电压。②右束支传导阻滞（不完全性或完全性）。

注：有主要条件一条即可诊断。有次要条件两条为可疑诊断。

3.肺心病的超声心动图诊断标准（1980 年修订）

（1）主要条件：①右心室流出道内径＞30mm。②右心室内径＞20mm。③右心室前壁的厚度＞5.0mm 或有前壁搏动幅度增强者。④左/右心室内径比值＜2。⑤右肺动脉内径＞18mm，或肺动脉干＞20mm。⑥右心室流出道/左心房内径比值＞1.4。⑦肺动脉瓣曲线出现肺动脉高压征象者（α 波低平或＜2mm，有收缩中期关闭征等）。

（2）参考条件：①室间隔厚度＞12mm，搏动幅度＜5mm 或呈矛盾运动征象者。②右心房增大，＞25mm（剑突下区）。③三尖瓣前叶曲线 DE、DF 速度增快，E 峰呈尖高型，或有 AC 间期延长者。④二尖瓣前叶曲线幅度低，CE＜18mm，CD 段上升缓慢，延长，呈水平位或有 EF 下降速度减慢（＜90mm/s）。

注：①有胸肺疾病者，具有上述两项条件者（其中必具一项主要条件）均可诊断肺心病。②上述标准仅适用于心前区探测部位。

4.肺心病心电向量图诊断标准（1980 年修订）　在胸肺疾病基础上，心电向量图有右心室及（或）右心房增大指征者，均符合诊断。

（1）右心室肥厚

①轻度右心室肥厚：下述两条（6 项）中具有一项，即可诊断。①横面 QRS 环呈狭长形，逆时针运行，自左前转向后方，其 S/R＞1.2；或 X 轴（额面或横面）右/左向量比值＞0.58；或 X 向量角＜－110°伴 S 向量电压＞0.6mV。②横面 QRS 环呈逆时针运行，其右后面积占总面积的 20％以上伴额面 QRS 环呈顺时针运动，最大向量方位＞＋60°；或右下或右上面积占总面积的 20％以上。

②中度右心室肥厚：下述两条中具有一条，即可诊断。①横面 QRS 环呈逆时针运行，其向前＋右后面积＞总面积 70％以上，且右后向量＞0.6mV。②横面 QRS 环呈 8 字形，主体及终末部均向右后方位。

③重度右心室肥厚：横面 QRS 环呈顺时针运动，向右向前，T 环向左右。

(2)右心房增大：下述三条符合一条即可诊断，额面最大 P 向量＞＋75°作为参考条件；①额面或侧面最大 P 向量电压＞0.18mV。②横面 P 环呈顺时针运行。③横面向前 P 向量＞0.06mV。

可疑肺心病：横面 QRS 环呈肺气肿圆形（环体向右，最大 QRS 向量沿＋270°轴后伸，环体幅度减低和变窄），其额面最大 QRS 向量方位＞＋60°肺气肿圆形其右后面积占总面积的 15％以上。合并右束支传导阻滞或终末传导延缓作为参考条件。

七、鉴别诊断

1.冠心病　肺心病与冠心病均多见于老年人，有许多相似之处，而且常可两病同时存在。冠心病可有典型心绞痛或心肌梗死的病史，有典型的心电图改变，若有左侧心力衰竭发作史、高血压、糖尿病史更有助于鉴别。体格检查、X 线及心电图检查提示左心室肥大为主要表现有助于鉴别，肺心病合并冠心病时鉴别有较多困难，应详细询问病史，做体格检查和有关的心、肺功能检查以明确诊断。

2.风湿性心脏病　风湿性心脏病三尖瓣疾病应与肺心病的相对的三尖瓣关闭不全相鉴别，以及瓣膜病引起的肺动脉高压，右侧心力衰竭症状。瓣膜病多发于青少年，有风湿活动病史及风湿性关节炎和心肌炎病史，听诊可有二尖瓣或三尖瓣的杂音。超声心动图、X 线片、心电图检查有助于诊断。

3.原发性心肌病　本病多为全心增大，无慢性呼吸道病史，无明显缺氧及二氧化碳潴留，无肺动脉高压和肺部 X 线异常等。

八、治疗

(一)急性加重期治疗

急性加重期的治疗原则是积极控制感染，保持呼吸道通畅，纠正缺氧和二氧化碳潴留，纠正酸碱平衡失调及电解质紊乱，控制右侧心力衰竭。

1.积极控制呼吸道感染　呼吸道感染是肺心病急性加重的最常见原因，感染可使气道黏膜充血、水肿，并可致气道分泌物增多，从而进一步加重气流受限，引起呼吸衰竭，严重的缺氧、酸中毒等可加重肺动脉高压，加重右心负担。同时细菌、毒素等可直接造成心肌损害，从而导致右侧心力衰竭。感染控制与否是急性发作期治疗成功与否的重要的问题，因而抗生素的选用是非常关键的。参考痰培养敏感性试验选择抗菌药物，在还没有培养结果之前，可根据经验用药，依据既往用药情况、机体状况、感染的环境及痰涂片革兰染色选用抗菌药物。院外感染以革兰阳性菌占多数，院内感染以革兰阴性菌为主，可选用两者兼顾的抗菌药物，常用的药物有青霉素类、氨基糖苷类、氟喹诺酮类、头孢菌素类、碳青霉烯类、大环内酯类及多肽类抗生素、抗厌氧菌药物。老年人在选用广谱抗菌药物时要注意防止二重感染，尤其是深部真菌感染，要经常进行真菌检查，以及早调整抗菌药物的应用及抗菌治疗。同时，老年人的用药要注意肝、肾功能的保护，特别是对其有损害的药物，要定期监测肝、肾功能变化，防止多器官的损害。如有异常，可针对性地进行治疗。

2. 保持呼吸道通畅　肺心病多是由 COPD 所致，患者存在气道狭窄及阻塞，感染时痰液的增多使气道阻塞加重。为使呼吸道通畅，可保持气道的湿化，可局部超声雾化，合理应用解痉、祛痰药物及支气管扩张剂。如因痰栓造成的肺不张时可尽早用纤维支气管镜清除痰液，有利于肺的复张。如经上述处理仍不能有效地纠正气道阻塞，可进行气道插管、气管切开等。

3. 纠正呼吸衰竭　肺心病急性加重期的一个突出问题是严重的呼吸衰竭，缺氧是 I 型呼吸衰竭和 II 型呼吸衰竭的共同问题，氧疗是一个很关键的环节，根据呼吸衰竭的类型选择吸氧的浓度，合理应用呼吸兴奋剂。如常规治疗 24h，不能纠正呼吸衰竭的患者，则需采用人工辅助机械通气治疗。

4. 纠正酸碱平衡失调及电解质紊乱　肺心病急性加重期呼吸衰竭患者临床常见的酸、碱平衡失调主要有呼吸性酸中毒、呼吸性酸中毒合并代谢性酸中毒、呼吸性酸中毒合并代谢性碱中毒等，少数有重酸碱失衡。主要是改善通气，纠正缺氧和二氧化碳潴留，常见的电解质紊乱为低钠、低钾、低氯等，应逐渐给予补充。

5. 控制右侧心力衰竭　肺心病心力衰竭患者一般在积极控制感染、改善缺氧、纠正呼吸衰竭及电解质失衡后，右侧心力衰竭便能得到改善，但对治疗后无效或较重的患者可适当选用利尿剂、正性肌力药或血管扩张药。

(1)利尿剂：具有减少血容量，减轻右心负荷，消除水肿的作用，有助于控制慢性肺心病右侧心力衰竭。但利尿剂可引起低钾、低钠、低氯，血液浓缩，痰液黏稠，加重气道阻塞等不良反应。原则上不用强作用的利尿药；利尿药宜小剂量，必要时可联合用药。常用药有武都力(含有氢氯噻嗪，阿米洛利)1 片，1～2 次/d。或氢氯噻嗪(双氢克尿噻)12.5～25mg，1～3 次/d，3～5d，尿量多时可加用保钾利尿药物，如氨苯喋啶 50～100mg，1～3 次/d，或口服 10％氯化钾 10mL，3 次/d。重度而急需行利尿的患者可用呋塞米 20mg 肌内注射或口服。应用利尿剂要注意防止不良反应的发生。

(2)强心剂：慢性肺心病患者由于缺氧、酸中毒、电解质紊乱、细菌、毒素作用等因素，因而对洋地黄类药物耐受性很低，易发生心律失常等中毒反应，使用时要慎重。选用作用快、排泄快的洋地黄类药物，剂量要小，通常为常规剂量的 1/2～2/3 量。如毒毛花苷 K 0.125～0.25mg，或毛花苷丙(西地兰)0.2～0.4mg，加 10％葡萄糖注射液稀释后缓慢注射。因低氧血症、感染等均可使心率加快，故不宜以心率作为是否应用洋地黄类药物及其考核的指征。一般不宜长期应用，有条件者最好监测血浆表洋地黄的浓度。

(3)血管扩张剂的应用：血管扩张剂通过减轻右心室前、后负荷，降低心肌耗氧量，对部分顽固性右侧心力衰竭可能有一定疗效。但效果并不像治疗其他心脏病那样明显。常用的药物有钙拮抗剂、α受体拮抗剂、血管紧张素转换酶抑制剂等，多数降低肺动高压的药物对肺循环的选择性不够强，往往在降低肺动脉压的同时也引起体循环动脉压的明显下降，从而产生明显的不良反应，限制了扩血管药物在肺动脉高压中的应用。

6. 营养支持治疗　COPD 继发慢性肺心病患者营养状况多较差，营养不良占 60％～80％。营养疗法有利于增强呼吸肌力及改善免疫功能，提高机体抗病能力，对肺心病患者的

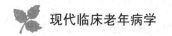

康复治疗十分重要,根据患者实际情况可选择口服营养制剂或静脉营养制剂,补足所需热量,给予适量的蛋白质,补足各种维生素。

7.防治并发症　肺心病的并发症较多,应注意密切观察病情,积极预防或早期治疗,详见有关章节。

(1)肺性脑病:由于急性加重期呼吸衰竭所致缺氧、二氧化碳潴留而引起精神障碍,神经系统症状的综合征。但需要同感染性中毒脑病、脑血管病变、严重电解质紊乱等相鉴别,是肺心病死亡的首要原因。

(2)酸碱平衡失调及电解质紊乱:肺心病因气管阻塞、出现呼吸衰竭时,发生缺氧和二氧化碳潴留,当机体发挥最大限度代偿能力仍不能保持体内平衡时,机体可出现不同类型的酸碱平衡失调及电解质紊乱,使病情进一步恶化。

(3)心律失常:多见于房性心律失常,少数患者由于急性严重心肌缺氧,可出现心室颤动以致心脏骤停。其主要由于缺氧、酸中毒、感染及电解质紊乱所致。应注意与洋地黄中毒引起的心律失常鉴别。

(4)休克:肺心病休克不多见,一旦发生则预后不良。可由于感染中毒性、失血性、心源性、脱水性等原因所致。

(5)消化道出血:可因缺氧、高碳酸血症,某些口服药物(如非甾体消炎药、二磷酸盐类)等,可引起胃肠黏膜糜烂、消化性溃疡、应激性溃疡;或因心源性肝硬化、食管静脉曲张破裂出血及弥散性血管内凝血等原因所致。

(二)缓解期治疗

主要是综合治疗,去除诱因,减少或避免急性加重期发生,长期氧疗,加强运动耐量,调整免疫功能等。详见COPD缓解期的治疗。

第四节　老年支气管哮喘

支气管哮喘(bronchial asthma)简称哮喘,是由多种细胞(如嗜酸性细胞、肥大细胞、T细胞、中性粒细胞、气道上皮细胞等)和细胞组分参与的气道慢性炎症性疾病。这种慢性炎症导致气道反应性的增加,通常出现广泛多变的可逆性气流受限,并引起反复发作性的喘息、气急、胸闷或咳嗽等症状,常在夜间和(或)清晨发作、加剧,多数患者可自行缓解或经治疗后缓解。

老年人哮喘广义包括60岁以前患病延续至60岁之后,即早发老年哮喘和60岁之后始患病者,即晚发老年哮喘。狭义仅是指晚发老年哮喘。本文采用的概念为狭义老年哮喘。老年哮喘的发病机制与其他人群基本相同,本质为慢性气道非特异性炎症。但在病因和临床表现等许多方面,有老年的特殊性。

一、流行病学资料

世界各国或地区所报道的老年哮喘患病率很不一致,目前国内尚缺乏大规模流行病学调查结果。近年的国内外流行病学研究结果提示,老年期也是哮喘发病的高峰之一。国外流行病学调查显示,儿童期发病率为8%~10%,青年期为5%,老年期为第二个高峰,再次上升为7%~9%。

二、病因和发病机制

哮喘病因与发病机制还不十分清楚。患者个体变应性体质及环境因素的影响是发病的危险因素。而免疫—炎症反应、神经机制、气道高反应性及其相互作用被认为与哮喘的发病关系密切。目前较公认的相关主要因素如下。

1. 吸烟　吸烟是老年哮喘的重要发病原因之一。尤其长期吸烟的老年人，长期吸烟导致气道上皮的损害和上皮下神经末梢的裸露等而导致气道高反应性；进而引起的神经纤维暴露可导致气道高反应性。

2. 药物

(1)β受体拮抗药：老年人往往罹患高血压、冠心病、心律失常、青光眼等疾病，使用各种β受体拮抗药的机会相对增多，支气管平滑肌的β受体由于被该类药物阻断从而易于痉挛而诱发哮喘。

(2)非甾体消炎药(NSAID)：该类药物目前主要用于预防老年心脑血管事件的发生，及部分需长期口服止痛治疗的慢性骨关节炎。NSAID通过抑制花生四烯酸代谢过程中的环氧合酶，阻断前列腺素合成，导致花生四烯酸进入脂氧合酶途径代谢明显增加，促使体内合成大量具有强烈的支气管痉挛效应的白三烯，导致哮喘发作。

(3)气雾剂：其含有的抛射剂对咽喉部的刺激，可反射性地引起支气管痉挛而诱发哮喘。

(4)抗生素与生物制剂：所有含有抗原或半抗原制剂(如青霉素、链霉素、疫苗、抗血清、抗毒素等)进入人体后，即与相应抗体结合，通过促使肥大细胞或嗜碱细胞脱颗粒，导致组胺或慢反应物质大量释放，而致发哮喘。

3. 胃食管反流病　老年人贲门括约肌松弛，胃—食管反流、微量误吸等化学刺激和迷走神经反射可引发感染及支气管痉挛。

4. 冷空气及运动　老年人细胞内水分含量及体内热量储备相对较少，同时肺功能退化对运动负荷耐受能力下降，一旦遇到冷空气刺激或者运动不当，均易诱发哮喘。

5. 上呼吸道感染　老年人全身及局部抵抗力下降，易患上呼吸道感染。反复呼吸道病毒感染损伤气道上皮细胞可引起气道高反应性。

6. 神经调节机制　老年患者往往夜间迷走神经兴奋性升高，引起哮喘发作。

7. 过敏因素　老年哮喘患者约40.2%的发病与季节变换或接触植物、花粉、灰尘有关。过敏因素仍然是老年哮喘的重要因素。

三、临床表现

1. 症状　典型哮喘临床表现包括：发作性伴有哮鸣音的呼吸困难或发作性胸闷和咳嗽。但老年人哮喘临床表现则不典型，表现在喘息发作的突然性和可逆性等特征不典型，常倾向于常年发病且发作期较长。大多数患者可有长期咳嗽、咳痰、气短、胸闷、喘息的病史，因此，老年哮喘易被漏诊或误诊。国内外流行病学报道，老年哮喘1/3患者被漏诊、误诊或延迟诊断。

2. 体征　典型哮喘体征包括：发作时胸部呈过度充气状态，有广泛的哮鸣音，呼气音延长。但老年人哮喘体征常表现在胸部听诊哮鸣音未必很明显，并常与心血管疾病或其他肺部疾病肺部体征辨别困难。

四、实验室及辅助检查

1.痰液检查　如患者无痰咳出时,可通过诱导痰方法进行检查。涂片在显微镜下可见较多嗜酸性粒细胞。

2.呼吸功能检查

(1)通气功能检测:哮喘发作时呈阻塞性通气功能改变,呼气流速指标均显著下降,1秒钟用力呼气容量(FEV_1)、1秒率[1秒用力呼气量占用力肺活量比值,$FEV_1/FVC(\%)$]以及呼气峰流速PEF均减少,肺容量指标可见用力肺活量减少、残气量增加、功能残气量和肺总量增加,残气占肺总量百分比增高。缓解期上述通气功能指标可逐渐恢复。病变迁延、反复发作者,其通气功能可逐渐下降。

(2)支气管激发试验(bronchial provocation test,BPT):用以测定气道反应性。常用吸入激发剂为醋甲胆碱、组胺、甘露醇等。吸入激发剂后其通气功能下降,气道阻力增加。运动亦可诱发气道痉挛,使通气功能下降,一般适用于通气功能在正常预计值的70%以上患者。如FEV_1下降≥20%,可诊断为继发试验阳性。通过剂量反应曲线计算使下降20%的吸入药物累积剂量($PD_{20}-FEV_1$)或累积浓度($PC_{20}-FEV_1$),可对气道反应性增高的程度做出定量判断。老年患者做此试验一定应谨慎选择适应证。

(3)支气管舒张试验(bronchial dilation test,BDT):用以测定气道可逆性。支气管舒张剂可使发作时的气道痉挛改善、肺功能指标好转。常用吸入的支气管舒张剂,如沙丁胺醇、特布他林及异丙托溴铵等。舒张试验阳性诊断标准:①FEV_1较用药前增加12%以上,且其绝对值增加200mL或以上。②PEF较治疗前增加60L/min或增加≥20%。

(4)PEF及其变异率:可反映气道通气功能变化。哮喘发作时PEF下降。此外,由于哮喘有通气功能时间节律变化的特点,常与夜间或凌晨发作或加重,使其通气功能下降。若24h内或昼夜PEF波动率≥20%,也符合气道可逆性改变特点。

3.动脉血气分析　哮喘发作时由于气道阻塞且通气分布不均,通气/血流比值失衡,可致肺泡-动脉血氧分压差($A-aDO_2$)增大;严重发作时可有缺氧,PaO_2降低;由于过度通气可使$PaCO_2$下降,pH上升,表现呼吸性碱中毒。重症哮喘者气道阻塞严重,可明显缺氧及CO_2潴留,表现呼吸性酸中毒,或可合并代谢性酸中毒。

4.胸部X线检查　哮喘发作时可见两肺透亮度增加,呈过度通气状态;缓解期多无明显异常。如并发呼吸道感染,可见纹理增加及炎性浸润阴影。要注意肺不张、气胸或纵隔气肿等并发症的存在。

5.特异性变应原检测　哮喘患者大多数有过敏体质,对众多变应原和刺激物敏感。测定变应性指标并结合病史,有助于对患者病因诊断和脱离接触致敏因素。

(1)体外检测:检测患者特异性IgE,过敏性哮喘患者较正常人明显增高。

(2)在体试验:①皮肤过敏原测试:用于指导避免过敏原接触和脱敏治疗,临床较为常用。需根据病史和当地生活环境选择可疑的过敏原进行检查,通过皮肤点刺等方法进行,皮试阳性提示患者对该过敏原过敏。②吸入过敏原测试,验证过敏原吸入引起的哮喘发作,因过敏原制作较为困难,且该检验有一定的危险性,目前临床较少应用。在体试验应尽量防止发生过敏反应。

五、诊断

(一)诊断标准

1.反复发作喘息、气急、胸闷或咳嗽,多与接触变应原、冷空气、物理、化学性刺激以及病毒性上呼吸道感染、运动等有关。

2.发作时在双肺可闻及散在或弥漫性、以呼气相为主的哮鸣音,呼气相延长。

3.上述症状和体征可经治疗缓解或自行缓解。

4.除外其他疾病所引起的喘息、气急、胸闷和咳嗽。

5.临床表现不典型者(如无明显喘息或体征),应至少具备以下1项试验阳性。

(1)支气管激发试验或运动激发试验阳性。

(2)支气管舒张试验阳性FEV_1增加12%,且FEV_1增加绝对值200mL。

(3)昼夜PEF波动率≥20%。

符合1~4条或4、5条者,可以诊断为哮喘。

(二)分期

根据临床表现分急性发作、慢性持续期和临床缓解期。

急性发作(acute exacerbation)指喘息、气促、咳嗽、胸闷等症状突然发生,或原有症状急剧加重,常有呼吸困难,以呼气流量降低为其特征,常因接触变应原、刺激物或呼吸道感染诱发。其程度轻重不一,病情加重,可在数小时或数日内出现,偶尔可在数分钟内即危及生命,故应对病情做出正确评估,以便给予及时有效的紧急治疗。哮喘急性发作时病情严重程度分级,如表4-6。

表4-6　病情严重程度的分级

分级	临床特点
间歇状态(1级)	症状少于每周1次;短暂出现 夜间哮喘症状不少于每月2次 FEV_1占预计值≥80%个人最佳值,PEF或FEV_1变异率<20%
轻度持续症状(2级)	症状不少于每周1次,但少于每日1次;可能影响活动和睡眠 夜间哮喘症状多于每月2次,但少于每周1次 FEV_1占预计值≥80%或PEF≥80%个人最佳值,PEF或FEV_1变异率20%~30%
中度持续(3级)	每日有症状;影响活动和睡眠 夜间哮喘症状≥每周1次 FEV_1占预计值60%~79%个人最佳值,PEF或FEV_1变异率>30%
重度持续(4级)	每日有症状;频繁出现 经常出现夜间哮喘症状;体力活动受限 FEV_1占预计值<60%或PEF<60%个人最佳值,PEF或FEV_1变异率>30%

慢性持续期(chronic persistent)指每周均不同频度和(或)不同程度地出现症状(喘息、气急、胸闷、咳嗽等)。

临床缓解期(clinical remission)指经过治疗或未经治疗症状、体征消失,肺功能恢复到急性发作前水平，并维持 3 个月以上。

（三）分级

1.病情严重程度分级　主要用于治疗前或初始治疗时严重程度判断，在临床研究中更有其应用价值，如表 4—7。这种分级方法更容易被临床医师掌握，有助于指导临床治疗，以取得更好的哮喘控制。

表 4—7　哮喘急性发作时病情严重程度分级

临床特点	轻度	中度	重度	危重
气短	步行、上楼时	稍事活动	休息时	呼吸危弱
体位	可平卧	喜坐位	端坐呼吸	被动体位
讲话方式	连续成句	单词	单字	不能讲话
精神状态	可焦虑，尚安静	时有焦虑、烦躁	常有焦虑、烦躁	嗜睡或意识模糊
出汗	无	有	大汗淋漓	
呼吸频率	轻度增加	增加	>30 次/min	
辅助肌活动、吸气"三凹"征	常无	可有	常有	胸腹矛盾运动
哮鸣音	散在，呼吸末期	响亮、弥漫	响亮、弥漫	减弱，乃至无
脉率（次/min）	<100	$100\sim120$	>120	脉率变慢或不规则
奇脉	无	可有	常有	无
最初支气管舒张剂治疗后 PEF 占预计值或个人最佳值	$>80\%$	$60\%\sim80\%$	$<60\%$ 或<100L/min 或作用持续时间<2h	不能确定
PaO_2（mmHg）（空气）	正常	$\geqslant60$	<60	<60
$PaCO_2$（mmHg）	<45	$\leqslant45$	>45	>45
$SaO_2\%$（空气）	>95	$91\sim95$	$\leqslant90$	$\leqslant90$
pH				降低

2.控制水平分级反映哮喘控制的效果，具体如表 4—8。

表 4—8　哮喘控制水平的分级

症状	完全控制（满足下所有条件）	部分控制任何 1 周内出现下 1～2 项	未控制任何 1 周内
白天症状	无（或不多于 2 次/周）	多于 2 次/周	
活动受限	无	有	
夜间症状/憋醒	无	有	出现不少于 3 项部分控制特征
需用缓解药次数	无（或不多于 2 次/周）	多于 2 次/周	
肺功能（PEF 或 FEV_1）	正常或不小于正常预计值，或本人最佳值 80%	小于正常预计值，或本人最佳值 80%	
急性发作	无	不多于每年 1 次	在任何 1 周内出现 1 次

3.哮喘急性发作时分级　哮喘急性发作是指喘息、气促、咳嗽、胸闷等症状突然发生或原有症状急剧加重,常有呼吸困难急性加重,其程度轻重不一,呼气流量降低为其特征。常因接触变应原、刺激物或呼吸道感染诱发病情加重,可在数小时或数日内出现,偶尔可在数分钟内即危及生命,故应对病情做出正确评估,以及时有效的紧急治疗。

六、鉴别诊断

1.COPD　尤其是伴有喘息症状者,多起病较缓,与哮喘突然发作不同。一般秋冬等寒冷季节发作,而哮喘多于过敏原较多的春秋季节发作。COPD患者气道可逆性程度较低,而哮喘患者气道可逆性较高。

2.心源性哮喘　见于长期患高血压或冠心病的老年人,夜间呼吸困难较白天严重,常伴咳嗽、咳粉红色泡沫痰等肺水肿症状,心前区可闻及病理性杂音。

3.支气管肿瘤　当转移的纵隔淋巴结和癌肿直接压迫支气管时,出现喘息症状酷似哮喘发作,但本病与长期吸烟关系密切,病情进展较快,通过影像学和病理诊断与哮喘不难区分。

4.支气管异物　多有呛咳史,呈吸气性呼吸困难,与哮喘呼气性呼吸困难不同,影像学可迅速明确诊断。

七、治疗

老年人哮喘治疗方法和原则与一般人群相同,包括脱离变应原和药物治疗。

1.脱离变应原　对能找到引起哮喘发作的变应原,立即使患者脱离接触变应原是最有效的方法。

2.药物治疗　治疗哮喘药物分为控制药物和缓解药物。

①控制药物指需要长期、每日使用的药物。药物主要通过抗炎作用使哮喘维持临床控制,包括吸入糖皮质激素(简称激素)、全身用激素、白三烯调节剂、长效 β_2 受体激动剂(须与吸入激素联合应用)、缓释茶碱、色苷酸钠、抗IgE抗体及其他有助于减少全身激素剂量的药物等。②缓解药物指按需使用的药物。这些药物能迅速解除支气管痉挛而缓解哮喘症状,包括速效吸入 β_2 受体激动剂、全身用激素、吸入性抗胆碱能药物、短效茶碱及短效口服 β_2 受体激动剂等。

对老年性哮喘治疗应在综合治疗的基础上,以吸入药物为主,特别是慢性哮喘患者。吸入性药物包括:肾上腺皮质激素、β_2 受体激动剂、胆碱能 M 受体拮抗剂等。吸入药剂型包括粉剂、气雾剂和溶液。药物吸入方式包括直接和间接两种方式,以间接方式更适合老年患者。

(1)避免应用加重病情的药物

①禁止使用 β_2 受体拮抗药,如普萘洛尔等。

②慎用血管紧张素转换酶抑制剂,以免加重咳嗽,误导病情判断。

③慎用非甾体消炎药,如阿司匹林、布洛芬、吲哚美辛等。

(2)糖皮质激素:是目前公认的治疗老年性哮喘的一线药物,使用时应询问有无糖尿病、高血压、冠心病、动脉硬化、骨质疏松、老年性痴呆和白内障等病史；应用前一定要检查血糖或葡萄糖耐量试验、血脂、血钙、血磷、骨密度等，在无禁忌证时权衡利弊使用。剂量一般为成人用量的 50%～70%，并尽可能采用短效剂量，短疗程。

①给药方式和剂量：首先考虑给予吸入性药。对于吸入性药不能控制或糖皮质激素依赖性哮喘，方可考虑全身给药。

吸入性药：主要适用于：a. 轻中度慢性哮喘。b. 静脉、口服糖皮质激素的减量及维持过程中。c. 预防哮喘季节性发作。d. 并发糖尿病、高血压、骨质疏松等疾病的激素依赖性老年性哮喘患者。

常用药物有丙酸倍氯米松、布地奈德、丙酸氟替卡松、莫米松等，每日剂量在 200～1000μg，症状控制后逐步减量，可借助辅助贮雾器装置或干粉吸入装置以解决部分患者使用不当而导致疗效不稳定。

口服药：适用于吸入糖皮质激素无效或需要短期加强。

常用药物有泼尼松或泼尼松龙，起始 20～40mg/d，症状缓解后逐渐减量，至≤10mg/d 时重叠应用吸入激素，最后改为吸入用药。

静脉给药：适用于：①老年性哮喘患者中重度急性发作，应用足量支气管扩张剂疗效欠佳者。②定期口服糖皮质激素后症状仍不能控制且有恶化倾向者。

首选药物琥珀酸氢化可的松，用量 100～400mg/d，或甲泼尼龙 40～80mg 静脉注射，每日 1～3 次，症状缓解后逐渐减量，然后改为口服和(或)吸入剂维持。

①糖皮质激素应用的不良反应及其预防

a. 吸入激素主要不良反应是导致口腔真菌感染，特别是白色念珠菌。坚持吸药后正确充分漱口，通常可以避免。其次是声嘶。

b. 全身方式用药不良反应较多，主要有：

a)内分泌系统：老年哮喘患者停药后，下丘脑—垂体—肾上腺皮质轴系的抑制较中青年人恢复慢。通常静脉用药 3～5d 后，改口服或及时停药；口服应清晨顿服，比连续 3 次服用不良反应明显减少。

b)代谢紊乱：可见水钠潴留、钾和钙排出增加、代谢性碱中毒、非酮症高渗血症、高血脂、异常脂肪分布、脂肪肝等。应注意高蛋白饮食，适当限制糖类、淀粉类饮食，可减少上述不良反应。

c)心血管系统：老年人常伴有心血管疾病，使用糖皮质激素时易诱发高血压、冠心病、动脉硬化、老年性痴呆和心律失常等。

d)消化系统：消化性溃疡、肠穿孔等。适当增加抗酸剂，如 H_2 受体拮抗剂。

e)骨质疏松：如股骨头无菌性坏死、自发性骨折、肌肉萎缩等。加服维生素 D、钙片及高蛋白饮食，可能起到一定的预防作用。

f)其他：精神错乱、惊厥、青光眼、白内障等改变。

(3)β_2受体激动剂

①短效 β_2 受体激动剂沙丁胺醇是目前临床上最为常用的药物，其特点为：①迅速扩张支

气管。②作用强。③对心血管不良反应弱。吸入后 5～10min 即可见效,持续 4～6h。口服 15～30min 起效,维持 6～8h。

②长效受体激动剂:有福莫特罗、沙美特罗等。其特点:①β_2 受体选择性更强。②β_2 受体激动剂效应更大。③作用持续时间更长。④有一定的抗炎作用。主要用于中度以上老年性哮喘。

给药方式包括吸入、口服、静脉给药。目前吸入给药为最佳方式,平喘作用快,用药剂量小,不良反应少和使用方便。

应注意:①按需间歇使用,不宜长期、单一使用,谨防吸入频率、剂量增加引起的骨骼肌震颤、低血钾、心律不齐等不良反应。②老年人由于各种原因吸入 β_2 受体激动剂比较困难,故推荐使用定量压缩装置的气雾剂(如沙美特罗气雾剂),或准纳器定量装置的干粉吸入剂(如舒利迭)。

(4)白三烯调节剂:包括半胱氨酰白三烯受体拮抗剂和 5-脂氧化酶抑制剂。主要通过对气道平滑肌和其他细胞表面白三烯受体的拮抗,抑制肥大细胞和嗜酸粒细胞释放半胱氨酰白三烯,产生轻度支气管舒张和减轻变应原、运动和二氧化硫诱发的支气管痉挛等作用,并有一定程度的抗炎作用。本品可减轻哮喘症状、改善肺功能、减少哮喘恶化。除吸入激素外,是唯一可单独应用的长期控制药,可作为替代小剂量吸入糖皮质激素用于轻中度老年性哮喘治疗,并可减少吸入糖皮质激素剂量而不影响哮喘病情控制,起效快,疗效与剂量相关,依从性较好。

通常口服给药。白三烯受体拮抗剂扎鲁司特 20mg,每日 2 次;孟鲁司特 10mg,每日 1 次;异丁司特 10mg,每日 2 次。

(5)抗胆碱能药物:目前临床上应用较多的吸入抗胆碱能药物,如溴化异丙托品、溴化氧托品和溴化泰乌托品等,可阻断节后迷走神经传出支,通过降低迷走神经张力而舒张支气管。其舒张支气管作用比 β_2 受体激动剂弱,起效也较慢,但长期应用不易产生耐药,对老年人疗效不低于年轻人,是治疗有吸烟史的老年哮喘患者及老年性哮喘合并 COPD 者的首选药物之一。

本品有气雾剂和溶液两种剂型。直接吸入溴化异丙托品气雾剂的常用剂量为 20～40g,每日 3～4 次;通过雾化泵后吸入溴化异丙托品溶液雾的常用剂量为 50～125g,每日 3～4 次。新近上市的长效抗胆碱能药物溴化泰乌托品,对 M_1 和 M_3 受体有选择性抑制作用,仅需每日 1 次吸入给药。本品与 β_2 受体激动剂联合应用具有协同、互补作用。本品对患有青光眼或前列腺肥大的患者应慎用。

(6)茶碱类药物:有舒张支气管平滑肌及强心、利尿、扩张冠状动脉、兴奋呼吸中枢和呼吸肌等作用。不推荐已长期服用缓释型茶碱患者使用短效茶碱,除非患者血清茶碱浓度较低或可行血清茶碱浓度监测时。老年患者血药浓度 7～10mg/L 时,肺功能改善率较大,不良反应相对较小,如大于 20mg/L 则引起毒性反应。

口服常用茶碱缓释剂,如作用持续 12h 的多索茶碱,老年患者常用剂量 0.3～0.6g/d;静脉给药常用剂量 0.4～0.5mg/(kg·h)静脉维持。

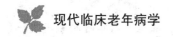

老年性哮喘应用茶碱时应注意：

①合并充血性心力衰竭、肝硬化、胆汁淤积者，茶碱清除率降低，用常规剂量后茶碱血药浓度偏高，易出现毒性反应，故应适当减量并注意监测血药浓度。

②老年患者用茶碱时，中枢神经系统、心血管、消化道不良反应较强烈。可选用不良反应较小的喘定（二羟丙茶碱）。其心脏的不良反应仅为氨茶碱的 $1/20 \sim 1/10$，胃肠道不良反应也小得多。

③老年人静脉用氨茶碱最好采用静脉滴注的方法，不推荐静脉注射给药。

④应用大环内酯类、氟喹诺酮类、H_2 受体拮抗剂、β_2 受体拮抗药以及维拉帕米、硫氮酮、呋塞米、别嘌醇、流感疫苗、卡介苗及干扰素等药时，或原有肾功能不全者，其茶碱清除率减低更明显，剂量还需适当减少。

(7)其他治疗哮喘药物

①抗组胺药物：常用于老年性哮喘，主要是第二代嗜睡作用较轻的抗超敏反应药物，如西替利嗪、氮䓬司汀、酮替芬和特非那定等。药物有抗组胺、抑制肥大细胞、嗜酸性粒细胞释放炎性介质和扩张支气管平滑肌的作用，尚有一定的镇静作用，对于无 CO_2 潴留的老年患者哮喘发作的平静有益。阿司咪唑和特非那丁可引起严重心血管不良反应，应谨慎使用。

②其他口服抗超敏反应药物：如曲尼司特(tranilast)、瑞吡司特(repirinast)等，可用于轻至中度哮喘治疗。其主要不良反应是嗜睡。

(8)可能减少激素口服用量的药物：口服免疫调节剂(甲氨蝶呤、环孢素、金制剂等)、某些大环内酯类抗生素、静脉用免疫球蛋白等。其疗效尚待进一步研究。

第五节 老年肺结核

肺结核(pulmonary tuberculosis)防治尽管在世界范围内取得一定的成效，但其仍然是引起人类疾病和非正常死亡的重要原因之一。根据 WHO 报道，全球范围内感染结核菌的峰值出现在 2004 年，随后以每年 1‰速度缓慢递减。但随着世界人口增长，结核病感染者的绝对数量还是出现逐年增长。WHO 报告还指出，在 2008 年全球将有 940 万结核病发病患者，由结核病引起死亡的患者可高达 180 万。

一、流行病学资料

肺结核是一种危害性较强的传染病。我国活动性肺结核患者 450 万，全国每年新发肺结核患者约 145 万，每年 13 万人死于结核病。我国患结核患者数在世界位居第二。我国政府经过巨大努力的防控，使肺结核发病率和死亡率有大幅度下降。而在下降趋势中，老年患者的构成比有上升。美国疾病控制中心年度报告显示，截至 2008 年，≥65 岁的结核病患者占结核病患者总数的 19%，每年新增病例 20%来自年龄＞65 岁群体。我国第四次结核流行病学抽样调查显示，50 岁以上男性患病率较过去显著增加，70 岁以上达峰值，为 3167/10 万；45 岁以上女性患病率逐渐升高，75 岁以上达峰值，为 878/10 万。肺结核老年人患病比青年人高 70%。无论是活动性肺结核,还是涂阳肺结核患病率,都随年龄增长而升高,于60～70岁达高峰。

老年人肺结核患病增多原因:①有效的人为干预手段,如抗结核药物合理应用和卡介苗接种等,使儿童和青春期结核得到明显控制,老年肺结核的构成相对突出。②人口老龄化,即使患病率不变,老年肺结核绝对人数也相应增加。③老年保健相关措施未能跟上,使老年肺结核不能有效控制。④老年人某些易患因素,如免疫功能低下、慢性酒精中毒、营养不良、更年期全身生理改变、慢性基础疾病存在等。

二、发病机制

老年人肺结核主要是内源性,其初染多早在幼年或青少年时期,当时未曾明确发病,询问不出既往结核病史;或早年发病接受过抗结核药物治疗,但未能彻底治愈,病情迁延。进入老年期后,由于免疫功能下降,加之其他疾病影响,促使隐匿或陈旧病灶复燃,甚至病情迅速发展。老年人免疫功能下降,加上并发症多,外源性再感染机会也增大。家庭经济条件较差、诊疗不及时、医疗设施及防治管理不完善也是老年人肺结核疫情增高的重要因素。

三、临床表现

1. 结核病分型　目前,我国将结核病分为五型:原发型肺结核、血行播散型肺结核、继发性肺结核病、结核性胸膜炎、其他肺外结核。

2. 老年人肺结核临床特点

(1)男性多,男性为女性的4～8倍。不同报道的结果不一。

(2)老年人重症结核如血行播散型肺结核较年轻人多。

(3)老年人肺结核起病隐匿,缺乏典型午后潮热、夜间盗汗等症状,多表现咳嗽、咳痰、胸闷气短。心悸、乏力、厌食、消瘦、水肿者相对也较多。由于伴有慢性呼吸道疾病和其他并发症或夹杂病而易于漏诊、误诊。

(4)老年人肺结核肺病变广泛,合并空洞形成率高,下叶结核多见。

(5)老年人结核痰菌阳性率高。

(6)老年人肺结核复发率高。

(7)老年人肺结核治疗顺应性差,疗效相对较差。药物不良反应概率较青年患者高。

四、诊断及鉴别诊断

1. 症状和体征　老年人肺结核症状和体征无特异性,可能有低热、盗汗、消瘦、乏力等,但常不被重视。多以出现高热、胸腔积液、咯血等并发症或糖尿病、慢性心肺疾病、肿瘤等合并症就诊。老年人病史采集也有一定困难,大多需请家属帮助回忆以补充。

2. 辅助检查

(1)肺部影像学检查:老年人肺结核影像学表现多样,浸润影、结核球、空洞影、干酪性肺炎及纤维空洞、胸膜炎等形态均可见。部分患者长期病程可因纤维条索、纤维空洞导致“毁损肺”。影像检查与肺炎、肿瘤、支气管扩张等疾病鉴别。常规胸部X线片有一定局限性,推荐老年人行肺部 CT 检查以排除肿瘤和其他疾病。

(2)痰液细菌学检查(包括痰涂片和痰菌培养):是诊断传染性肺结核的主要依据尤其咳痰、咯血者需多次查痰。

(3)结核菌素试验(PPD 试验):一般阳性对老年人意义不大。结核菌素试验阴性不能排除肺结核,尤其血行播型肺结核。

(4)纤维支气管镜检查可观察气管大气管状况,对咯血又无禁忌证者可考虑施行。

3.鉴别诊断

(1)老年人常伴有慢性支气管炎、肺气肿、肺心病、高血压、冠心病等心肺合并病;因易于合并细菌或真菌感染,使病情更加复杂化,应予鉴别。

(2)老年人多发糖尿病,易并发结核感染,应高度警惕。硅沉着病患者由于矽尘损害吞噬细胞功能,影响外周细胞干扰淋巴因子生成,造成免疫功能低下,也易发肺结核。

(3)特别需与肺部肿瘤鉴别。肺癌在老年人群多发,肺结核是肺癌的危险因素。老年肺结核患者,有长期吸烟、胸痛、血痰、血性胸腔积液、肺不张等,应高度警惕,及时行痰脱落细胞、胸腔积液细胞学及支气管镜检查。

五、治疗

1.治疗原则　根据老年人特点,简化方案,减少老年人药物不良反应发生率。对于病灶范围较小、症状较轻、体质较弱、营养状态不佳、合并多种疾病者,尽量选择适合的安全有效药物,提高治疗的依从性、治疗率、治愈率和老年患者的生活质量。

2.化疗原则　安全有效,根据老年患者的年龄,体质,心、肺、肝、肾功能等情况调整用药。遵循"早期、规律、全程、联合、适量"原则。

(1)根据患者既往用药史和药物敏感性试验结果,选用敏感药组成有效化疗方案。

(2)药物剂量应偏小,切忌偏大剂量用药。

(3)避免使用不良反应大而效果较差的药物,如对氨基水杨酸、氨基糖苷类药物等。耐受性较好的患者可常规应用第一线、第二线和第三线组合化疗方案。

(4)老年人肝、肾功能较差,可用利福喷汀代替利福平。

(5)对耐药者必要时可用具有抗结核菌作用的抗生素,如氧氟沙星或左氧氟沙星替代;对多年前曾接受过抗结核治疗的老年肺结核患者,复治仍可采用标准初治短程化疗方案。

(6)营养支持治疗,并酌情用免疫增强剂,如胸腺肽、卡提素、乌体林斯(灭活的草分枝杆菌)等,以改善细胞免疫功能,增强化疗效果。

(7)正规治疗,有并发症化疗同时兼治并发症,如合并肺部感染,首选第三代头孢类抗生素治疗。对抗结核药引致肝损害或患者原有肝功能不良时,应减量或同时护肝治疗。

(8)加强监督,落实治疗和及时发现药物不良反应。

六、预后

老年人肺结核病程较长,合并多种基础疾病,自身免疫状态不佳,又因药物不良反应大,使部分老年肺结核患者预后欠佳,甚至出现恶化死亡病例。

第六节　老年间质性肺病

间质性肺病(interstitial lung diseas,ILD)发病原因复杂,诊治相对困难,常被误诊为肺炎、肺结核或支气管炎等。疾病进一步发展为肺纤维化、蜂窝肺等,可导致呼吸衰竭及死亡。老年人患病率及发病率增加。重视老年人间质性肺病,减少漏诊、误诊发生,对改善间质性肺病患者的生活质量有重要意义。

一、间质性肺病概述

间质性肺病是一组主要累及肺间质、肺泡和(或)细支气管的肺病弥漫性疾病。该疾病不仅累及肺间质,也累及肺泡上皮细胞、毛细血管内皮细胞和间胚叶细胞及其周围组织,实际上是以肺泡单位炎症和间质纤维化为基本病变的弥漫性肺实质疾病(diffuse parenchymal lung disease,DPLD)。

ILD/DPLD 不是一独立疾病,它包括 200 多个病种,共同特征为:①临床有渐进性劳力性气促和低氧血症。②呼吸病理生理学有限制性通气功能障碍,伴有弥散功能降低;肺功能进行性恶化,导致呼吸衰竭。③影像学表现双肺弥漫性病变。④多数类型病程长,最终发展为肺纤维化或蜂窝肺。⑤大部分疾病的病因至今仍不清楚。

(一)流行病学资料

发病率与患病率呈逐年增高趋势,男性多于女性。Coultas 报道,美国墨西哥州间质性肺病总患病率:男性 80.9/10 万、女性 67.2/10 万,年发病率为 31.5/10 万。其中特发性肺纤维化患病率为 20.2/10 万,年发病率为 10.7/10 万。美国明尼苏达州人群流行病学研究结果显示,特发性肺间质纤维化总患病率为 63/10 万,发病率为 17.4/10 万。

老年肺部顺应性、弥散功能、气流速度等一些肺功能参数发生退化,肺部感染机会增加等,导致老年人患病风险增加。临床以特发性肺间质纤维化和药物性间质性肺炎多发。流行病学数据表明,间质性肺病患病率随年龄增加而增加。有研究报道,特发性肺纤维化总患病率为(6~14.6)/10 万,近 2/3 患者年龄大于 60 岁。

(二)发病机制

导致肺纤维化机制迄今尚未完全阐明,但间质性肺病患者的末梢气道、肺小血管、肺泡或肺间质存在不同程度炎症反应,反复炎症损伤和炎症修复过程导致肺纤维化形成。实验证据表明,肺纤维化可源自氧化损伤启动的系列变化,但尚不清楚哪些是始动因素,哪些是继发的改变。

肺纤维化发病过程中炎症细胞、免疫细胞、肺泡上皮细胞和成纤维细胞及其分泌的细胞因子起非常重要的作用。中性粒细胞分泌胶原酶、氧自由基和弹性蛋白酶;活化巨噬细胞释放中性粒细胞趋化因子、肺泡巨噬细胞源性生长因子、IL-8 及 IL-1 等;活化的 T 淋巴细胞分泌巨噬细胞移动抑制因子、IL-2 及单核细胞趋化因子;肺泡上皮细胞发生损伤后可以分泌转化生长因子 β(TGF-β)、肿瘤坏死因子 α(TNF-α)以及 IL-8 等等。这些炎症介质或细胞因子均参与肺组织损伤与修复过程。有学者指出,Th1/Th2细胞因子失衡是肺间质纤维化形成的重要机制,该细胞因子在炎症进展、组织重建和纤维化的各个阶段有不同的作用。

肺纤维化过程可按照损伤、炎症到纤维化序贯发生,也可通过成纤维细胞亚型变化造成微环境变化,导致细胞损伤和炎症反应。不管哪种途径,一旦启动损伤过程,损伤、炎症和纤维化常常并存,很难鉴别其诱发因素。

(三)分类

间质性肺病(ILD/DPLD)目前国际上分四类:

1.已知病因DPLD 如药物诱发性(博来霉素、甲氨蝶呤、胺碘酮、氧中毒等)、结缔组织相关性(系统硬化症、类风湿关节炎、混合结缔组织病)、职业或环境有害物质诱发的(如矽、石棉、煤尘、铍、滑石粉等)。

2.特发性间质性肺炎(idiopathic interstitial pneumonia,IIP) 包括:①特发性间质性肺纤维化(IPF)/寻常型间质性肺炎(UIP),非特异性间质性肺炎(NSIP),隐源性机化性肺炎(COP)/机化性肺炎(OP),急性间质性肺炎(AIP)/弥漫性肺泡损伤(DAD),呼吸性细支气管炎伴间质性肺病(RB-ILD)/呼吸性细支气管炎(RB),脱屑性间质性肺炎(DIP),淋巴细胞间质性肺炎(LIP)等七种临床病理类型。

3.肉芽肿性DPLD 如结节病、外源过敏性肺泡炎等。

4.罕见的DPLD 如肺泡蛋白沉着症、淋巴管平滑肌瘤病、朗格汉斯细胞肉芽肿病、肺泡微结石症、转移性钙化等。

(四)诊断

1.诊断要点

(1)诊断标准:对于免疫功能健全的患者,在无肿瘤、血液恶性疾病及病原微生物感染的情况下,具备以下四点基本条件:①活动时出现呼吸困难。②肺功能呈限制性通气功能障碍变化,肺容量减低、流速正常伴有弥散功能减低和肺泡动脉氧分压梯度异常增大伴静息或运动后PaO_2降低。③肺部影像学检查显示两肺弥漫性浸润阴影。④肺组织病理学表现为肺泡炎和间质纤维化,伴或不伴血管炎或肉芽肿。

(2)病因或特异性致病因素的诊断应在以上四点基本条件的基础上进行。

2.临床评估

(1)包括病史、全身系统检查、胸部影像学检查、实验室检查、肺功能检查、支气管肺泡灌洗检查以及肺活检等。

(2)评估要点

①宿主免疫状态、免疫缺陷性机会病原微生物感染及其并发症的评估。

②疾病起病方式、临床表现、伴随症状、诊治经过及流行病学病史(包括患者年龄、性别、吸烟史及家族史)等。

③基础疾病、既往病史与既往药物应用史的评估。

④职业/环境暴露史:职业性粉尘接触史可在10～20年后出现间质性肺炎症状。

⑤单个或多器官、系统病变评估:器官受累情况(如淋巴结、肌肉、皮肤和肾等)。

3.诊断流程 见图4-2。

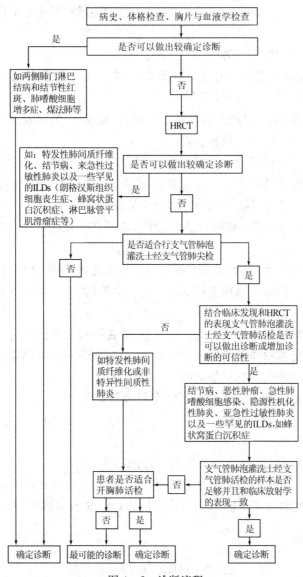

图4-2 诊断流程

二、特发性肺纤维化

特发性肺纤维化(idiopathic pulmonary fibrosis,IPF)是原因不明、以弥漫性肺泡炎和肺泡结构紊乱,最终导致肺间质纤维化为特征的一组特定疾病。主要发生在老年人群中,病变局限于肺部,组织病理学和(或)影像学表现符合寻常型间质性肺炎(UIP)改变,目前认为与慢性炎症过程有关。

（一）流行病学资料

本病多散发。国外流行病学资料估计，IPF每年发病率男性约为10.7/10万，女性约为7.4/10万，占间质性肺病的65％。目前其发生机制仍不清楚，其5年生存率低于50％。

（二）临床特点

1.发病年龄多在50岁以上，男性多于女性。

2.起病较隐袭，主要表现为劳力性呼吸困难、干咳。老年患者发病比老年前期者更加隐匿，常误诊为慢性支气管炎及心功能不全。

3.无肺外器官受累，但可出现全身非特异症状，如疲倦、关节痛及体重下降等。晚期出现发绀，偶可发生肺动脉高压、肺心病和右心功能不全等。

4.体征　双侧肺下部可闻及吸气相Velcro啰音（吸气性爆裂音），杵状指（趾）。

5.辅助检查　常缺乏特异性。但有低氧血症、肺通气功能障碍、胸部影像间质性肺疾病改变等。重要的确诊方法是经各种途径的肺组织活检病理检查。

6.病程进行性加重，预后差。诊断后平均生存期2～6年。死亡原因是呼吸衰竭及并发症。

（三）致病因素

1.吸烟　多项研究指出，吸烟与IPF有较强的相关性，特别吸烟史超过20年的人群。

2.环境因素暴露　接触金属粉尘和木屑、耕作、饲养鸟类、切割抛光石头、接触家畜等，并随暴露时间增长危险加大。

3.微生物因素　病毒与肺纤维化有一定联系，是否导致IPF仍不清楚。

4.胃食管反流　反流物质可能导致慢性误吸而与IPF相关，但仍需进一步研究。

5.长期用药　某些药物如抗抑郁剂可能与IPF有关。

6.基因因素　如家族性IPF，与常染色体显性遗传有关。

7.年龄　随年龄增加，发病率增高。

（四）诊断及鉴别诊断

1.诊断标准　2011年ATS指南诊断IPF标准如下。

（1）除外已知原因，如家庭或职业环境接触史、结缔组织疾病和药物毒性作用。

（2）没有活检资料的患者，其高分辨率CT（HRCT）显示肺部征象出现UIP型。UIP的HRCT诊断标准如表4－9。

表4－9　UIP的HRCT诊断标准

诊断标准	HRCT征象
UIP型 （存在右列四条）	·病变在胸膜下和基底部 ·网状影异常 ·蜂窝样伴或不伴行牵拉性支气管扩张 ·没有与UIP型不符的任一条目
可能为UIP型 （存在右列三条）	·病变主要在胸膜下和基底阶段 ·网状影异常 ·没有与UIP型不符的任一条目

诊断标准	HRCT 征象
与 UIP 型不符 (存在右列七条中任一条)	· 病变主要在中上肺 · 病变主要围绕支气管血管 · 弥漫性磨玻璃样异常(超过网状影异常) · 广泛小结节影(双肺,上肺为主) · 不连续的囊肿(远离蜂窝肺组织,并且两侧均有,多发) · 弥漫的斑片状稀薄影/空气滞留影(两侧,累及三个或三个以上肺叶) · 支气管肺段/肺叶的实变

注:UIP,寻常型间质性肺炎;HRCT,高分辨率 CT

(3)有肺活检资料患者,其 HRCT 的表现和特定联合外科肺活检的病理都有可诊断、可能诊断、不符诊断的几种情况,需要多学科共同讨论。UIP 型的组织病理学诊断标准如表 4—10。

表 4—10 UIP 型的组织病理学诊断标准

诊断标准	HRCT 征象
UIP 型 (满足右列四条)	· 存在明显的纤维化/结构畸形的证据±主要在胸膜下/小叶间隔分布的蜂窝样变 · 肺实质出现不连续的纤维条索浸润 · 肺实质出现成纤维细胞聚集灶 · 不存在与 UIP 诊断相反的诊断(提示其他可能的诊断,见第四个条目)
很可能为 UIP 型	· 存在明显的纤维化/结构畸形的证据±主要在胸膜下/小叶间隔分布的蜂窝样变或仅有蜂窝样改变# · 缺少不连续的浸润或成纤维细胞聚集灶之一 · 不存在与 UIP 诊断相反的诊断(提示其他可能的诊断,见第四个条目)
可能为 UIP 型 (满足右列三条)	· 不连续肺实质纤维条索浸润或弥漫性浸润,伴或不伴有间质性炎症反应 · 缺少诊断 UIP 型的其他标准(见第一个条目) · 不存在与 UIP 诊断相反的诊断(提示其他可能的诊断,见第四个条目)
与 UIP 型不符 (存在右列任一条)	· 透明膜* · 机化性肺炎* & · 肉芽肿& · 远离蜂窝样变的区域有明显的间质性炎细胞浸润 · 中央主要气道改变 · 有提示其他诊断的特征

注:* 可与 IPF 的急性加重有关

& 除 UIP 型,一个孤立的或偶然出现的肉芽肿和(或)轻度的机化性肺炎可能很少出现在其他肺活检中

这种情况通常代表肺纤维化终末阶段,当蜂窝样变肺段被取到时,其他区域可能有 UIP 型的病理变化。在 HRCT 中这些区域通常明显表现出蜂窝样变,并可以在取活检前使用 HRCT 定位以免取到这些部位

2.鉴别诊断 特发性肺纤维化需除外已知原因的 DILD,但临床鉴别很困难,除需参考病史、病程进展、激素治疗疗效外,还要结合肺组织病理诊断。临床更需重视与以下常见肺疾病

鉴别。

(1)慢性吸入性肺炎:病史多有误吸危险因素,如脑血管病变、胃食管反流性疾病或长期用油性滴鼻药者;病变位置多在下肺,影像学检查表现为支气管肺炎或支气管周围炎。肺功能少有弥散功能障碍。

(2)结缔组织病:老年人群发病率增加。如类风湿关节炎、干燥综合征、进行性系统性硬化症、多发性肌炎/皮肌炎等。患者多有相应全身症状如眼干、口干、发热、关节肿胀疼痛、雷诺现象等。相应血清相关抗体检测、皮肤或肌肉组织活检等也有助于结缔组织病诊断。对结缔组织病患者要注意询问用药史、排除药物性肺间质病变。

(3)慢性过敏性肺炎:是免疫介导性肺病,反复急性发作或持续暴露于抗原中可形成慢性过敏性肺炎,较难与IPF相鉴别。有机粉尘接触史、急性发作时症状和体征(如发热、寒战、干咳、呼吸困难、皮疹等)、血清特异性抗体的检测、HRCT以及肺功能检查有助于鉴别。肺功能可表现混合性通气功能障碍;影像很少出现肺气肿和蜂窝样改变;支气管肺泡灌洗液中淋巴细胞增多为主,多数 $CD4^+/CD8^+<1$,对鉴别诊断非常有帮助。对于不典型慢性过敏性肺泡炎仍需行外科肺活检鉴别。

(4)癌性淋巴管炎:较常见于肺癌、乳腺、胰腺、前列腺肿瘤、淋巴瘤、白血病等的肺内转移。临床表现可有呼吸困难;影像学检查呈条索状密度增高影,局部肺野内有异常增多网状,不出现蜂窝样改变,50%的患者合并胸腔积液。

(五)治疗

1.治疗　本病目前尚无确实、有效的治疗方法。2011年ATS特发性肺间质纤维化指南,报道了诸如吡非尼酮、干扰素等治疗方法的临床效果,推荐大部分IPF合并无症状胃食管反流患者应该进行治疗。也有学者认为,现有治疗措施对IPF患者肺功能及生存期的改善作用有限或无作用,且大多存在严重不良反应。

(1)药物治疗:迄今无满意的治疗药物。临床常用抗炎药物、抗氧化剂、抗纤维化制剂、抗蛋白酶抗凝剂、细胞因子拮抗剂等,包括糖皮质激素、硫唑嘌呤、环磷酰胺、环孢素A、阿奇霉素、秋水仙碱、干扰素以及蛋白酶抗体3、乙酰半胱氨酸等。药物单独或联合应用,使用剂量和疗程应视患者具体情况制定。

①糖皮质激素:是治疗IPF的传统药物,应用较多的是泼尼松。2011年ATS指南强烈反对糖皮质激素单独使用,但在急性加重期时,大多数患者可使用糖皮质激素治疗。

如确实需要单独使用糖皮质激素治疗,建议用法:泼尼松或其他等效剂量糖皮质激素,每日0.5mg/kg(理想体重)口服4周,然后每日0.25mg/kg,口服8周;继之减量至0.125mg/kg每日1次,或0.25mg/kg隔日1次口服。

②激素联合免疫抑制剂或者单独使用免疫抑制剂:临床试验表明,治疗患者与未经治疗患者相比,生活质量和生存期限无明显差异。2011年ATS指南强烈反对使用环孢素或干扰素 $\gamma-1b$,或糖皮质激素联合免疫抑制剂或单独使用免疫抑制剂治疗IPF,认为少数患者可能部分获益,而大多数患者不能获益。

常用免疫抑制剂:①环磷酰胺:每日2mg/kg,开始剂量可为每日25~50mg口服,每7~14d增加25mg,直至最大量每日150mg。②硫唑嘌呤:每日2~3mg/kg,开始剂量为每日25

～50mg，口服，每 7～14d 增加 25mg，直至最大量每日 150mg。

③免疫调节剂：干扰素 γ－1b 200mg，每周 3 次，治疗 12 个月，对轻、中度肺功能损害者疗效较重度肺功能损害者为佳。目前尚无 IFN－β 用于 IPF 患者的临床研究。

④细胞因子拮抗剂：TNF－α、TNF－β、ICAM－1、血小板源生长因子、胰岛素样生长因子、IL－1 和 IL－8 等多种细胞因子，参与和促使肺纤维化形成。这类研究仅处于实验研究阶段。

⑤抗纤维化药物：

秋水仙碱：2011 年 ATS 指南强烈反对使用秋水仙碱治疗 IPF。虽然长期应用秋水仙碱，口服，每日 0.6mg，表现出良好耐受性，除轻度腹泻外，几乎没有其他不良反应。但是秋水仙碱对 IPF 疗效仍不确切。

吡非尼酮(pirfenidone)：研究显示，可以延缓肺纤维化进程，稳定病情，提高患者的生存率。2011 年 ATS 指南不建议大部分患者使用吡非尼酮，但对少部分患者可能有效。

红霉素：研究认为，红霉素有抗炎和免疫调节功能，主张小剂量(每日 0.25g)长期口服，但目前尚无高质量证据证明其有效。

⑥抗氧化剂：包括 N－乙酰半胱氨酸、锌、维生素、超氧化物歧化酶等。研究较多的 N－乙酰半胱氨酸可作为 IPF 辅助治疗手段，减慢肺功能恶化进程，2008 年 BTS 指南在证据强度较弱情况下推荐使用 N－乙酰半胱氨酸＋硫唑嘌呤＋泼尼松治疗。N－乙酰半胱氨酸用法：大剂量(每日 1.8g)口服。ATS 指南不推荐大多数患者单独使用 N－乙酰半胱氨酸治疗，少数患者单独使用可能有所获益。

⑦抗凝药物：一项非双盲实验结果显示泼尼松＋抗凝剂组比单一使用泼尼松组患者生存期提高 3 年，但药物存在不良反应，使用期间应定期评价疗效及不良反应。ATS 指南不推荐大多数人单独使用抗凝剂治疗 IPF。

⑧其他药物：ATS 指南强烈反对使用内皮素受体拮抗药波生坦及 TNF－α 拮抗剂依那西普用来治疗 IPF。

(2)非药物治疗

①长期家庭氧疗：对 IPF 治疗效果甚微，但可显著缓解呼吸困难症状和提高低氧血症患者生活质量，可能延长患者的生存期。2011 年 ATS 指南强烈推荐 IPF 患者进行长期的家庭氧疗。

②肺移植：是部分患者的选择。一般行单侧肺移植术。肺移植适用于年轻、合并疾病较少、预期寿命长、病变进展迅速、纤维化严重、对药物反应不佳、氧饱和度下降、静息低氧血症或肺活量持续下降的患者。一般情况下，患者在找到合适供体前已死亡。

③其他非药物治疗：2011 年 ATS 指南推荐大部分 IPF 患者应进行合适肺康复治疗。少数出现呼吸衰竭的 IPF 患者选择机械通气治疗可能合理，但大部分 IPF 患者不能从中获益；对大部分出现肺动脉高压 IPF 患者针对肺动脉高压治疗无益。

2.对 IPF 患者的建议

(1)患者戒烟非常重要。

(2)坚持平时运动量可以维持体力和肺功能。选择适合自己的运动方式，强度不宜太剧

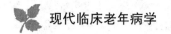

烈,以中等强度运动为佳。

(3)参加肺康复和呼吸训练。

(4)呼吸困难严重时可以少吃多餐,减轻胃对肺部的挤压。

(5)严格遵医嘱,如果治疗过程中出现异常情况立即与医师联系,以防止病情恶化。

三、药物性肺间质纤维化

药物性肺间质纤维化是一种药源性疾病。目前统计表明,能引起肺间质纤维化的药物已达近百种,主要有抗肿瘤药物、免疫抑制剂、降压药物、抗心律失常药物等。药物性肺间质纤维化的发病机制非常复杂,目前尚不完全清楚,可能与药物细胞毒作用和机体对药物超敏反应有关。

老年人多种慢性疾病常需多种药物联合进行治疗。有统计,老年人平均使用 2~6 种处方药物,且用药疗程长,可达 5~10 年。长期使用多种药物导致药物不良反应增加,老年人药物性肺间质纤维化并不少见,须引起重视和警惕。

(一)临床表现

1. 发病时间　差异很大,与药物种类剂量以及个体差异有关。分为急性型和慢性型。

一般抗生素类药物或噻嗪类利尿剂导致药物性肺间质纤维化发病较快,常在数日或数周内发病;博来霉素多在用药后 4~12 周发病;甲氨蝶呤多在用药 19d 后发病;白消安约 1 年后发病。

2. 急性型　临床表现发热、咳嗽、呼吸困难,可伴有皮疹和乏力。

3. 慢性型　起病隐匿,表现为进行性呼吸困难,干咳、病情进展缓慢。体格检查有发绀,双肺可闻及 Velcro 啰音。目前尚无杵状指(趾)报道。

(二)辅助检查

同特发性肺纤维化的辅助检查。

(三)诊断

诊断较困难。主要依靠详细询问患者用药史,结合临床表现与辅助检查,排除引起肺间质纤维化的其他疾病。早期病例停用可疑药物后,病变好转甚至消失有助于本病的诊断。

(四)治疗及预后

1. 治疗

(1)早期发现可疑药物是关键,立即停药。早期部分病例停药可能自愈。晚期病例肺间质纤维化时,停药亦不能逆转。

(2)急性型或确定有过敏者,应首选糖皮质激素治疗,持续 1~3 个月;对于临床症状较重的慢性型,特别是细胞毒性反应引起或肺内纤维化病变明显时,激素治疗可以稍长。

(3)重度症状患者用甲泼尼龙每日 100mg 或氢化可的松每日 500mg,连用数日冲击治疗后,减量改为口服泼尼松龙维持治疗。还应正确给氧,对症处理;中度症状患者用泼尼松龙每日 40~60mg;轻症者用波尼松龙每日 30mg。症状缓解后逐渐减量,总疗程一般不少于 1 年。临床老年人应用激素应谨慎。

2. 预后　与炎症反应类型有关,慢性型预后较差。早发现、早诊断、早停药并治疗是决定预后的重要因素。

参考文献

[1]张国荣,王宏伟,朱利峰,等.伽马刀治疗原发性三叉神经痛长期随访分析报告[J].立体定向和功能性神经外科杂志,2010,23(5):274-277.

[2]吕学明,袁绍纪,张荣伟,等.微血管减压术治疗典型和非典型三叉神经痛结果对照分析[J].立体定向和功能性神经外科杂志,2010,23(5):275-261.

[3]简志宏,袁贤瑞,Acharya S,等.微血管减压术治疗原发三叉神经痛和面肌痉挛[J].中国耳鼻咽喉颅底外科杂志,2009,15(4):258-260.

[4]李民虎,金香月,邬英全.吉兰-巴雷综合征临床研究进展[J].中国医药导报,2009,6(14):5-6,11.

[5]李小鹰.2010版《中国高血压防治指南》解读-新指南,心在哪里?[J].中国医学前言杂志,2011,3:67-68.

[6]李玉琴,李娜,程芳等.老年心房颤动的药物治疗[J].中国老年学杂志,2011,31(9):1700-1702.

[7]王士雯,钱芳毅,周玉杰,等.老年心脏病学[M].北京:人民卫生出版社,2012.

[8]邓青南,郭振辉.老年呼吸系统及危重症学[M].北京:人民军医出版社,2009.

[9]蔡柏蔷,李龙芸.协和呼吸病学[M].2版.北京:中国协和医科大学出版社,2011.

[10]康健,侯刚.老年人特发性肺纤维化的正确诊断寓于鉴别诊断之中[J].中老年医学与保健,2007,(4):198.

[11]中华医学会呼吸病学分会.肺血栓栓塞症的诊断及治疗指南(草案)[J].中华结核呼吸杂志,2001,24(5):259-264.

[12]李俊峰.老年慢性胃炎的治疗与预防探析[J].中国社区医师,2010,30:52-53.

[13]渠丽珍.438例老年性消化性溃疡临床及内镜分析[J].中国临床实用医学,2010,11(4):184-185.

[14]程志球.老年消化性溃疡80例临床分析[J].临床合理用药,2009,8(2):89-90.

[15]柳珂,于观贞,陈颖,等.青年与老年胃癌的[J].临床合理用药,2009,8(2):89-90.

[16]张凯军,吴斌文.老年人结肠息肉临床及病理特点分析[J].实用医学杂志,2010,26(3):438-439.

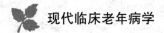

[17]刘诗,许娟娟,侯晓华.老年人慢性特发性便秘的病理生理变化[J].实用老年医学,2010,24:95—98.

[18]郑炜宏,伍中庆,吴宇峰.老年性骨质疏松症相关疾病及危险因素的研究概况[J].医学综述,2012,12(23):3534—3535.

[19]冯啸波,姜军,朱维铭.老年人慢性顽固性便秘的外科治疗[J].实用老年医学,2010,24(2):107—109.